W0061396

Eike Pies

ICH BIN DER DOKTOR EISENBARTH

ICH BIN DER DOKTOR EISENBARTH

Arzt der Landstraße

Eine Bildbiographie
über das Leben und Wirken
des volkstümlichen und berühmten Chirurgen
Johann Andreas Eisenbarth (1663–1727)

nach zeitgenössischen Quellen und Zeugnissen
bearbeitet und vorgestellt

von Eike Pies

ARISTON VERLAG · GENF

Mit 89 Abbildungen, einer genealogischen Tafel
und zwei Karten

Andere Werke aus unserem Verlagsprogramm finden Sie am Schluß
dieses Buches verzeichnet

Gesamtherstellung: Druck- und Verlagsanstalt Gutenberg, Linz

Printed in Austria

ISBN 3 7205 1155 3

Inhalt

Statt eines Vorworts: Das große Spektakel beginnt

„Ist das die Kranke?“ will Sganarell, der fixe Holzhauer wissen, der sechs Jahre bei einem berühmten Arzt Diener war und in jungen Jahren seine Fibel auswendig wußte.

„Ja, ich habe nur die eine Tochter, und ich wäre der unglücklichste Mensch auf der Welt, wenn sie sterben müßte!“ antwortet ihm der reiche Geronte.

„Davor soll sie sich nur gut hüten! Ohne ärztliches Dazutun darf sie nicht sterben“, meint Sganarell, der Arzt wider Willen, mit ernster Miene.

„Einen Sessel!“ ruft Geronte; dieser wird eilig von einem Diener herbeigetragen. Sganarell setzt sich zwischen Geronte und die schöne Lucinde und meint verschmitzt:

„Hui! Da hätten wir eine Kranke, die durchaus nicht mit ihren Reizen geizt.“ Dabei wagt er einen Blick in ihr tiefgeschnittenes Dekolleté. „Ich glaube, ein halbwegs gesunder Kerl würde sich schon ganz gut mit ihr vertragen.“

Geronte winkt ab: „Doktor, Sie machen sie lachen.“

„Um so besser“, meint Sganarell, „denn wenn der Arzt den Kranken zum Lachen bringt, ist dies das allerbeste Zeichen. Nun also, worum handelt es sich denn, mein schönes Kind?“ wendet er sich an Lucinde. „Wo sitzt das böse Wehweh?“

Lucinde legt ihre Hand an die Lippen, die Stirn und den Unterkiefer und versucht sich durch Zeichen verständlich zu machen: „Han, hi, hon, han, hi, hon.“

„Was haben Sie gesagt?“ will Sganarell wissen. „Deutlicher!“

„Han, hi, hon, han, han, hi, hon“, versucht sich Lucinde erneut zu erklären.

„Nanu, welche Teufelssprache ist denn das, um unseres Herrn Jesu willen?“ forscht der vermeintliche Doktor weiter.

„Ach, mein Lieber, das ist ja das ganze Übel“, läßt Geronte ihn wissen. „Sie ist stumm, stockstumm geworden, ohne daß wir die Ursache bisher haben feststellen können. Berühmte Ärzte haben sich an ihr versucht, doch umsonst. Das ist mein Tod. Nun haben wir die Hochzeit verschieben müssen.“

„Welche Hochzeit, mein lieber Geronte?“

„Ihr Bräutigam will erst ihre Genesung abwarten, bis er den Heiratsantrag unterzeichnet.“

„Und wer ist dieser Narr, der keine stumme Frau haben will?“ fragt Sganarell erstaunt. „Wäre doch die meine vom lieben Gott mit dieser Krankheit geschlagen! Ich würde mich hüten, sie zu heilen.“

„Ach, Doktor, können Sie nicht meiner Tochter helfen?“

In diesem Augenblick springt Harlekin in seinem buntscheckigen Kostüm mit einem Satz aus den Kulissen. Die Hörner blasen einen Tusch.

„Leute!“ wendet er sich an die auf dem Marktplatz von Leipzig versammelten Gaffer, welche die Komödiantenbude umstehen und sich bereits vor Lachen die Bäuche halten. „Glaubt diesem falschen Doktor kein Wort! Der Dichter Molière hat ihn erfunden. Doch gleich diesem falschen Arzt gibt es viele andere Quacksalber, die unser Land durchziehen, euch den Geldsack schröpfen und von der edlen Arzneikunst und geschickten Chirurgie nichts verstehen.“

Sganarell tut erbost und drischt mit seinen Fäusten auf Harlekin ein. Die Menge auf dem Marktplatz johlt und klatscht vor Vergnügen in die Hände.

„Was soll das, du elender Verleumder? Willst wohl meinen guten Ruf ins schlechte Licht setzen? Nenn mir doch einen, der es besser macht als ich!“ empört sich Sganarell.

Harlekin versteht den Fausthieben des Holzhackers geschickt auszuweichen. „Der einzige, der helfen kann, das ist mein Herr, der hochberühmte und erfahrene Doktor Eisenbarth, der dort

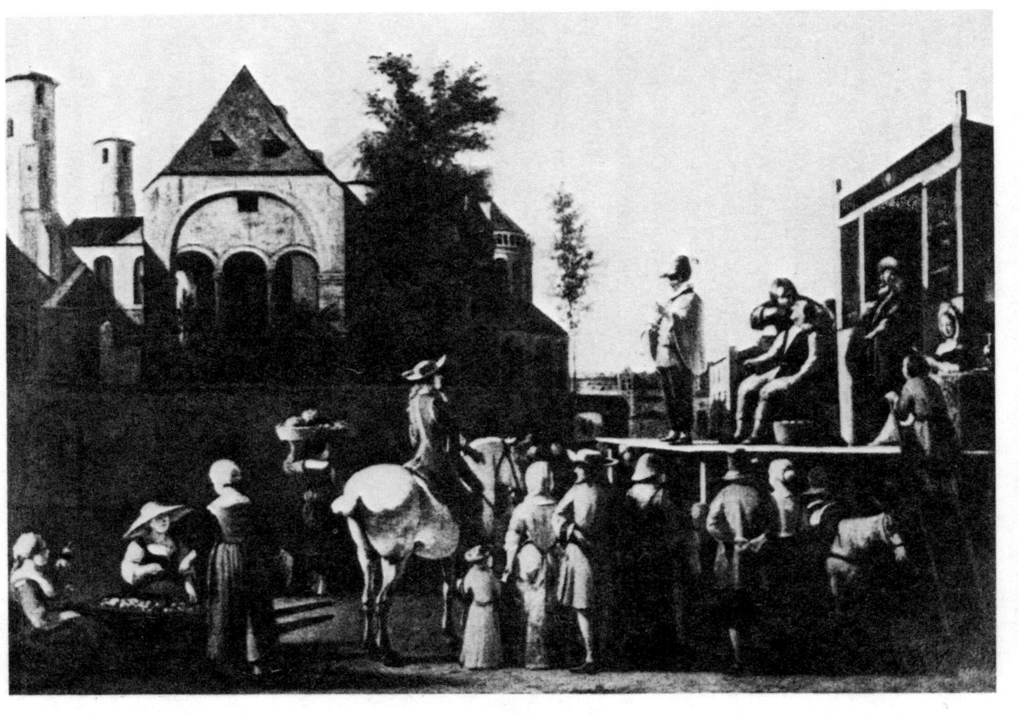

Wandernde Komödiantenärzte vor Maria im Kapitol in Köln. Gemälde von Job Andriaensz Berckheyde (1630–1693).

hinten im Zelt [Harlekin deutet mit dem ausgestreckten Finger hinter die Kulissen] seine edle Kunst ausübt. Er kuriert auf eine ganz besondere Art. Hohe Herren haben ihm seine Gesundheit zu verdanken. Von vielen Herzögen und Königen wurde er mit Privilegien bedacht. Zahlreiche Attestata großer Städte, verbrieft und besiegelt, kann er über viele hundert erfolgreiche Kuren vorzeigen."

„Wird er auch meine Tochter heilen können?" wendet Geronte sich hoffnungsvoll an Harlekin.

„Nichts leichter als das", meint der Spaßmacher und vollführt einen Luftsprung. „Er wird ihr den richtigen Mann verschreiben, dann wird sie auch wieder sprechen können."

„Auf diese Idee wäre ich auch gekommen. – Wenn dein Prinzipal weiter nichts kann!" meint Sganarell geringschätzig.

„Im Falle dieser Komödie ist es die geeignete Medizin. Doch solche Fälle sind für den berühmten Eisenbarth zu läppisch. Mit Gottes Gnade kuriert er Taubheit der Ohren, Blindheit der Augen, die Pein und Wehetage des Steins. Steine schneidet er geschwinde und behende heraus, ohne daß auch nur ein Schmerzenslaut des Geschnittenen zu hören wäre. Er behandelt auch solche, die zerbrochen sind an ihrer Mannheit, und Frauen, deren Schoß nicht gebären kann, aufs erfolgreichste."

„Da muß ich hin!" entfährt es dem alten Geronte.

„Gemach, das ist noch nicht alles, was der hochberühmte Doktor Eisenbarth kann." Harlekin sucht in seinen Taschen und zieht ein großes Stück Papier hervor. „Er kann so viele Gebrechen heilen, daß kein vernünftiger Mensch es auswendig im Kopf behalten kann." Dann liest er: „Er sticht den Star, schneidet Brüche und Steine, operiert Hasenscharten und Kröpfe, schneidet den Krebs und läßt Muttermale verschwinden, zieht die Zähne und setzt künstliche Augen ein, die sogar bewegt werden können."

Die Leute stehen vor der Bühne und sperren vor lauter Staunen ihr Maul auf. Der Meister der Chirurgeninnung der Stadt wendet sich an seinen Kollegen und flüstert ihm zu: „Der versteht sein Geschäft. Deshalb will unser Weizen nicht blühen. Kommt, laßt uns gehen und überlegen, wie wir ihm die Suppe versalzen können."

„Das wird schwer werden, denn Eisenbarthen hat ein allergnädigst bewilligtes herzogliches Privileg, das ihn schützt", meint unwillig der angesprochene Wundarzt.

„Vielen aber kann er helfen durch seine trefflichen Arzneien", liest Harlekin weiter vor. „Berühmt sind sein Mithridat, und ganz zu schweigen von seinem Theriak. Geprüft und für gut befunden von vielen Hof-Medici ist auch sein hilfreicher Balsamischer Haupt-, Augen- und Gedächtnisspiritus, das Loth für nur zwei Taler. Er wehrt dem Schlagfluß und der Fallsucht, stärkt Haupt, Hirn, Herz und Gedächtnis, Magen, alle Glieder, vertreibt Ohnmacht und alle Mutterkrankheiten."

Der Apotheker, der vor seiner Ladentür steht und dem Spektakel zuschaut, läuft krebsrot an, wendet sich um und schlägt die Ladentür hinter sich zu.

„Tatsächlich, ein großer Arzt, der soviel kann!" wundert sich Sganarell. „In seine Lehre will ich gehen."

Wieder ertönen die Fanfaren. Das Spiel ist vorbei. Die Leute drängen sich auf die Bühne und wollen behandelt werden. Livrierte Diener fragen die Patienten nach dem Grund ihre Übels, schreiben die Namen und die Krankheit auf und reichen die Zettel weiter hinter die Bühne, wo Eisenbarth, der berühmte Wunderheiler, in seiner langen Allongeperücke sitzt und seine Patienten behandelt. Eine Frau hat ihren vierjährigen Knaben auf dem Arm, der gerade an einem Wasserbruch operiert worden ist. Ein Soldat hält sich die Backe und klagt über Zahnschmerzen. Er ist der nächste zu behandelnde Patient. Draußen auf der Bühne, die der Kranke durch eine Öffnung sehen kann, treiben Harlekin und andere Spaßmacher weiter ihre Possen. Der Soldat auf dem Stuhl muß herzhaft lachen. Kaum weiß er, was inzwischen mit ihm geschieht.

„Und was fehlt Ihr?" wendet sich Eisenbarth an eine junge Frau, die sich verschämt in der Ecke herumdrückt.

„Eine gar unersprießliche Sache, wohledler Herr . . ."

„Ich merke schon, es fällt Euch schwer, mit mir, dem Mann, ein offenes Wort darüber zu sprechen. Hier, geht zu meinem Eheweib, und vertraut Euer Geheimnis ihr an. Sie ist verschwiegen und wird Euch einen Rat erteilen. Wenn's nur die Wehetage sind oder auch nur, daß Ihr Eurem Mann nicht gebären könnt, so werde ich Euch helfen können."

In diesem Augenblick stürzt ein Gehilfe des Wundarztes in das Zelt und ringt nach Luft, so schnell ist er gelaufen.

„Was gibt's, Hanns, warum so eilig?"

„Das Liesgen, gnädiger Herr, die Schutzbefohlene, der Ihr vor drei Tagen den Krebs geschnitten und die jetzt in Meister Bernd Hansens Haus liegt, ringt nach Atem und verlangt nach Euch."

„Ich werde nach ihr sehen, wie schon gestern in der Nacht. Die Leute hier sollen derweil noch ein wenig warten. Sagt den Komödianten, sie sollen ihre Possen weitertreiben."

Johann Andreas Eisenbarth wäscht sich seine Hände in der bereitstehenden Schüssel mit frischem Wasser und trocknet sich die Hände ab. Dann zieht er seinen langen roten Rock an und verläßt das Zelt durch den rückwärtigen Ausgang.

Ärzte der Landstraße

Johann Andreas Eisenbarth entstammt einer alten Wundarztfamilie. Der Name selbst läßt sich bis ins achte Jahrhundert zurückverfolgen. Ein Graf Isenbard soll ein Halbschwager Karls des Großen gewesen sein. Ein Burgvogt Wolf Eisenbart wird in der Mitte des sechzehnten Jahrhunderts auf Falkenstein an der Donau erwähnt. Etymologisch wird der Name als „Eisenaxt oder Eisenglanz" gedeutet. Die gesicherte genealogische Reihe unseres Eisenbarth, die wir den Forschungsergebnissen von Josef Wopper († 1973) aus Weiden und Wilhelm Reulein aus Dinkelsbühl verdanken, beginnt mit dem Jahr 1588.

Am 27. Mai 1613 heiraten in der katholischen Kirche zu Dinkelsbühl Wilhelm Eisenbarth von Unterkochen und Maria Pfisterer von Seidelsdorf. Das dortige Sterbebuch verzeichnet, daß am 2. Juli 1646 Wilhelm Eisenbardt im Alter von 58 Jahren und am 7. Juli 1646 seine Frau Maria im Alter von 65 Jahren verstorben sind. Nach diesen Angaben muß Wilhelm Eisenbarth, der Großvater von Johann Andreas, um 1588 (wahrscheinlich in Unterkochen) geboren sein. Das Geburtsjahr seiner Frau Maria ist in das Jahr 1581 zu datieren. Von den verschiedenen Schreibweisen des Namens (Eisenbardt, Eyssenbarth u. a.) haben wir uns für Eisenbarth entschieden. Wie das Taufbuch ausweist, werden dem Ehepaar folgende Kinder geboren:

○ 11. 9. 1613 Michael
○ 8. 12. 1614 Thomas
○ 30. 4. 1618 Georg
○ 17. 5. 1619 Anna
○ 14. 7. 1621 Maria
○ 9. 7. 1623 Margaretha
○ 15. 12. 1624 Maria
○ 16. 2. 1627 Matthias, der Vater von Johann Andreas Eisenbarth.

In den Ratsprotokollen von Dinkelsbühl wird Wilhelm Eisenbarth als Spitalsknecht bezeichnet. Als solcher muß er es zu einem ansehnlichen Vermögen gebracht haben, denn 1623/24 klagt er die Summe von hundert Gulden ein, die er Veit Mederer geliehen hatte. Am 27. März 1626 findet sich der Eintrag:

> *Wilhelm Eysenbart, 14 Jahr des Hospitals Knecht, bittet um das Bürgerrecht. Gegen Erlegung [von] 42 Gulden aufgenommen! Hellebarten und Sturmbhuet [Sturmhut].*

Danach ist Wilhelm Eisenbarth schon im Jahr 1612 nach Dinkelsbühl gekommen. Ein Jahr später heiratet er Maria Pfisterer. Aus den Steuerbüchern ist zu ersehen, daß der wackere Spitalknecht zumindest seit 1634 ein Haus im Rothenburger Viertel besessen haben muß. Nach 1650 ist dieses dann von seinen Erben verkauft worden. Die gute wirtschaftliche Situation des als Spitalknecht bezeichneten Wilhelm Eisenbarth ist verwunderlich, besonders im Hinblick auf seine große Familie. Es stellt sich also die Frage, woher er das Geld hatte. War vielleicht seine Frau vermögend? Die „Ausgabe für Amtleute und Ehehalten" gibt lediglich an, daß dem Fuhr- bzw. Karrenknecht Wilhelm Eisenbarth zwischen 1615 und 1629 insgesamt 75 Gulden und 15 Kreuzer gezahlt worden sind. 1625 erhält er „für 1 Salz Scheuben 3 Thaler".

Des Rätsels Lösung für seinen Wohlstand fand sich in den Pflegebüchern des Hospitals. Zu bemerken ist, daß dieses Hospital wie andere soziale Einrichtungen jener Zeit kein Krankenhaus im modernen Sinn war, sondern vorwiegend als Alten- und Armenhaus benutzt wurde, in dem aber auch Kranke aufgenommen und gepflegt wurden, wie z. B. Rudolf Feld in seiner Untersuchung über *Das Städtewesen des Hunsrück-Nahe-Raumes im Spätmittelalter und in der Frühneuzeit* (Trier 1972) nachgewiesen hat. In den Hospitalrechnungen taucht Wilhelm Eisenbarth auch als „Säuschneider und Kastrierer" auf. Vom Hospital erhielt er in den Jahren 1635 bis 1639 für das Schneiden an neun Schweinen, sechs Pferden und Füllen und zwölf Kälbern und Stieren insgesamt zehn Gulden, 78 Kreuzer und zwei Pfennige.

Mit Sicherheit hat Wilhelm Eisenbarth in seiner Eigenschaft als Sauschneider auch in der näheren und weiteren Umgebung von Dinkelsbühl gewirkt und Geld verdient. Besonders bei der Zerlegung von Schweinen wird Wilhelm Eisenbarth sich erste anatomische Kenntnisse angeeignet haben. Da offiziell das Sezieren von menschlichen Leichen zu jener Zeit verboten war, erwarben die Chirurgen ihre anatomischen Kenntnisse vor allem durch

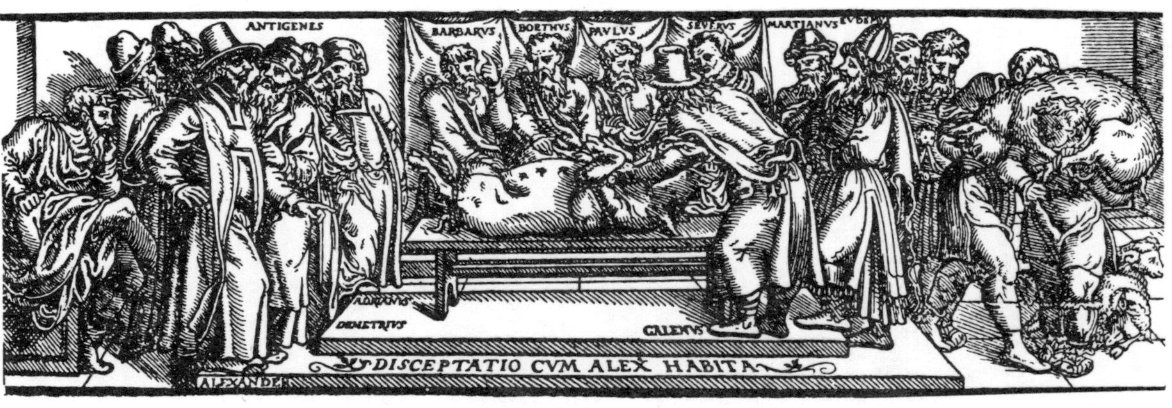

Anatomielehrgang an einem Schwein, Holzschnitt aus: Galenus „Opera“ (Basel 1562).

die Zerlegung von Schweinen, wie zeitgenössische Abbildungen beweisen. Daß Wilhelm Eisenbarth sich chirurgisch auch an Menschen versucht haben soll, geht aus den zeitgenössischen Akten nicht hervor. Sein Sohn Matthias gibt jedenfalls bei seiner Trauung zehn Jahre nach dem Tod des Vaters an, dieser sei Chirurg und Bürger in Dinkelsbühl gewesen. Diese Angabe kann er in Verschleierung der wahren Tatsachen aus Standesgründen bewußt verfälscht haben, weil ihm der Beruf des Vaters als Sauschneider zu minder dünkte. Dennoch ist nach dieser Aussage nicht ausgeschlossen, daß sich Wilhelm Eisenbarth gelegentlich unerlaubterweise chirurgisch auch an Menschen versucht hat. Sein Sohn Matthias brauchte ohnehin zehn Jahre nach des Vaters Tod nicht mehr zu befürchten, daß seine Angaben überprüft würden.

Die Todesursachen von Wilhelm Eisenbarth und seiner Frau Maria, die nur fünf Tage nach ihm starb, gehen aus den Sterbebucheintragungen nicht hervor. Allerdings kann man aus den dicht beieinanderliegenden Sterbedaten der Eheleute schließen, daß ihr Tod als Folge entweder von Kampfhandlungen des Dreißigjährigen Krieges (1618 bis 1648) oder einer Seuche anzusehen ist.

Wilhelm Eisenbarths 1627 geborener Sohn Matthias hat jedenfalls eine ordentliche chirurgische Ausbildung genossen und war als Wanderarzt tätig, bevor er Bürger zu Oberviechtach im Oberpfälzischen Wald wurde. Am 17. Januar 1656 heiratete er nach katholischem Ritus in Würzburg (Dompfarrei, Bd. III, 69 a, Heiraten, S. 2) Maria Magdalena Schaub. Der vollständige lateinische Kirchenbucheintrag lautet:

> *Ao. 1656, Die 17. Januarius sacramento n'militarii sed conjugati, in facie Ecclesiae, ritu Catholico sese invicem obstrinxerunt: Matthias Eisenbarth, legitimus filius, Quilielmi Eisenbarth, c h y r u r g i , civis Dinckhelspülensis, et Maria Magdalena sup'stes vidua Jacobi Schaubin. Testibus: Dnus Jo. Wolfgango Fabricio, Feudorum scriba, et Georgio Kürschner.*

Über die einzelnen Stationen seiner Wanderschaft und seine Tätigkeit kann die Forschung bisher noch keine weiteren Einzelheiten mitteilen. Im Kirchenbuch des (heute evangelischen) Pfarramtes Goldkronach findet sich lediglich folgender Eintrag:

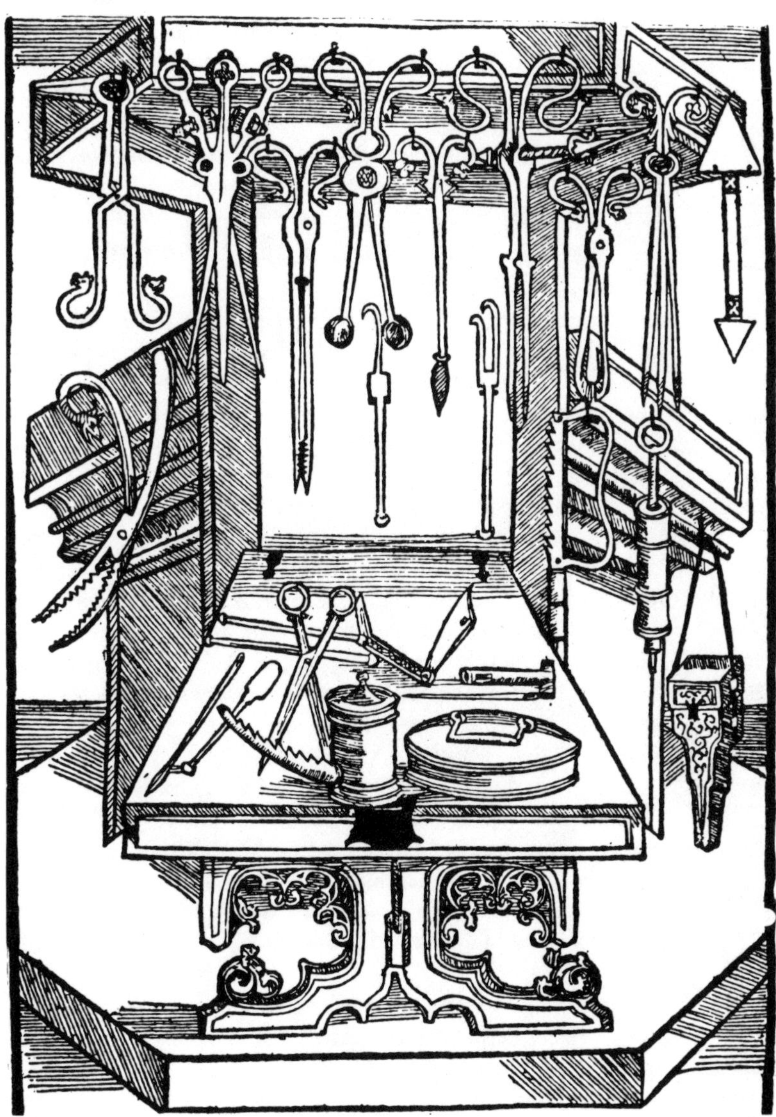

Chirurgisches Besteck, Holzschnitt aus H. Brunschwig „Buch der Chirurgia“ (Straßburg 1497).

> *Am 14. März 1659 ist in Goldkronach getauft worden: Georg Rudolf, Herrn Matthäus Eysenbarts, Okulist [Augenarzt], Stein- und Bruchschneiders, Schutzverwandten zu Würzburg, wo er sich eine Zeitlang hiebvor aufgehalten, herzliebes Söhnlein, Taufpaten sind gewesen: Georg Rudolf von Trautenberg, Johann Diettrich, Ratsbürger und Beck dahier, Frau Elisabeth von Aßberg, des Herrn Matth. Wolf, Hammermeister in Röhrenhof, Hausfrau.*

Der umherziehende Wanderarzt Matthäus Eisenbarth muß sich, nach den adeligen und bürgerlichen Taufpaten seines Sohnes zu urteilen, schon eines untadeligen Rufes erfreut haben. Dieses zeigt sich auch später bei der Taufe seines Sohnes Johann Andreas. Zwischen 1656, dem Jahr der Würzburger Heirat, und 1659, dem Geburtsjahr des Sohnes Georg Rudolf, muß zumindest eine Tochter geboren sein, die später den Chirurgen, Okulisten, Stein- und Bruchschneider Alexander Biller aus Bamberg heiratet, bei dem Johann Andreas Eisenbarth als zehnjähriger Junge 1673 in die Lehre kommt, wie aus seinen eigenen Angaben hervorgeht. Der Name dieser Eisenbarth-Tochter konnte bisher nicht ermittelt werden. Auf jeden Fall bezeichnet Johann Andreas Eisenbarth seinen Lehrmeister Alexander Biller später immer wieder als seinen Schwager. Die wundärztliche Tradition setzt Johann Andreas Eisenbarth fort. Selbst Okulist, Stein- und Bruchschneider, heiratet er in erster Ehe die Tochter, in zweiter Ehe die Witwe eines Kollegen. Sein ältester Sohn Johann Michael studiert Medizin und ist als Lizentiat tätig, während der jüngste Sohn Adam Gottfried als Okulist, Stein- und Bruchschneider bei seinem Vater arbeitet. Die nachfolgende Übersicht zeigt deutlich, wie sehr die wundärztliche und chirurgische Tätigkeit in der Familie Eisenbarth verbreitet war.

Bevor wir nun den eigentlichen Lebensspuren des bedeutendsten Sprosses dieser Chirurgen- und Wundarztfamilie folgen, wollen wir noch kurz einen Überblick über die Ausbildung und den Stand dieser „Handwerkszunft“, deren Abgrenzung zu den studierten Doctores medicinae und die allgemeinen medizinischen Zustände jener Zeit geben; denn nur so kann das Wirken von Johann Andreas Eisenbarth richtig beurteilt werden.

Johann Andreas Eisenbarth und seine Familie

Wilhelm Eisenbarth (1588 – 1646) aus Unterkochen, Spitalknecht, Sauschneider und „Chirurg“ in Dinkelsbühl, ∞ 1613 Maria Pfisterer (1581 – 1646)

- Kinder in Dinkelsbühl getauft: Michael 1613, Thomas 1614, Georg 1618, Anna 1619, Maria 1621, Margaretha 1623, Maria Eisenbarth 1624
- Matthias Eisenbarth (1627 – 1673), Schutzverwandter zu Würzburg, Okulist, Stein- und Bruchschneider zu Oberviechtach/Oberpfalz, ∞ 1656 Maria Magdalena Schaub
  - Eine Tochter unbekannten Vornamens, ∞ Alexander Biller, Okulist, Stein- und Bruchschneider in Bamberg, später Land-, Stadt- und Hospitalarzt in München
  - Georg Rudolf Eisenbarth, * 1659 in Goldkronach
  - *Johann Andreas Eisenbarth* (1663 — 1727), Okulist, Stein- und Bruchschneider aus Oberviechtach, Königlich Preußischer Rat etc., ∞ I. 1686 Catharina Elisabeth Heinigke, † 1721, ∞ II. 1722 Anna Rosina Albrecht, verwitwete Hummel
    - Johann Michael Eisenbarth * 1686, Lic. med., ∞ 1713
    - Maria Magdalena Eisenbarth (1691–1723), ∞ Joh. Friedrich Müller, Advokat
      - Johann Heinrich Müller
    - Johann Andreas Eisenbarth (1697 – 1698)
    - Ferdinand Christoph Eisenbarth, * 1700, † als Kind
    - Christian Friedrich Eisenbarth, * 1702, † als Kind
    - Adam Gottfried Eisenbarth, * 1706, Okulist, Stein- und Bruchschneider
    - Susanne Catharina Eisenbarth ∞ Capitain Bonnies
      - Ließgen Bonnies

Im ausgehenden Mittelalter kam es zur Trennung von Chirurgie und „Schulmedizin". Allein dem studierten Arzt oblag das innerliche Kurieren und die Verabreichung von Arzneimitteln. In der Regel hatte er nach seinem nur theoretischen Studium keinerlei praktische Erfahrung. Die Chirurgie und Wundarzneikunst wurde demgegenüber allein von den Badern, den späteren Wundärzten, Chirurgen, Feldscherern und spezialisierten Okulisten, den Augenärzten, von Bruch- und Steinschneidern oder sogenannten „Knochenflickern" handwerksmäßig betrieben. Letztere gehörten alle der Handwerkszunft der Bader und Barbiere an. Wer es eines Tages zum Meister bringen wollte, hatte erst einmal eine ordentliche Lehrzeit – die je nach Landes-, Stadt- und Zunftordnung zwischen drei und acht Jahren dauerte – zu absolvieren. Nach Ablegung eines Gesellenstückes wurde der Lehrling Geselle, später dann Meister. Vier Arbeiten seien hier besonders erwähnt, die sich mit diesem ärztlichen Stand eingehend beschäftigen, zwei Arbeiten von G. A. Wehrli über Bader, Barbiere und Wundärzte im alten Zürich (Zürich 1927 und 1931), Manfred Stürzbechers Untersuchung *Über die Stellung und Bedeutung der Wundärzte in Greifswald im 17. und 18. Jahrhundert* (Köln – Wien 1969) und Walter von Brunns *Von den Gilden der Barbiere und Chirurgen in den Hansestädten* (Leipzig 1921).

Schon im 16. und 17. Jahrhundert beklagten einige wissenschaftlich gebildete Ärzte die Trennung von (innerer) Medizin und Wundarzneikunst. Zu ihnen gehörte vor allem Philippus Theophrastus Bombast von Hohenheim, genannt Paracelsus (1493 bis 1541), der Sohn eines Wundarztes. Paracelsus war nach seinem wissenschaftlichen Studium durch viele Länder Europas gewandert, übte sich in Chirurgie und war also ein waschechter „Arzt der Landstraße". 1536 veröffentlichte er sein Buch über Wundarznei und die Aufgaben des Wundarztes. Über die Trennung der beiden ärztlichen Künste meinte er treffend: „Lernt's beide oder laß bleiben!"

Weitere Ärzte, die sich um die wissenschaftliche Chirurgie und die Verbesserung der Ausbildung der Wundärzte verdient gemacht haben, sind:

○ Der Franzose Ambroise Paré (1510 bis 1590).

○ Andreas Vesalius (1515 bis 1564), Professor der Chirurgie und

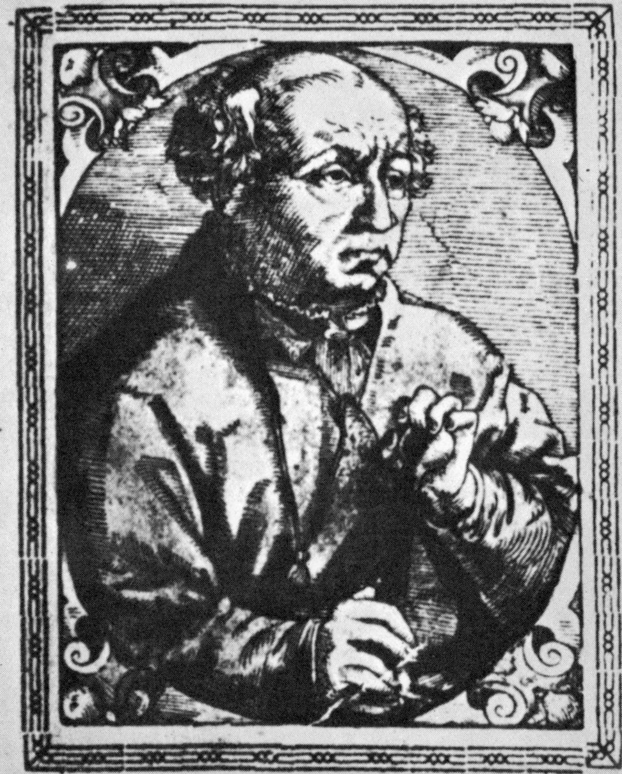
Theophraſtus Paracelſus
Medicus.
Vil zeihen mich mit argem wohn/
Als ſolt ein heimlichn Geiſt ich han/
Gottes gab all die kunſt iſt mein
Dem Menſchen zu gut bereit allein.
Starb im Jar. 1 5 4 1.

Theophrast Paracelsus (1493 – 1541).

Anatomie in Padua, dessen bedeutende Schrift *De humani corporis fabricia libri septem* 1543 in Basel erschien.

- Fabricius von Hilden (Wilhelm Fabry, 1560 bis 1634), der als Wanderarzt u. a. in Metz, Genf, Lausanne, Aachen, Heidelberg und Besançon, als Stadtarzt in Bern und Leibarzt des Markgrafen Georg Friedrich von Baden-Durlach tätig war.
- Matthias Gottfried Purmann (1648 bis 1721), Stadtarzt zu Breslau und Kriegschirurg des Großen Kurfürsten.
- Lorenz Heister (1683 bis 1758), der einigen Operationen von Johann Andreas Eisenbarth beiwohnte und diese als mustergültig bezeichnete. Über ihn werden wir noch ausführlich zu berichten haben.

Über die Trennung der Medizinalberufe, deren Aufgabe und die Gebührenordnung geben die einzelnen Medizinalverordnungen ausführlich Auskunft. An dieser Stelle wollen wir die Verordnungen von Sachsen, Brandenburg und Preußen zur Zeit von Eisenbarths Tätigkeit ausführlicher behandeln. Aus der Gegenüberstellung wird deutlich, welche großen Zugeständnisse die jeweiligen Landesfürsten ihrem „Land-Arzt“ Johann Andreas Eisenbarth zubilligten; denn die Privilegien und Eisenbarths Gewohnheitsrecht gehen weit über den eigentlichen Kompetenzbereich eines Wundarztes hinaus, wie wir noch eingehend beweisen werden. Da der „Chirurg“ Eisenbarth sowohl innerlich kurieren als auch seine eigenen, selbsthergestellten Medikamente verkaufen darf, verletzt er „mit obrigkeitlicher Erlaubnis“ die Rechte der studierten Ärzte und der Apotheker. Kein Wunder, daß er sich deren Neid und Feindschaft zuzieht.

Am 19. November 1673 erläßt Herzog Johann Ernst von Sachsen eine *Medicinal- und Apotheker-Ordnung* (gedruckt in Weimar bei Johann Andreas Müller). Darin heißt es, daß „praxis Medica“ nur von solchen Personen ausgeübt werden darf, die „von einer bewehrten Universität in Doctorem oder Licentiatum publice promoviert“ worden sind, oder der Arzt „habe von derselben seiner Lehre/ Kunst und Geschicklichkeit halber genugsam gutes Zeugnuß/ oder es werde ihme solches von Uns absonderlich nach Befindung zugelassen“. Das Metier des Arztes ist die Behandlung innerer Krankheiten, die Verordnung dienlicher Arznei und der Krankenbesuch.

Erster Theil

Der grossen Wundartz-
ney deß weitberhümpten / bewerten / vnnd
erfahrnen / Theophrasti Paracelsi von Hohenheim /
der Leib vnnd Wundartzney Doctoris / von allen Wunden
Stich / Schüß / Brendt / Thierbissz / Beinbrüch / Was nemlich die gantze Heilung / Zufell vnd Gebresten / gegenwertig vnd zukünfftig / in sich begreifft /
Auß rechtem grundt vnd erfahrnuß treüwlich an Tag geben / vnd auß
seinem selbst geschriebnen Exemplar wider auffs neüw
in Truck verfertigt.

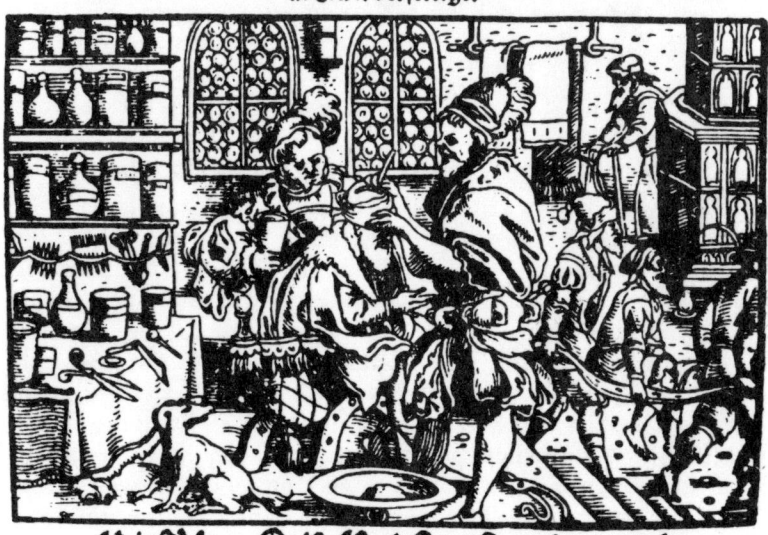

Mit Röm. Keis. Maiestat Freyheit nicht
nachzüdrucken.

Titelblatt des 1. Teiles von Paracelsus' „Wundartzney" (2. Auflage Frankfurt 1566).

Weiter erfahren wir:

In derer Medicorum Beruf und Praxin sollen sich (wie wol ehemals geschehen/ und dadurch denen Patienten groß Unheil zugezogen seyn mag) Alchymisten/ Barbierer/ Bader/ Bruch- und Steinschneider/ Oculisten/ Hebammen/ Quacksalber/ oder andere Personen/ keines wegs mit einmischen/ sondern ein ieder bey seiner Profession und Handthierung bleiben/ und dessen was er nicht gelernet bey Vermeydung ernster Strafe sich gäntzlich enthalten.

Von den Wundärzten, Barbieren und Badern heißt es, daß nur diejenigen Personen ihre Kunst ausüben dürfen, die von dem Ordinarius überprüft worden seien. Voraussetzung sind gründliche anatomische Kenntnisse, gutes chirurgisches Besteck und das Studium medizinischer Bücher. Erlaubt ist ihnen das Schröpfen und der Aderlaß, die Behandlung von Wunden, Geschwüren, Gelenken, Brüchen, Brand, wogegen ihnen die Behandlung innerer Krankheiten und die Verabreichung von inneren Arzneien untersagt bleiben.

Wie eine Wundarzt-Bücherei zu Anfang des 18. Jahrhunderts bestückt war, hat uns Prof. Dr. Walter von Brunn (Archiv für Geschichte der Medizin, Bd. XVII, H. 4, 1925) überliefert. Das Bibliotheksverzeichnis des Chirurgen Joh. Philipp Roht aus Wismar, das seine Witwe 1712 dem Rat einreicht, umfaßt insgesamt 110 Fachbücher. Der Medizinhistoriker schließt daraus, „daß der Barbier und Chirurgus jener Zeit, der recht oft als eine recht minderwertige Heilperson angesehen zu werden pflegt, wenigstens gelegentlich ein hochgebildeter Mann war, der nicht einfach handwerksmäßig zu arbeiten pflegte, sondern auch in wissenschaftlicher Beziehung auf der Höhe sich zu halten bemüht war“. Roht starb arm und hinterließ seiner Witwe nicht mehr als seine Bücher.

Friedrich Wilhelm, der Große Kurfürst, erläßt am 12. November 1685 in Potsdam ein Medizinal-Edikt (u. a. abgedruckt bei Alfons Fischer *Geschichte des deutschen Gesundheitswesens,* Bd. 1, Berlin 1933), wobei er die Einsetzung eines „Collegium Medicum“ befiehlt, besetzt von Leib- und Hofärzten sowie

ANDREAE VESALII.

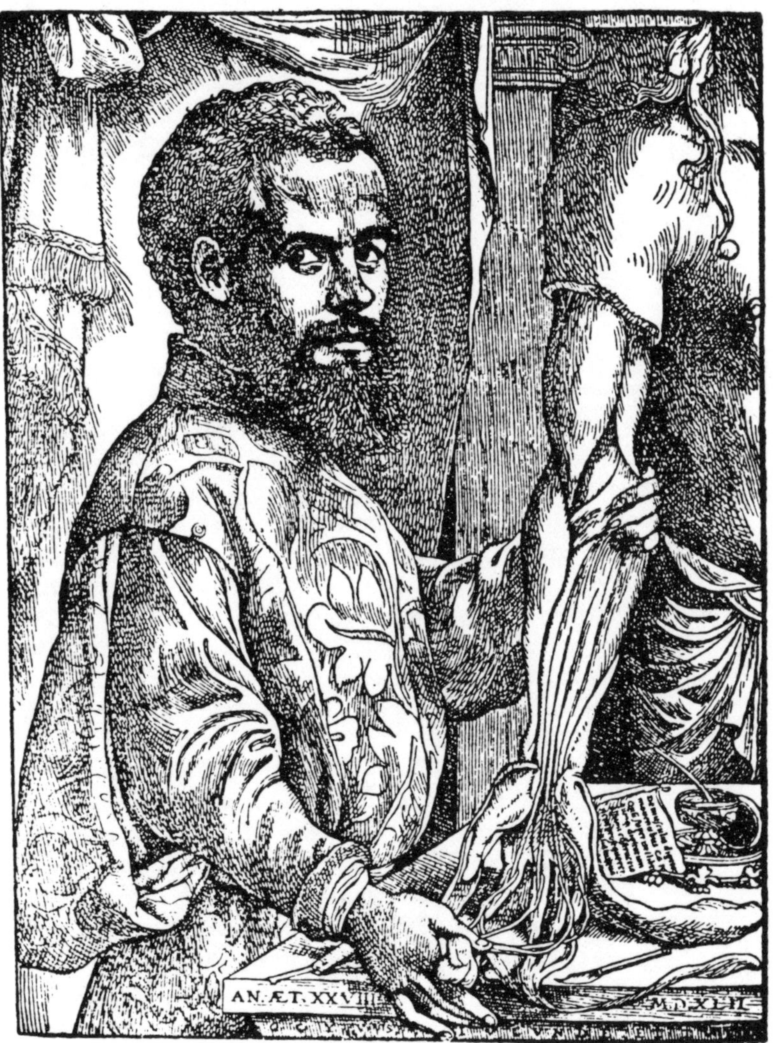

Andreas Vesalius (1515–1564), Holzschnitt von Johann von Calcar aus A. Vesalis „De humani corporis“ (Basel 1542).

ordentlichen Professoren der Medizinischen Fakultät an der Universität Frankfurt/Oder. In dieser Verordnung heißt es:

> *Gleichergestalt sollen die Barbierer und Wund-Aerzte diesem Collegio dergestalt unterworffen seyn, daß dieselbe aller Orten praevia Collegii examinatione, approbatione & censura angenommen, die Discipuli oder Jungen [Lehrlinge] auch jedesmahl (ehe sie loßgesprochen werden, dem Collegio oder vom Collegio Medico approbirten Physico Ordinario) vorgestellet, auch mit dessen Testimonio dimittiret werden.*
>
> *In tödtlichen oder sonst gefährlichen Wunden und schweren Zufällen, sollen sie die approbirten Medicos bey Zeiten zu rathe ziehen, ihren Rath und Verordnungen folgen, oder, da sie einiges erhebliches Bedencken dabey haben, solches bescheidentlich erinnern, und mit dero Vorbewust verfahren, des curirens aber der innerlichen Kranckheiten und Verschreibens, wie auch Darreichung eigener Medicamenten, als Purgantien, Vomitorien, Opiaten & c. so innerlich zugebrauchten, sich bey hoher Straffe gäntzlich enthalten, die Leute auch umb ein Billiges curiren und niemand über die Billigkeit übersetzen [überfordern]: Worüber das Collegium eine Ordnung zu machen, und selbige zur Confirmation zu überschicken hat. Gleichwie sie es auch nicht gerne haben, noch der Billigkeit gemäß ist, daß die Medici einen Chirurgum für den anderen, eine Apotheck für der andern dem Patienten fürschlagen, und solche allenthalben, wo sie curiren, vorgezogen wissen wollen, also sollen auch sie keinen Medicum für den andern loben, recommendiren, vielweniger jemand von denselben hinter seinen Rücken verachten oder verkleinern.*
>
> *Die Materialisten, Gewürtzkrämer, Alchymisten, Destillatores, Zuckerbecker, Parfumirer, Brantweinbrenner, und dergleichen sollen sich keineswegs mit den Artzney-Wesen vermengen, noch Medicamenten, als welche eigentlich und allein in die Apothecken gehören, praepariren, und aus der Hand verkauffen, sondern bey ihren ertheilten Privilegiis verbleiben, vielweniger sich des*

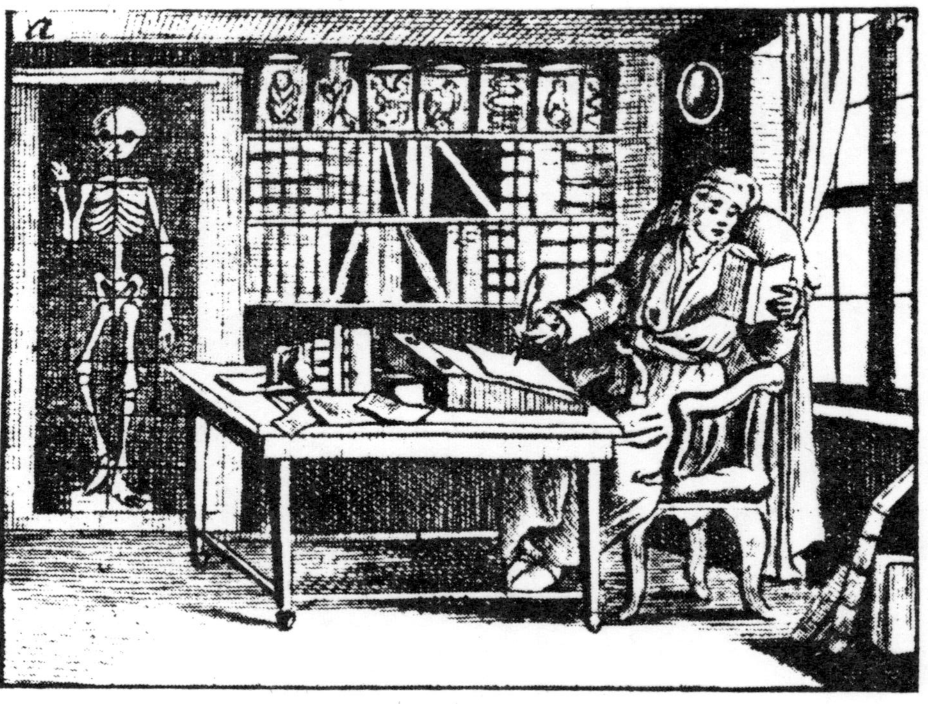

Ein Arzt in seinem Sprechzimmer mit Bibliothek und Skelett. Anonymer Stich des 18. Jahrhunderts.

> *curirens anmassen; Widrigenfalls sollen die dawider handelnde, nicht allein ihrer Medicamenten per confiscationem verlustig seyn, sondern sie sollen auch über dem mit ansehnlicher Straffe beleget werden.*
> *Die Bader sollen sich gleichergestalt hiernach achten, und in denen, in ihren Privilegio, ihnen vorgeschriebenen Terminis allerdings verbleiben, keine innerliche Medicamenta geben, noch denen Medicis, Apotheckern und Barbierern eingreiffen.*
> *Wann sich die Oculisten, Operatores, Stein- und Bruchschneider, Zahnbrecher, etc. angeben, und ihre Kunst und Wissenschaft öffentlich üben und feil haben wollen, sollen sie nicht weniger diesem Collegio als den Magistrat sich sistiren, und ihrer Person und Medicamenten wegen, sich dessen Examini unterwerffen, auch darauf nach Befinden zugelassen oder abgewiesen werden. Wenn sie zugelassen seynd, so sollen sie, Vermöge Unserer für diesem ergangenen gnädigsten Verordnung, zu Praejuditz der Medicorum, Apothecker etc. und Schaden der Patienten, außerhalb den öffentlichen Märckten (in solchen Märckten aber, über 4. Tage) auszustehen, nicht geduldet werden. Ihre Operationes sollen sie mit aller gebührenden Vorsichtigkeit, ohne unziemlicher Ubersetzung [Überforderung] der armen Leute, verrichten, und sich aller innerlichen Curen, so ihre Operationen nicht angehen, bey hoher Straffe gäntzlich enthalten. Auch sollen die Attestata ihrer verrichteten Curen, so der Magistrat ad instantiam der Oculisten etc. zu geben pfleget, ohne Erkänntniß des Collegii, oder des approbirten Physici, so solche erst gründlich untersuchen soll, nicht ertheilet werden, wie sie denn auch zu ihren Operationibus, absonderlich in bedencklichen Fällen, allezeit einen Medicum darbey zu erfordern schuldig seyn sollen.*

In der Brandenburgischen Medizinal-Ordnung aus dem Jahr 1693 heißt es über das Reglement der Barbiere:

> *1. Es sollen die Ampts-Meistere der Barbirer in diesen Unseren Residentzen und aller andern Orte und Städte*

Der Balbierer.

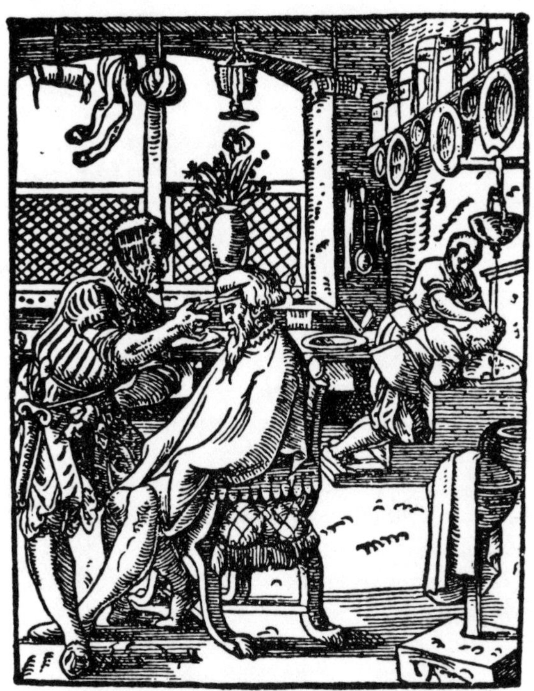

Jch bin beruffen allenthalbn/
Kan machen viel heilsamer Salbn/
Frisch wunden zu heiln mit Gnaden/
Dergleich Beinbrüch vnd alte Schaden.
Frantzosen heyln/den Staren stechn/
Den Brandt leschen vnd Zeen außbrechn.
Dergleich Balbiern/Zwagen vnd Schern
Auch Aderlassen thu ich gern.

Der Barbier, Holzschnitt von Jost Amman aus „Beschreibung aller Stände“ von Hans Sachs (Frankfurt 1568).

Unserer Lande, sich vornehmlich der Nüchterkeit und eines eingezogenen mäßigen Lebens befleißigen, damit sie jederzeit bey begebenden Fällen bey der Hand und tüchtig seyn mögen, ihrem Nechsten, der ihrer Hülffe benöthiget, mit ihrer Wissenschafft und Kunst zuträglich und mit Verstande, es sey bey Tag oder Nacht zu dienen. Sonderlich sollen sie geflissen seyn ihrer Patienten, die ihnen zukommen, und sich ihrer Cur und Vorsorge unterwerffen, mit unermüdetem Fleiß und gebührender Sorgfalt, ihrer Pflicht gemäß wahr zu nehmen.

2. Alle Meistere des Ampts der Barbirer, sollen, wann sie zu einem Verwundeten oder Geschlagenen gefordert werden, so der Schaden groß und gefährlich, denselben nach behördlicher Untersuchung und gelegten ersten Band, an gehörigem Orte bey der Obrigkeit angeben, und die Beschaffenheit der Verletzung derselben anzeigen, damit dieselbe sich des Thäters versichern, und die That, da es mit dem Schaden übel ablauffen möchte, an demselben der Gebühr nach ahnden können.

3. Wann zu Besichtigung der Verwundeten oder Entleibeten [Toten] ein Chyrurgus aus den Ampts-Meistern, neben dem Physico oder Medico, welchem solche Besichtigung commitiret, gefordert wird, soll derselbe die Untersuchung mit behördlichem Fleiß und Behutsamkeit, ohne alle vorgefaßte Einbildung, Praesumption oder Partialität verrichten, und des Medici und Physici Veranlassung mehr als seinem eigen Gutdüncken folgen, die Beschaffenheit der Sachen und Wunden wohl in acht nehmen, damit er eine zu Recht beständige Außsage davon fassen und thun könne, alles aufrichtig und treulich am behörigen Orte berichten und einzeugen, sonsten aber ohne Erlaubnis nichts davon offenbaren.

4. Innerlicher Curen sollen sie sich gäntzlich enthalten, auch in denen äusserlichen, die besorglich und dabey schwere Zufälle zu befahren, ihnen selbst nicht zuviel beymessen, sondern einen oder andern von ihren erfahrensten Mit-Meistern mit zu hülffe nehmen, und mit demselben die Sache überlegen; Ist aber der Affectus von sonderbarer Wichtigkeit und Gefahr, sollen sie einen verständigen Medicum mit zuziehen, und ohne desselben Einrathen keine, bevorab innerliche Medicamenta, die von einiger Consequence, als Purgantia, Vomitoria-starcke Clystiere, Urin- oder Menses-treibende, Opiata und der gleichen Medicamenta zu veranlassen und einzugeben, sich unterstehen.

5. Insonderheit, weil die Erfahrung gegeben, daß durch die Frantzosen-Cur [Behandlung der Syphilis durch Quecksilber], so per inunctionem Mercurialem und Salivationem geschiehet, unterschiedliche grobe Fehler vorgegangen, so die Patienten mit dem Leben haben gebüsset; Sollen sie in dergleichen Fällen ohne Assistance eines Medici, sich hinführo keiner solcher Cur, als die zumahlen vielerhand schweren und gefährlichen Zufällen unterworffen, vor ihren Kopff alleine unterfangen, bey hoher unnachläßiger Straffe.

6. Es sollen, wann die Beschaffenheit dieses oder eines andern Affectus erfordert, daß ein Medicus mit darzu gefordert werde, die Barbirer dem Patienten nicht vorschreiben, was derselbe vor einem Medicum ihm adjungiren solle, sondern in des Patienten oder dessen Assistenten Wahl und Willen stehen, den zu nehmen, zu dem er das meiste Vertrauen träget.

7. Wann ein Medicus und Barbirer zugleich den Patienten besorgen, soll einer dem andern, und zumaln der Barbirer dem Medico, mit geziemender Bescheidenheit begegnen, ausser den Srancken seines Beruffs nicht treten, noch des Medici Gutachten und Verordnungen weder öffentlich noch hinterrücks bey den Patienten und Umbstehenden verkleinern, sondern denen von demselben veranlasseten Ordnungen und Verrichtungen, so viel an ihm ist, stricte nachkommen.

8. Es sollen auch die Barbirer ihre Patienten in dem Artzt-Lohne nicht übersetzen, noch unterm Vorwand einer besonderen Gefährlichkeit zu unbilliger Belohnung anstrengen vielweniger umb destomehr Genieß davon zu haben, die Cur über die Noht und Gebühr ver-

zögern, oder aus geringem Schaden grösser machen; sondern ihr Gewissen, und das allsehende Auge des Höchsten bedencken. Widrigenfalls, und da sie hierüber betreten würden, schwerer und unvermeidlicher Straffe gewärtig seyn.
9. Damit aber so wohl sie, als die Patienten wissen mögen, was in einem oder andern Fall die Gebühr sey, ist folgendes Reglement deßhalb beliebet worden, darnach sich beyderseits werden zu richten haben.

	Thlr.	Gr.
1. Von einer gemeinen frischen Wunden, die von keiner sonderlichen Erheblichkeit, sollen sie haben, vor den ersten Band	–	6
2. Vor eine grosse, oder auch Beinschrötige Wunde, die noch nicht gefährlich oder tödtlich ist, vor den ersten Band	–	12
3. Vor eine Fleisch-Wunde zu heilen, nach derer Beschaffenheit 1. bis	2	–
4. Von einer Beinschrötigen Wunde zu heilen, nach dem sie groß oder gefährlich 5. 10. 15. bis	20	–
5. Von einer Wunde, so gestochen, nach dem sie tieff oder gefährlich 6. 7. 8. bis	10	–
6. Vor eine gemeine Haupt-Wunde, so gehauen, 2. 3. bis	4	–
7. Vor eine Haupt-Wunde, so von Schlagen oder Fallen 4. bis	5	–
8. Vor eine Haupt-Wunde so gefährlich, dabey das Cranium und Pericranium verletzet oder eingedruckt, doch ohne Fissur 6. bis	8	–
9. Von einer Verletzung des Haupts, da das Cranium cum Fissura mercklich eingedruckt ist, und mühsam gehoben werden muß [Gehirnverletzung] 10. 12. bis	15	–
10. Von dergleichen Schaden, da das Trepan gebrauchet werden muß, vor jede Application, ohne die übrige Cur 2. bis	3	–

	Thlr.	Gr.
11. Von einem Arm- oder Bein-Bruch an alten Personen 10. 12. 14. bis	*16*	-
12. Vor einen Arm- oder Bein-Bruch an jungen Personen 6. 8. bis	*10*	
13. Vor einen Schlitz-Bruch, nachdem er groß und gefährlich, doppelt so viel als von gemeinen.		
14. Vor Einrichtung und nachmahlige Besorgung der verrückten Glieder, nach derer Beschaffenheit 1. 2. bis	*3*	
15. Contusiones, Geschwüre, allerhand Geschwülste, Entzündungen, böse Hälse und dergleichen vielerhand Zufälle, weiln deren Besorgung, und die Bemühung, so dabey vorfället, sehr unterscheiden dahero so eigentlich nicht taxiret werden können, mögen die Chirurgi vor jeden Gang 2. bis 3. gr. fordern, doch auch die Patienten mit überflüßigen Gängen nicht übernehmen.		
16. Vor ein Aderlasse, nachdem die Personen sind,		
am Arm 1. 2. bis 3. gr.		
an den Füssen 2. 3. bis 6. gr.		
17. Absetzung der Glieder [Amputation], nachdem sie mühsam und gefährlich, wird den Beinschrötigen Wunden, was die Chur betrifft, gleich geschätzet.		

Doch wird hiemit den Vornehmen und Wohl-bemittelten ihre Discretion und Liberalität nicht gebunden.

Hingegen wird die Christliche Liebe und ihr Gewissen den Chirurgis weisen, wie sie sich gegen Armen, die so viel zu bezahlen nicht vermögen, zu bezeigen haben.

Und haben nach obigem Reglement sich gleichfalls auch die Bader, die sich der Chirurgie annehmen, gehorsamst zu achten.

(Zitiert nach Manfred Stürzbecher: *Beiträge zur Berliner Medizingeschichte,* Berlin 1966)

Über das Honorar für Augenoperationen sowie für Bruch- und Steinoperationen, die ja eine Spezialität von Johann Andreas Eisenbarth waren, gibt die Gebührenordnung keine Auskunft. Auch das *Medicinal Edict,* das der preußische König Friedrich Wilhelm 1725 erläßt (erschienen im gleichen Jahr in Berlin), erwähnt solche Eingriffe nicht. Allerdings ist die „Taxa. Von denen Chirurgis" auf 20 Positionen angewachsen. Die Arzthonorare sind nahezu gleich geblieben. Über die Chirurgenausbildung heißt es hier:

> *1) Wer in Unsern Städten und Landen in der Chirurgie zu practiciren Willens ist, sich zuerst bei Unserm Ober-Collegio-Medico gehörig anmelden, und zugleich anzeigen müsse, zu was vor einem Amte der Chirurgorum er sich halten wolle, und wann er beygebracht, wie er in solchem Amte seinen richtigen Lehrbrief und andere gute Attestate, daß er wenigstens Sieben Jahr serviret, auch während der Zeit als Feldscheer [Kriegsarzt] unter denen Truppen gedienet, vorgewiesen, und ferner von dem Physico orinario und denen Aeltesten des Amts, ihren Privilegiis gemäß tentiret worden; So sollen alle diejenigen, die sich in Unsern Landen niederlassen, auf dem Königlichen Theatro-Anatomico ihren Cursum operationum machen, und darüber ein Attestatum beybringen, und ferner vom Ober-Collegio-Medico mit Zuziehung der Assesorum aus hiesigem Amte derer Chirurgorum, ordentlich examiniret und dem Befinden nach approbiret und beeydet werden.*
>
> *3) So befehlen und ordnen Wir auch hiermit und Kraft dieses, daß bei allen Aemtern und Innungen derer Chirurgorum, sowohl in hiesigen Residenzien, als auch in allen andern Städten die unnöthigen Schmausereyen, wie auch Pflaster- und Salben-Kochereyen, wie nicht weniger die Bestrafungen darüber gänzlich aufgehoben werden müssen.*
>
> *Dahingegen ein jeder neuer Chirurgus, so in dem hiesigen Amte examiniret und recipiret wird, außer denen gewöhnlich zu entrichtenden Amts-Cassen-Geldern, 20 Rthlr. und ein Incorporirter 10 Rthlr. zum Instrumento*

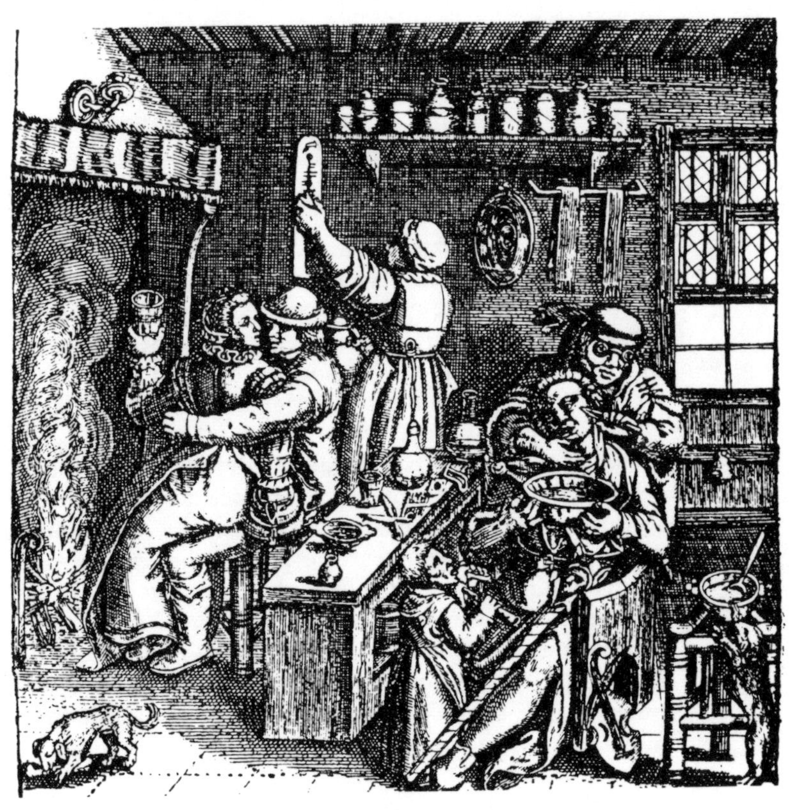

Inneres einer Barbierstube, Kupferstich von de Bry um 1600.

> *Chirurgico erlegen soll, welche Instrumenta das Amt derer Chirurgorum mit Genehmhaltung derer Assessorum verfertigen lassen, und zum Gebrauch beybehalten soll.*

Um sich einen Begriff des Geldwertes jener Zeit zu machen, sei folgendes Beispiel angeführt: Im Jahre 1725 kostete der Hausbesuch eines Arztes einen Thaler, das entsprach fünf Wochenlöhnen eines Lakaien oder einer Köchin, sechs Wochenlöhnen einer Magd oder acht Wochenlöhnen eines Kindermädchens.

Durch die Begründung des „Theatrum Anatomicum" in Preußen wurde die Ausbildung und Leistung der Chirurgen einer strengeren Kontrolle unterzogen. Allerdings ist es gerade erst 125 Jahre her, daß Medizin und Chirurgie vereint wurden. Noch im Jahre 1825 unterschied die preußische Ärzteordnung:

1. Promovierte Ärzte: Abiturientenexamen, vier Jahre Universitätsstudium. Drei Prüfungen, eine Staatsprüfung in Anatomie, innerer Medizin und Chirurgie. Nach der Staatsprüfung erhielten diese Ärzte die Berechtigung, innere Krankheiten zu behandeln; wollten sie chirurgische Praxis ausüben, mußten sie zusätzlich eine chirurgische Prüfung ablegen.
2. Wundärzte 1. Klasse: Sekundareife, drei Jahre medizinisch-chirurgischer Unterricht an einer der medizinisch-chirurgischen Lehranstalten (Münster, Magdeburg, Breslau, Greifswald). Wer eine zweijährige chirurgische Lehrzeit hinter sich hatte, brauchte nur zwei Jahre zu studieren. Wie die promovierten Ärzte mußten auch sie ein Staatsexamen ablegen, aber naturwissenschaftliche Kenntnisse wurden nicht von ihnen verlangt. Ihre Prüfung fand in deutscher Sprache statt, während die promovierten Ärzte im Rigorosum in lateinischer Sprache geprüft wurden. Die Wundärzte 1. Klasse erhielten die Erlaubnis zur Ausübung der internen und chirurgischen Praxis.
3. Wundärzte 2. Klasse: Tertiareife, dreijährige Lehrzeit, ein chirurgischer Kurs. Sie wurden von den Medizinalkollegien der Provinz geprüft. Ihnen war nur die chirurgische Tätigkeit erlaubt.

Erst 1852 wurde ein Gesetz zur allgemeinen Ausbildung der Ärzte beschlossen. 1872 erhielten die letzten Wundärzte 1. Klasse die Erlaubnis, sich Ärzte zu nennen. Auf diese Weise wurde ihre kleine Zahl in die große Zahl der promovierten Ärzte eingeschmolzen.

Sicher waren die allgemeinen medizinisch-chirurgischen Zustände zur Zeit Eisenbarths für unsere heutigen Begriffe beklagenswert. Auf offenem Marktplatz oder in einem Hinterzimmer wurden operative Eingriffe und Aderlässe durchgeführt. Gleichzeitig wurde hier rasiert, wurden sowohl Klistiere gemacht als auch Haare gewaschen und geschnitten. Operationstisch und Desinfektionsmittel waren unbekannt. Aber die Bevölkerung war auf die Dienste der Bader und Chirurgen, der Wundärzte, Zahnbrecher, Knochenflicker, Okulisten, Stein- und Bruchschneider angewiesen; denn nur von ihnen war „handwerkliche“ praktische Hilfe zu erwarten, nicht aber – oder nur in seltenen Fällen – von den studierten Ärzten, die lediglich ihre Urindiagnose stellten und dann Rezepte verschrieben.

Der Wanderarzt, Soldat, Heraldiker und spätere Hofmedikus Friedrichs III., Janus Abraham a Gehema, schrieb in seinem 1690 erschienenen Buch *Der krancke Soldat bittende, daß er hinfüro besser möge conserviret, mitleidiger tractiret, und vorsichtiger curiret werden:*

> *Wann Eltern einen Knaben bey einen Chirurgo oder gemeiniglich so genanten Barbier in die Lehre geben, so muß er sich verbinden, 7, 5, oder aufs wenigste 3 Jahr wie ein Junge zu dienen. Was lernt er aber alsdann? An statt daß man ihn in den ersten rudimentis Chirurgicis unterweisen sollte, so muß er seines Meisters Haußgeschäffte verrichten, das Kind wiegen, selbiges auf den Armen tragen, der Magd in der Küchen das Wasser zubringen, den Gesellen die Schuh putzen, ihnen aufwarten und das Bier, wann sie von ihren Sauffbrüdern ersuchet werden, lustig aus den Bierkrügen herzubringen, lernet etwa ein Pflaster schmieren, oder einem Bauern den Bart scheren; das ist alles, was ihm gewiesen wird, und das haben die Eltern für die zwey- oder dreyhundert Marck, welche sie dem Meister von ihrem sau-*

> *ren Schweiß zu einem Recompens, daß ihr Kind in einer so schönen Kunst so vortrefflich unterwiesen ist, hergeben müssen.*

Ein informatives und lebendiges Bild der Zustände und Ausbildung jener Zeit liefert uns auch der Barbierchirurg Meister Johann Dietz (1665 bis 1738) aus Halle, dessen Lebensbeschreibung unter dem Titel *Meister Johann Dietz des Großen Kurfürsten Feldscher – Mein Lebenslauf* (München 1966) neu herausgegeben worden ist.

Nicht wenige Ärzte zogen gleich Johann Andreas Eisenbarth mit Komödianten durch deutsche Lande. Viele haben von ihm gelernt, wie man das Volk auf den Märkten auf die eigenen Fähigkeiten aufmerksam machen konnte, aber keiner von ihnen war so begabt wie Eisenbarth. Das Prinzipal-Lexikon (Eike Pies: *Prinzipale – Zur Genealogie des deutschsprachigen Berufstheaters vom 17. bis 19. Jahrhundert,* Ratingen/Kastellaun/Düsseldorf 1973) nennt u. a. folgende Heilkünstler der Eisenbarth-Zeit, die vorwiegend mit Komödianten umherzogen und meist auch selbst als Hanswurst auf der Bühne standen:

Johann Ferdinand Beck, aus Sachsen gebürtig, † nach 1745. Er spielte den Hanswurst und zog als Zahn- und Wundarzt, Marionetten- und Schattenspieler, Komödiant und Leiter einer Wandertruppe umher. Wie Eisenbarth verstand er sein Geschäft. 1731 nannte er in Pyrmont seine Komödianten „Hochdeutsche Sächsische, Kgl. Polnische, Fürstl. Waldeckische Hoff-Acteurs“. Von seinen Zeitgenossen wurde er freilich als „Afterprinzipal“ gegeißelt. Beck spielte hauptsächlich Haupt- und Staatsaktionen, so *Das große Ungeheuer der Welt oder Leben und Tod des ehemals gewesenen Kaiserlichen Generals Wallenstein, Herzog von Friedland, mit Hannswurst,* ferner eine Bearbeitung von Johann Theiles Oper *Adam und Eva,* aber auch Molières *George Dandin* und die *Asiatische Banise.* Der nachfolgend abgebildete Kupferstich zu Reklamezwecken (um 1730) zeigt ihn als Hanswurst in der Tracht des Salzburger Sauschneiders – erinnern wir uns, daß auch Johann Andreas Eisenbarths Großvater diesen Beruf ausübte –, eine Figur, die er mit ungeheurer Komik und großem Erfolg darstellte.

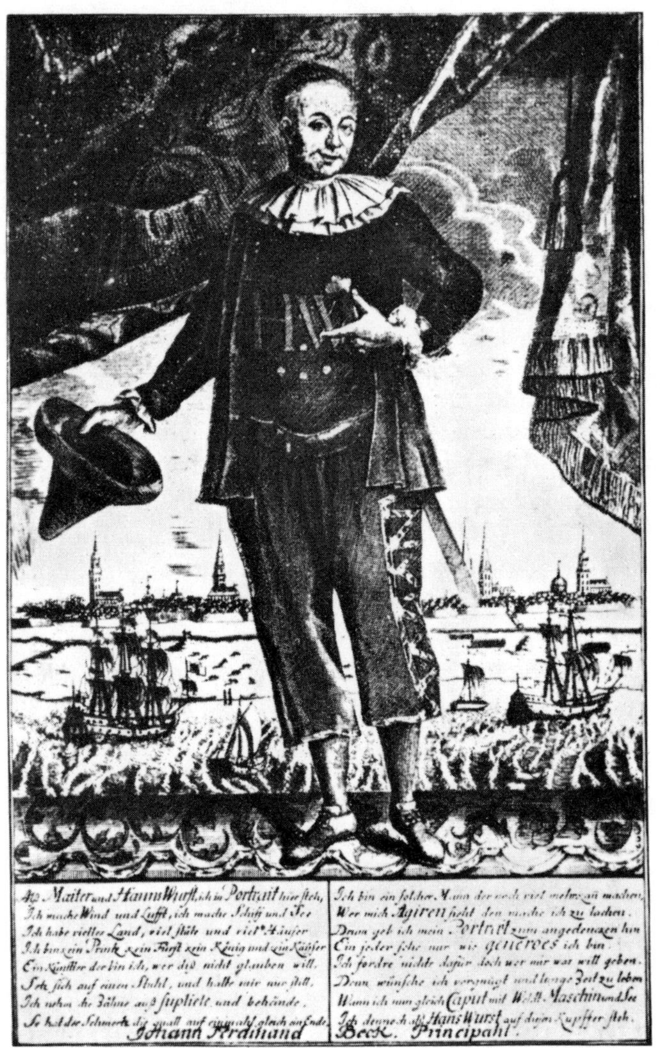
Ich mache Wind und Lufft, ich mache Schiff und See
Ein Künstler der bin ich, wer diß nicht glauben will,
Wer mich Agiren sieht den mache ich zu lachen.
Ein jeder sehe nur wie generoes ich bin.
Johann Ferdinand
Beck. Principahl.

Johann Ferdinand Beck, Komödiant, Zahn- und Wundarzt
(Kupferstich um 1730)

Becks Wanderweg: 1715 Köln; 1716 Köln (?); 1717 als Marionettenprinzipal in Nürnberg abgewiesen; 1718 Leipzig; 1719 Freiburg im Breisgau (mit Marionetten und lebenden Personen), in Basel abgewiesen; 1720 Köln; 1723 Hannover, Lüneburg; 1725 Würzburg, 1726 Leipzig, 1728 Lüneburg, Hannover, Hamburg (?); 1729 Basel, Baden/Aargau, Bern (mit 13 Personen); 1730 Luzern, Zürich, Solothurn, Bern, Baden/Aargau, in Basel abgewiesen, Bern; 1731 Bern, Pyrmont, Frankfurt/Main; 1733 in Nürnberg abgewiesen; 1734 Kiel, Schleswig, Kiel; 1735 Harburg, Celle, Lüneburg, Hannover; 1736 Hannover, Hamburg; 1737 Reideburg, Stichelsdorf in Preußen (dort eingesperrt wegen unkonzessionierten Ausstehens und eines gotteslästerlichen Theaterzettels); 1739 Köln, Straßburg, in Basel abgewiesen; 1740 Köln; 1743 Mainz (nach der Rückkehr aus den Niederlanden); 1744 Mainz; 1745 Mainz.

Johann Franz Fiedeler, zusammen mit *Anton Gottfried Nitsche,* im Mai 1717 als Operateur in Köln.

Johann Friedrich Fromm, Arzt und Komödiant, spielte 1707 in Nürnberg und Wien, 1708 in Linz (?) und Augsburg, 1723 in Nürnberg.

Johann Ludwig Fuchs, Okulist und Komödiant, auf dessen Theater ein Hanswurst und drei Heiducken Possen aufführten. 1739 wurde er in Köln abgewiesen, 1742 war er in Hamburg, 1745 wieder in Köln.

Johann Caspar Haa(c)k aus Dresden, † 1722, war Dresdner Barbiergeselle, ehe er 1694 zur Bühne ging. 1714 hatte er 16 Personen bei sich und führte den Titel „Hochfürstl. Mecklenburgische Hofkomödianten“ auch „Chursächsische und Kgl. Polnische Hofkomödianten“, ab 1718 auch „Kgl. Großbrittanische und Churfürstl. Braunschw.-Lüneb. Hofkomödianten“.

Haacks Wanderweg: 1711 Frankfurt/Main, Mainz, Stuttgart; 1712 Frankfurt/Main, in Danzig abgewiesen, Königsberg (?), Rußland (?), Leipzig; 1713 Leipzig; 1714 Leipzig, Dresden, Danzig, Königsberg (?); 1715 Nürnberg, Frankfurt/Main, Leipzig; 1716 Frankfurt/Main, Darmstadt, Leipzig, Frankfurt/Main; 1718 Braunschweig (?), Leipzig, Prag; 1719 Leipzig, Hamburg; 1720 Leipzig; 1721 Leipzig; 1722 Leipzig.

Johann Christian Hüber spielte als Operateur zusammen mit Johann Balthasar Kohn 1724, 1725 und 1733 in Köln „vor und nach Comoedien".

Johann Balthasar Keck, Operateur und ehemaliger Barbiergeselle, wurde 1702 mit Komödianten in Halle inhaftiert.

Andreas Valentin Kö(h)ring, Operateur und Komödiant, war zusammen mit J. H. Vehling 1743, 1744 und 1747 in Köln.

Johann Balthasar Carl Kohn (Kuhn, Kühn), Operateur und Komödiant „von Mannheim", bestand im Mai 1724 an der medizinischen Fakultät in Ingolstadt mit Ruhm sein Examen. Er war Feldarzt „Ihro Röm. Kays. Maj. Karls VI. wie auch Ihro Churfürstl. Durchl. zu Bayern allergdgst. privilegirter Operateur". Stets führte er eine Komödiantentruppe bei sich. 1725 war er in Köln, 1732 in Solothurn, 1733 in Köln, 1743 in Baden, 1744 in Luzern, 1745 in Solothurn und wurde 1746 in Zürich abgewiesen.

Daß er sein Werbegeschäft von Eisenbarth gelernt hat, zeigt deutlich nachfolgend abgebildetes Flugblatt (ursprünglich vier Seiten), das mit dem Motto „In omnibus glorificetur Deus" (In allem sei Gott gelobt) beginnt. Er behandelte nahezu die gleichen Krankheiten wie Johann Andreas Eisenbarth, und zwar: Blindheit, Star, Kopfschmerzen, Fallsucht, Schwindel, Gedächtnisschwäche, Taubheit, Ohrensausen, Melancholie, Hoden-, Darm- und Wasserbrüche, Blasensteine, Krebs, Wunden, Hasenscharten, Wassersucht, Leibschmerzen, Frauenkrankheiten, Leberleiden, Gliederreißen und Lungenleiden. Auch seine Bedienten trugen gleich denen Eisenbarths Livree. So heißt es am Schluß von Kohns Flugblatt:

> *Leute, die nicht wissen, was ihnen fehlt, sollen ihren Nüchternharn zu mir bringen oder schicken, und ich werde aus der Besichtigung einen Bericht geben, daß man ein wahres Vergnügen haben wird.*
>
> *Es dient zur freundlichen Nachricht, daß durch meine Leute keine Medizin ausgegeben wird. Sie gehen damit auch nicht in Häuser, wie es bei anderen häufig geschieht. Meine Bedienten sind leicht zu erkennen, da sie ein rotes Livree tragen.*
>
> *Operator Kohn, praktischer Arzt. Die mit mir sprechen wollen, kommen von 8 bis 11 oder 1 bis 7 Uhr.*

IN OMNIBUS GLORIFICETUR DEUS.

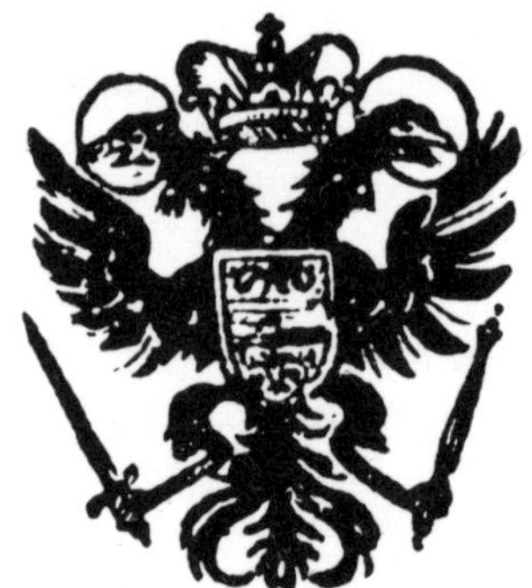

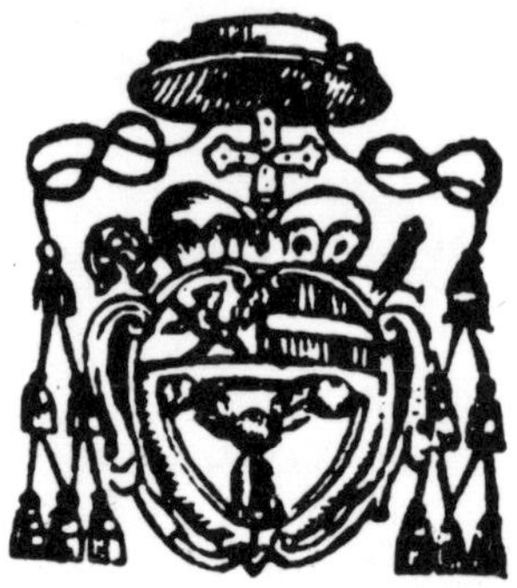

Es wird in Unterthänigkeit vorgebracht
Daß allhier ankommen seye der frembde sehr wohl practicirte Operator Kohn / welcher durch seine grosse Kunst / und geheime Wissenschafft halber von Ihro Röm. Käyserl. Majest. wie auch von andern hohen Potentaten / absonderlich auff das neue von Ihro Hochfürstl. Gnaden Ertz-Bischoffen zu Saltzburg ist privilegirt worden. Welcher dann seine schöne Privilegia, und Attestata wegen so wohl bey Kriegs-Armeen / als andern Orthen gethanen Proben zu erweisen hat.

Es bestehet aber dise weit-berühmte Kunst und schöne Wissenschafft in folgenden Puncten zu vernehmen : Es ist dißfalls nur gar zu bekant / nemblich : Daß wir schwache Menschen aller Gebrech-
lich-

Zwei Seiten eines Flugblattes des Operateurs und Komödianten Johann Balthasar Carl Kohn.

lichkeit unterworffen / jedoch aus Lieb und Barmhertzigkeit / hat GOtt der Allmächtige / laut H. Göttlicher Schrifft / die Artzney erschaffen / auch hierüber den Medicum oder Artzten gesetzt / daß solche nach des Patienten Zustand solle applicieret werden: Weilen aber die Natur des Menschen unterschidlich ist / als des einen trucken / des andern hitzig / des dritten kalt / und des vierdten feucht / dieweil wir von denen 4. Elementen erschaffen seynd / dises zeiget sich nicht allein bey denen Animalien, sondern auch bey denen Vegetabilien / und Mineralien / welches alle die der edlen Medicin zugethan / bezeugen: daß zuforderist des Patienten Natur soll wohl erkennt werden. Weilen ich aber solche Wissenschafften der Medicin erlehrnet / nicht nur allein bey meinem Herrn Vatter (der ebenfalls der hochedlen Kunst zugethan) sondern auch bey denen Kriegs-Armeen practiciret / daß ohne Ruhm zu melden / biß dato von anderen wenig nachgethan worden.

Zum Beschluß folgen etliche Kranckheiten und Zuständ des Menschen / so durch Göttliche Hülff von obgedachten Kohn auß dem Fundament curiert werden.

1. Curire ich allerhand Blindheit / wo nur der Aug-Apffel noch gantz ist / es sey ein Catrackt, Stahren oder Fell / ohne sonderbahren Schmertzen / als ein Eyd-geschworner Occulist. 2. Die jenige / welche mit unterschidlichen Zuständen des Haupts behafftet / als da seynd die schwäre Noth / oder hinfallende Sucht / schwäre Flüß / Schwindl / schwache Gedächtnuß Taubheit /

Johannes Kunniger, geboren in Neustadt, † 1761 in Itzehoe, Zahnarzt, Taschenspieler, Equilibrist, starker Mann und Komödiant. 1755 war seine Truppe 16 Personen stark.

Kunnigers Wanderweg: 1732 Basel, Solothurn; 1733 Bern, in St. Gallen abgewiesen; 1734 Basel; 1739 Basel; 1745 Osnabrück; 1746 Hamburg; 1748 Hamburg, Itzehoe; 1750 Schleswig, Oldenburg, Varel, Jever, Delmenhorst, Hamburg; 1751 Hamburg, Altona, Oldenburg, Jever, in Lüneburg abgewiesen; 1752 Lübeck, Stralsund, Hamburg; 1753 Altona, Glückstadt, Rendsburg, Flensburg, Schleswig; 1754 Schleswig, Kiel, Glückstadt, Oldenburg, Rendsburg; 1755 Altona; 1757 Altona, Hamburg, Itzehoe, Glückstadt, Crempe, Wilster, Elmshorn, Hadersleben, Sonderburg, Fünen, Taarsing, Jütland, Rendsburg, Sonderburg; 1758 Sonderburg, Glückstadt, Rendsburg; 1759 Kiel, Schleswig, Heide, Husum, Eckernförde, Friedrichstadt, Tönningen, Tondern, Itzehoe; 1760 Itzehoe, Schleswig, Wilster, Meldorf, Bredstede, Itzehoe, Rendsburg; 1761 Itzehoe.

Georg Marquar(d)t, Okulist, Stein- und Bruchschneider, der auch als Komödiant mit einer Truppe von zehn Personen umherzog. 1687 ist er in Königsberg, 1699, 1704 bis 1706 in Wien nachzuweisen.

Balthasar Mittenmeyer, genannt Doctor von Puppart, Operateur und Komödiant, läßt sich 1727, 1729, 1730 und 1731 in Köln nachweisen.

Georg Paulsen, 1746 als Zahnarzt und Komödiant in Köln.

Salomon Paulsen von Quoten, Zahnbrecher, Okulist, Stein- und Bruchschneider wie auch Leiter einer Komödiantentruppe. Von 1700 bis 1710 stand er als Feldscher im Dienst des dänischen Königs, † nach 1716.

Johann Franz Anton Sarger, Zahnarzt, Seiltänzer und Taschenspieler. 1758 spielte er in Königsberg und bat im August des Jahres um einen Paß nach Rußland.

Joseph Anton Stranitzky (1676 bis 1726), von der medizinischen Fakultät in Wien „examinireter Zahn- und Mundarczt“, Prinzipal „Teutscher Komödianten“, der seit 1699 mit Marionetten und ab 1706 mit lebenden Personen agierte. Er kreierte den Bühnentypus als Hanswurst in der Tracht des Salzburger Sauschneiders.

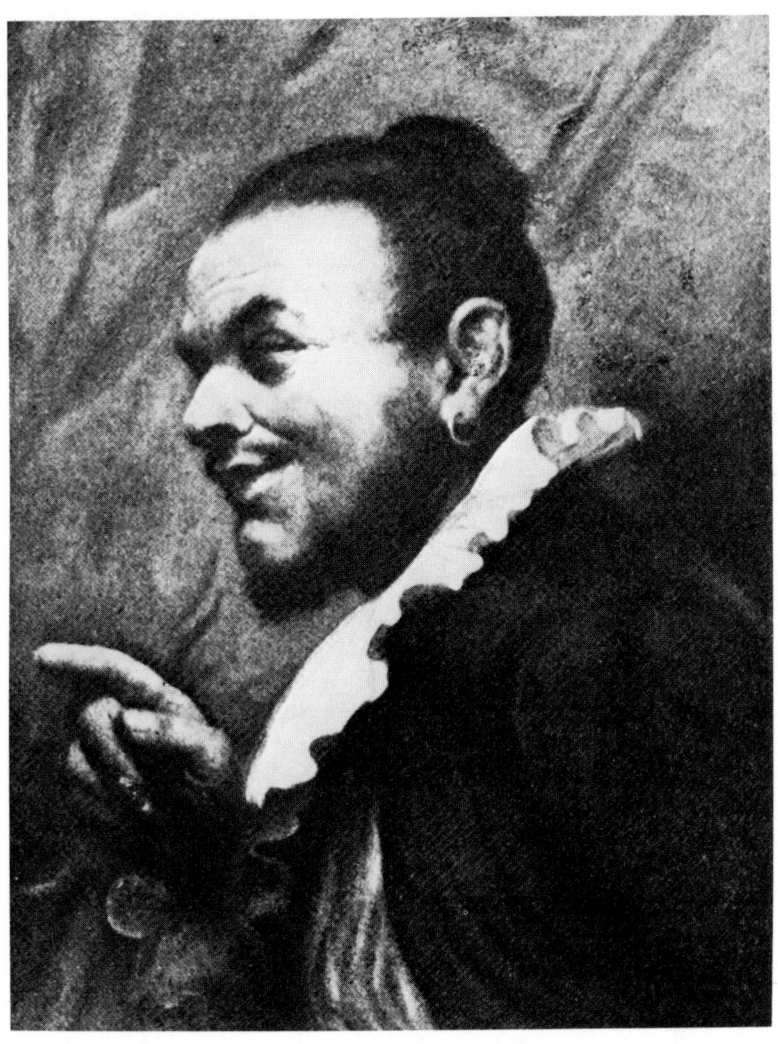

Der Zahnarzt und Hanswurst Joseph Anton Stranitzky (1676 – 1726), Gemälde von A. F. Seligmann.

Wanderweg Stranitzkys: 1699 München, Augsburg, Nürnberg; 1702 Augsburg, Salzburg (?); 1705 bis 1706 Wien; 1706 Brünn; 1707 Wien (Examen als Zahnarzt); 1708 Wien; 1709 Graz; 1711 und folgende Jahre Wien, mit „Wiener Komödianten“ in Leipzig; 1713 Brünn; 1717 Brünn; 1726 Wien.

Johann Heinrich Vehling, Arzt und Komödiant aus Boppard, „Chur Trierischer Landt Operateur“, besuchte Köln in den Jahren 1730 bis 1753.

Johann Sebastian Wilhelm, Operateur und Komödiant von Hissingen im Elsaß, besuchte 1744 Luzern und 1750 St. Gallen.

Aber nicht nur deutsche Wanderärzte zogen mit ihren Komödianten durchs Land, sondern auch französische, holländische, englische und italienische. Einer von diesen war *Sebastiano di Scio,* der in Wien durch Seiltänzerkünste und italienische Pantomimen sich einen gewissen Ruf erworben hatte und in Norddeutschland schaurig-lustige Haupt- und Staatsaktionen über die Bühne brachte. Von 1687 bis 1709 läßt sich sein Wanderweg in Deutschland, Österreich, Schweden und Dänemark nachweisen (Hamburg, Kopenhagen, Berlin, Kiel, Schleswig, Leipzig und Wien). 1690 wird ihm in Berlin gestattet, daß er „mit seiner bey sich habenden Gesellschaft durch dero Länder sicher und ungehindert hin und her reisen und wo er es thunlich finden wird, Comoedien spielen, Ballette tanzen, auch andere Exercitien treiben, gleichen seinen Balsam und andere chymische Medikamente und Arztneyen öffentlich und privatim a dato auf 2 Jahre feil haben und verkauffen möge“.

1704 wurde in Berlin ein Verfahren wegen Quacksalberei gegen ihn eingeleitet, was di Scio damit quittierte, sofort aus Berlin zu verschwinden. Hinter diesem Verfahren steckten aber nicht Ärzte, sondern die Geistlichen, die ihm sein Spiel vom *Doctor Faust* 1701 arg verübelt hatten, da in dem Volksstück der Teufel beschworen und Gott abgeschworen wurde.

Doch nunmehr „Vorhang auf!“ für den berühmten Johann Andreas Eisenbarth.

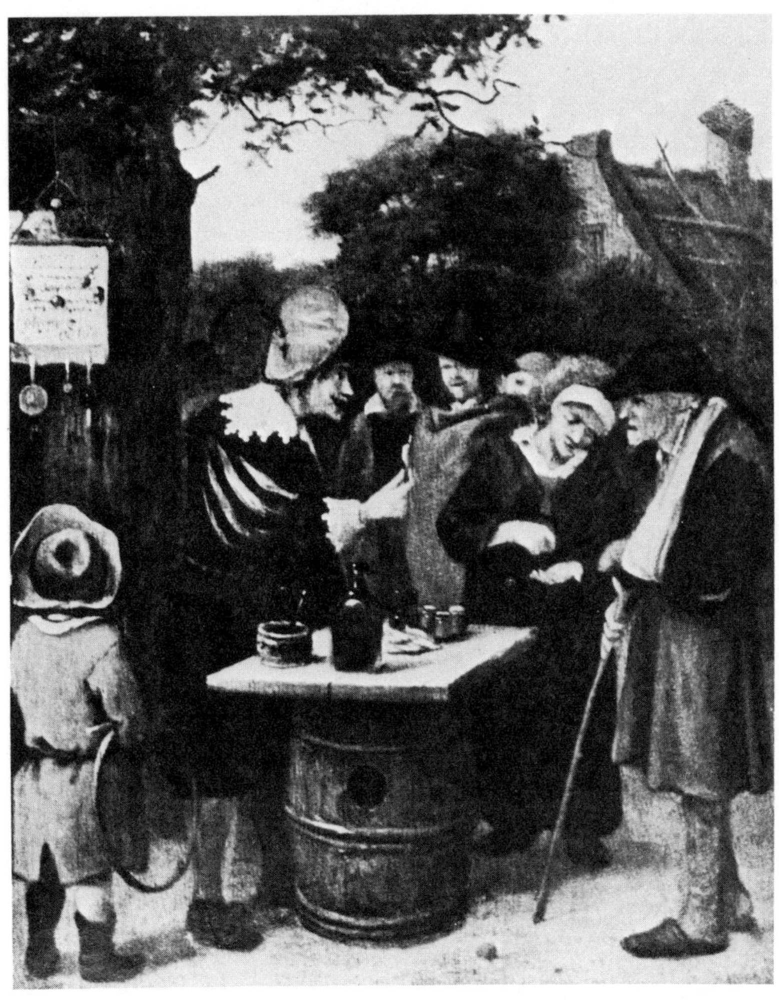

Der Quacksalber, Gemälde von Jan Steen (1626–1679), Amsterdam, Rijksmuseum. Der Arzneimittelhändler in bunter Tracht bietet seine Waren an. Am Baum ist sein besiegeltes Privileg angebracht.

Ein Meister fällt vom Himmel

Normale Menschen werden an einem ganz bestimmten Tag eines Monats in einem Jahr an einem Ort geboren. Nicht so Johann Andreas Eisenbarth, der buchstäblich vom Himmel gefallen zu sein scheint. In den zeitgenössischen Quellen werden verschiedene, sich widersprechende Angaben über seinen Geburtsort und sein Geburtsjahr gemacht. Er selbst gibt in einem Brief vom 27. Juni 1686 aus Altenburg an, er sei in „Viehetach, 3 meilen vor Regenspurg“ geboren und in die Schule gegangen. Im Prüfungsbericht der Ärzte Dr. Clauder und Dr. Ußleben, datiert vom 29. Juli 1686 in Altenburg, heißt es, er sei „von Ober Viechte, bay Straubingen in der Pfalz gelegen, bürtig“. In der Abschrift des Weimarer Privilegiums von Herzog Wilhelm Ernst vom 10. Mai 1688 lesen wir schließlich, er sei „von Viehebach ohnweit Regenpurgk bürthig“. Verschiedene Attestate über geglückte Kuren in den sächsischen Städten verzeichnen „von Regenspurgk gebürtig“. Auf seinem Grabstein in Hannoversch-Münden steht die Angabe „VON MAGDEBURG GEBOHRN ANNO 1661“.

Ein Porträtstich von M. Bernigeroth aus dem Jahr 1697 zeigt ihn im Alter von „35“ Jahren (1697 – 35 = 1662), ein anderer Stich von A. B. König aus dem Jahr 1717 gibt an: „alt 54 Jahr“ (1717 – 54 = 1663).

Demnach also ist Johann Andreas Eisenbarth in Viehetach, Ober Viechte bei Straubingen, Viehebach bei Regensburg, in Regensburg und Magdeburg 1661, 1662 und 1663 geboren. Bald ließ sich ermitteln, daß Eisenbarth in Magdeburg das Bürgerrecht und ein Haus erwerben konnte, auf keinen Fall aber dort geboren war. Somit schied Magdeburg erst einmal als mögliche Geburtsstadt aus. Die Angabe auf seinem Grabstein besagt also

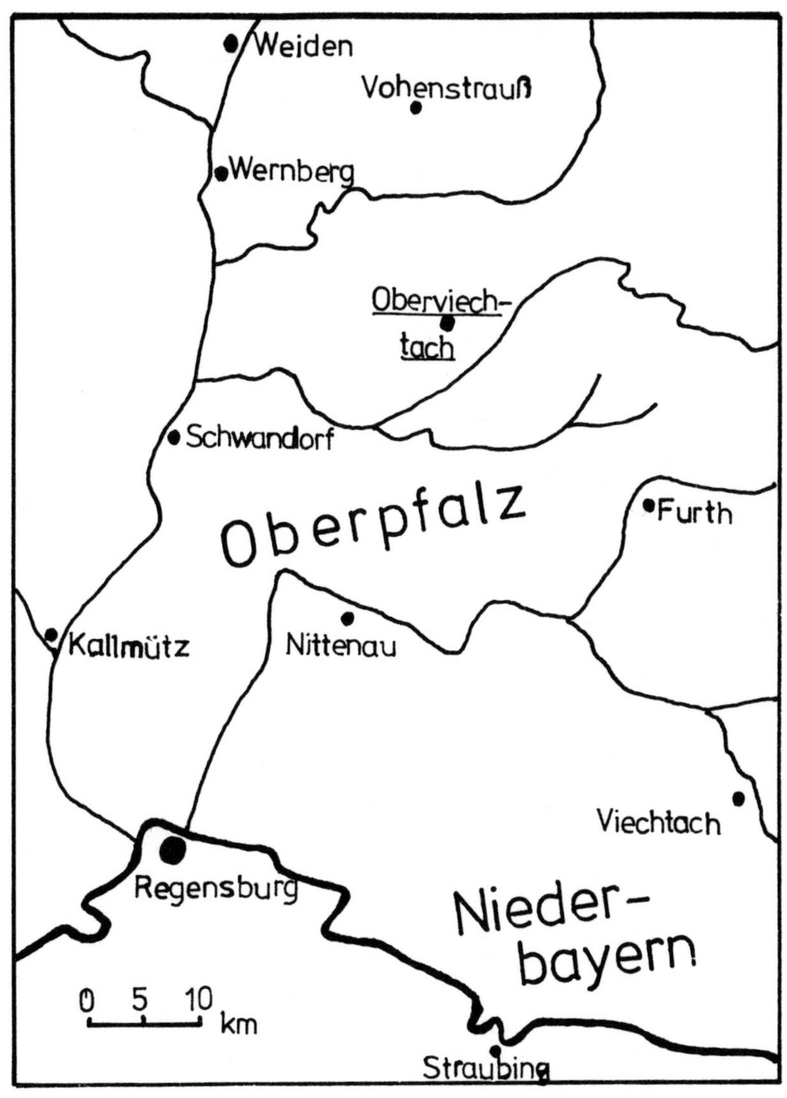

Lageplan mit Viechtach in Niederbayern und Oberviechtach im Oberpfälzer Wald.

nur, daß er von Magdeburg gekommen ist und 1661 geboren wurde. Aber auch diese Angabe ist nicht zutreffend, wie wir sehen werden.

In unserem Jahrhundert begann nun der fast siebzig Jahre dauernde Streit der beiden kleine Städte Viechtach in Niederbayern (etwa 32 km Luftlinie von Straubing und 55 km Luftlinie von Regensburg entfernt) und Oberviechtach, das inmitten des Oberpfälzer Waldes liegt. Viechtach und Oberviechtach aber liegen beide keineswegs „3 meilen von Regenspurg" entfernt.

Die Taufbücher aus dieser Zeit sind weder in Viechtach noch in Oberviechtach vorhanden, d. h. sie sind verbrannt. Fieberhafte Bemühungen wurden angestellt und spitzfindige „Beweise" erbracht, weil beide Städtchen den berühmten Eisenbarth als „ihren großen Sohn" in Anspruch nehmen wollten. Das niederbayrische Viechtach benannte eine Straße nach ihm, veranstaltete Eisenbarth-Festspiele und brachte es sogar fertig, das angebliche Geburtshaus von Eisenbarth ausfindig zu machen und den staunenden Gästen zu zeigen. Oberviechtach schien zu kapitulieren. Dann aber kam die große Wende, als der Genealoge Josef Wopper in den fünfziger Jahren unseres Jahrhunderts einer Spur nachging, die ihn nach Altenburg führte. Aus den dortigen Akten des Landesarchivs erhielt er eine Fotokopie der Abschrift des Taufscheins von Johann Andreas Eisenbarth, ausgestellt im Jahr 1678:

Eisenbarth.

Daß Hannß Andreas von ehrl. Christl. Catholischen Eltern, dem Ehrenvesten und Kunstreichen, Herrn Mathia Eisenbarthen, Bürgern, Oculist, Stein und Bruchschneidern alhier, zu Obern Vietach, dann auch seiner ehel. Haußfrauen, Maria Magdalena, Gebohrne [...] und von dem Wohl Ehrenvesten und wohlgelehrten, Herrn Johann Spencher damahligen Pfarrer unter außgelegter Hand der 3 Herrn Gevattern, alß des Wohl Edel Gebohrnen und Gestrengen, Herrn Andresen Wilhelmen von Sazenhoff auff Mießboh und Guetenfürst, des Ehrenvesten und Wohlweisen, Herrn Andreae Schnabels, Raths Bürgern alhier, dann auch des Ehrenvesten und Wohlvornehmen, Herrn Johann Schwertführers Rich-

tern zu Liefenbach [Tiefenbach!] Anno 1663 im Monath Martij des 27. nach Christl. Cathol. Brauch in alhiesiger Pfarr Kirchen S. Johannis Baptistae alda zu besagten Obern Viehetach getaufft worden, wird Crafft dieß von eichen [eigen] unterschriebener Handschrifft und aufgedrückten gewöhnlichen Petschafft hiermit attestiret und bezeuget. Geben Obern Vietach, den 11. Aug. 1678. L[oco] S[igilli] M. Johann Jacob. Vollherr Pfarrer.

Nach der Auffindung dieser Quelle mußte sich das niederbayrische Viechtach wohl oder übel zugunsten von Oberviechtach in der Pfalz geschlagen geben. Von dem als Geburtshaus ausgegebenen Gebäude sprach man von nun an in Viechtach nicht mehr gerne. Dafür aber meldeten mehrere Bürger von Oberviechtach ihre Ansprüche an, Eisenbarth sei in ihrem Haus geboren worden. Die diesbezüglichen Nachforschungen des dortigen Stadtarchivars Dr. Erich Mathieu konnten aber solches nicht bestätigen, da es heute in Oberviechtach kein Haus aus dieser Zeit mehr gibt.

Ein Schreiben vom Archiv des Bischöflichen Ordinariates in Regensburg, ausgestellt am 27. März 1963 (also auf den Tag genau 300 Jahre nach Eisenbarths Tauftag), bestätigte denn auch, daß M. Johann Spenger (in der Abschrift heißt er „Spencher") im Jahr 1663 als Pfarrer in Oberviechtach amtiert hatte und daß nach dessen im August 1664 erfolgten Tod der Pfarrer M. Johann Jakob Wolherr (in der Abschrift „Vollherr") eingesetzt worden ist. Ein Zweifel an Eisenbarths tatsächlichem Geburtsort war nunmehr ausgeschlossen. Die Kirche S. Johannis Baptist ist nach 1663 abgebrannt und später wiedererbaut worden. Allerdings könnte der alte, noch in Gebrauch befindliche Taufstein durchaus noch aus der Zeit Eisenbarths stammen und den Kirchenbrand überdauert haben.

Offensichtlich hat der Schreiber bei der Abschrift der Taufurkunde eine Zeile überschlagen – oder aber Eisenbarth wollte aus unersichtlichen Gründen den Namen seiner Mutter verschleiern. Auf jeden Fall ergibt die Zeile „Magdalena Gebohrne [. . .] und von dem Wohl Eh-" keinen Sinn. Aus dem Würzburger Traueintrag der Eltern aus dem Jahr 1656 aber kennen wir bereits den vollen Namen der Mutter: Maria Magdalena Schaub.

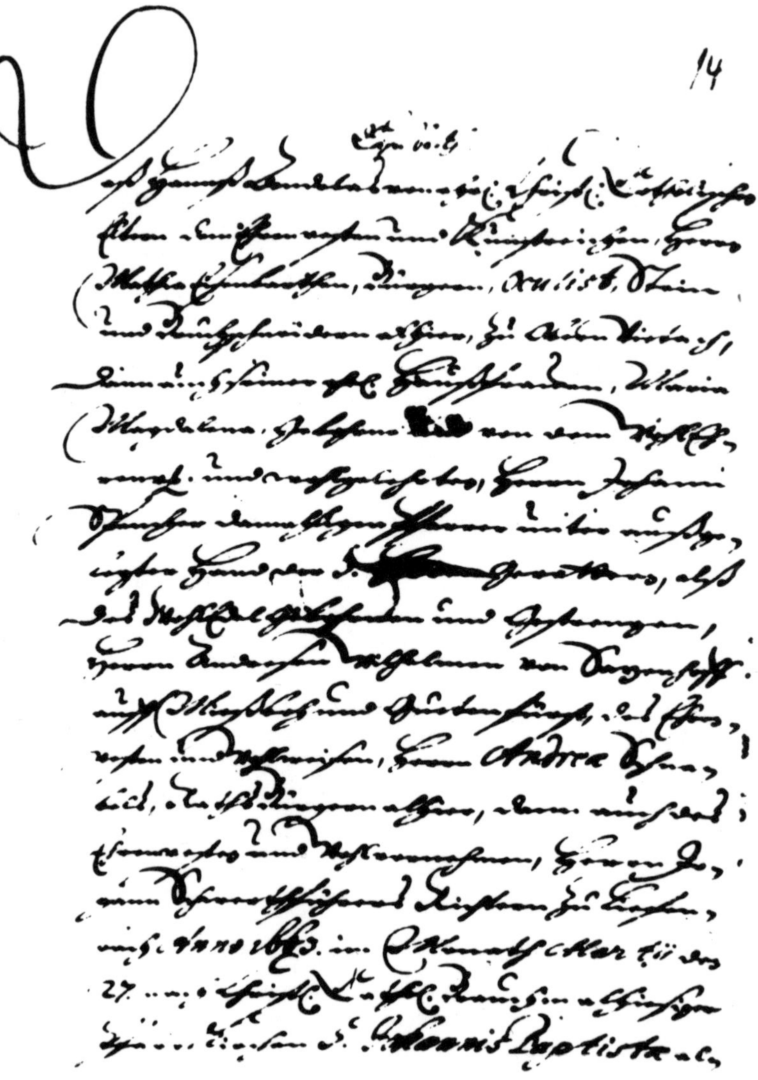

Abschrift der Taufurkunde Eisenbarths; im Jahre 1678, 14 Jahre nach seiner Geburt, ausgestellt (Landesarchiv Altenburg).

Seite 2 der Abschrift von Eisenbarths Taufschein.

Wie schon bei der Geburt von Johann Andreas Eisenbarths Bruder Georg Rudolf in Goldkronach im Jahr 1659 sind auch hier wieder Adelige und ehrenwerte Bürger als Taufpaten gebeten. Der Vater, Matthias Eisenbarth, ist durch die Bezeichnung „alhier" eindeutig als Bürger der Stadt Oberviechtach gekennzeichnet. Er hatte sich also nach kürzeren und längeren Wanderfahrten in diesem kleinen Städtchen niedergelassen.

In jener Zeit war die Kindersterblichkeit sehr hoch. Nach katholischem Brauch wurden deshalb die Neugeborenen meist unmittelbar nach der Geburt, also noch am gleichen Tag, getauft. Vergleiche in den noch erhaltenen Kirchenbüchern aus dieser Zeit geben darüber eindeutig Auskunft. Wenn einige Tage zwischen Geburt und Taufe verstrichen waren, so wurde diese Tatsache ausdrücklich in den Kirchenbüchern vermerkt. Ist das nicht der Fall, so fielen Geburts- und Tauftag auf ein und dasselbe Datum. Somit können wir nun endgültig feststellen, daß Johann Andreas Eisenbarth am 27. März 1663 in Oberviechtach geboren und am gleichen Tag in der Kirche S. Johannis Baptist nach katholischem Brauch getauft worden ist. Damit rückt er für uns wieder in den Bereich eines normal sterblichen Menschen.

Was die damalige Schreibweise des Geburtsortes angeht, so scheint diese – wie so viele andere Bezeichnungen jener Zeit – unterschiedlich gewesen zu sein. Der nachfolgend abgebildete Stich von Merian aus dem Jahr 1644 schreibt „Viethach". Daß es sich aber ohne Zweifel um das heutige Städtchen Oberviechtach handelt, geht aus dem im Hintergrund abgebildeten Schloß Murach hervor. Oberviechtach erreicht man von Nürnberg über die Bundesstraße 14 oder von Bamberg aus über Bayreuth und Weiden auf der Bundesstraße 22. Zwischen Wernberg und Vohenstrauß treffen sich diese beiden Straßen. Von dort fährt man die B 22 etwa 20 Kilometer weiter südlich nach Oberviechtach, inmitten des Oberpfälzer Waldes nahe der tschechoslowakischen Grenze gelegen.

Nach diesen klärenden Ausführungen können wir uns nun endlich den eigentlichen Lebensspuren von Johann Andreas Eisenbarth zuwenden.

In Oberviechtach geht der kleine Johann Andreas in die Schule. In der Kirche und im Elternhaus wird er im Sinn des

ARCHIV
des Bischöflichen Ordinariates
REGENSBURG

Regensburg,27,März 1963

BESTÄTIGUNG

Es wird hiemit von amtswegen bestätigt

1.dass lt.Original-Urkunde vom 29.März 1651 durch Kurfürst Maximilian I.auf die erledigte Pfarrei Oberviechtach präsentirt worden ist M.Johann SPENGER .Derselbe starb daselbst im August 1664,war somit i.J.1663 noch als Pfarrer in Oberviechtach t

2.dass lt.Original-Urkunde vom 2o.August 1664 durch Kurfürst Ferdinand Maria auf die erledigte Pfarrei Oberviechtach präsentirt worden ist Pfarrer M.Johann Jakob WOLHERR von Schwarzhofen. Er wirkte in Oberviechtach bis November 169o,war somit i.J.1678 daselbst noch tätig.

Lehner,
Msgr.Joh.B.Lehner,
Bischöflicher Archivdirektor

Zur BEGLAUBIGUNG:

Regensburg,27.März 1963
DAS BISCÖFLICHE ORDINARIAT:

D.L. Hofmann
Generalvikar

Bestätigung vom Archiv des Bischöflichen Ordinariates Regensburg über die Pfarrer in Oberviechtach, auf den Tag genau 300 Jahre nach Eisenbarths Tauftag ausgestellt.

katholischen Glaubens erzogen. Die Familie lebt nicht im materiellen Überfluß. Vater Matthias behandelt die Kranken in dem Städtchen und der näheren Umgebung. Der Dreißigjährige Krieg hat den kleinen Ort nicht verschont. Viele Häuser sind abgebrannt, die Bevölkerung ist stark dezimiert. Der Oberpfälzer Wald ist ohnehin nicht stark besiedelt. So finden der Augenarzt, Bruch- und Steinschneider Matthias Eisenbarth und seine Familie nur ein kärgliches Auskommen. Die entbehrungsreiche Jugend hinterläßt bei Johann Andreas einen tiefen Eindruck und ist bestimmend für seinen späteren Charakter.

Der Junge ist erst zehn Jahre alt, als der Vater – gerade 46 Jahre alt – stirbt. Die Familie bleibt mittellos zurück. Für die Ausbildung des Jungen ist nicht gesorgt. Dennoch gelingt es, Johann Andreas in die Lehre von Alexander Biller in die rund 165 Kilometer entfernte Stadt Bamberg zu geben. Biller ist ein Kollege des Vaters und praktiziert ebenfalls als Okulist, Bruch- und Steinschneider. Eisenbarth bezeichnet ihn später als seinen Schwager. Sicher scheint, daß die beiden Familien sich schon vor dem Tod des Vaters kannten. Die Schwester von Johann Andreas kann im Jahr 1673 höchstens 16 Jahre alt gewesen sein, da die Eltern 1656 getraut worden sind. Ungewiß ist, daß sie schon zu dieser Zeit mit Biller verheiratet war. Möglicherweise hat sich der Bamberger Wundarzt um die beiden verwaisten Geschwister gekümmert, sie in sein Haus geholt und dann später die ältere Schwester von Johann Andreas geheiratet.

Die Lehrzeit verläuft so entbehrungsreich wie die Jugend. Johann Andreas lebt von dem, was sein Meister ihm bewilligt. Dabei kann er aufgrund der wohl bald eingetretenen familiären Verbindung froh sein, daß er bzw. seine Mutter an Biller kein Lehrgeld zu zahlen hat. Dem Jünger Äskulaps fallen alle Aufgaben eines Lehrlings zu. Er hilft im Haushalt, macht kleinere Besorgungen und schaut seinem Meister bei der Arbeit zu. Er lernt Wundpflaster kochen, Verbände anlegen und assistiert bei kleineren und größeren Operationen.

Zehn Jahre verbringt er bei seinem Lehrmeister, doch die eigentliche Lehrzeit dauert nur acht Jahre. Wir wissen das durch den wiederaufgefundenen Lehrvertrag zwischen Alexander Biller und dem Weidener Badersohn Augustin Hofmann, der im Jahr

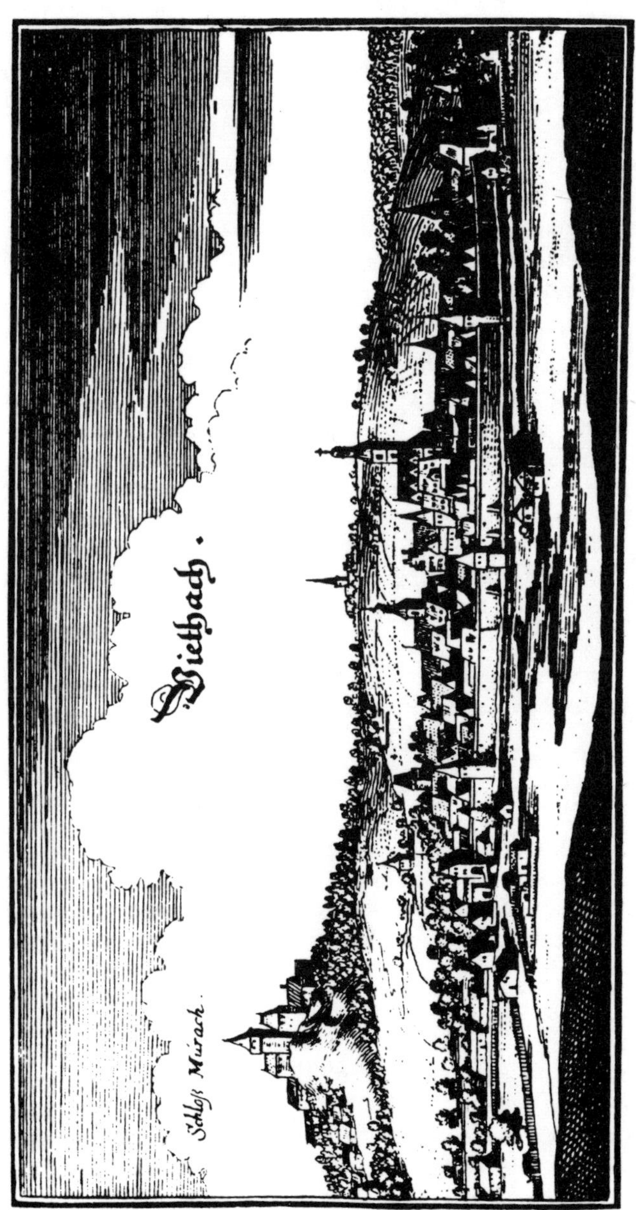

Oberviechtach mit Schloß Murach, Stich von Merian um 1644.

1675 abgeschlossen worden ist und den der Landgerichtsdirektor Johan Baptist Fröhlich kürzlich im Stadtarchiv Weiden entdeckte. Hofmann wird später Stadtchirurg in Weiden. Aufgrund seines jugendlichen Alters wird der Lehrvertrag Eisenbarths ebenfalls erst im Jahr 1675 abgeschlossen worden sein. Zusammen mit Hofmann absolviert er acht lange harte Jahre Lehrzeit bis zur Lossprechung. Danach ist er als Geselle mit einem weiteren Aufgabenkreis betraut und darf einige chirurgische und wundärztliche Arbeiten selbständig ausführen.

Johann Andreas Eisenbarth lernt die Kunst der Wundarznei gründlich kennen. Er ist ehrgeizig, will etwas lernen und es „zu etwas bringen". Er will nicht das kärgliche Leben fristen, das einst sein Vater und seine Familie führen mußten. Der Wille, einmal ein kenntnisreicher, bekannter und wohlhabender Wundarzt ohne materielle Sorgen zu werden, ist bei ihm sehr stark ausgeprägt. Er ist handwerklich geschickt und bildet sich auch theoretisch mit Hilfe von chirurgischen Büchern weiter. Daraus erklärt sich sein späteres Verhalten, sein ausgeprägter Erwerbssinn, seine manchmal an Überheblichkeit grenzenden Anpreisungen, seine Gefall- und Prunksucht. Er muß einfach in seinem Beruf „der Größte" werden – und sein Schwager ist ihm ein guter Lehrmeister, bei dem er viel sieht und lernt.

Aus einem Brief Eisenbarths an Kurfürst Johann Georg IV. von Sachsen vom 29. Dezember 1692 erfahren wir, daß Biller „an itzt aber in der Churfürstl. Bayerischen Residentz München, verordtneter Landschafft Stadt, undt Hospithal Arzt" geworden ist. Eisenbarth ist ihm für die Vermittlung seiner gründlichen Kenntnisse in der Wundarzneikunst, vor allem aber in den genossenen Augenbehandlungen, Stein-, Krebs- und Bruchoperationen dankbar.

In einem Gesuch vom 27. Juni 1686 aus Altenburg an Herzog Friedrich I. von Sachsen-Altenburg berichtet er, daß er auf Geheiß seiner Familie und Freunde in ein Kloster gebracht worden sei, um „Gott einen gefälligen Dienst" zu erweisen. Dort bringt Johann Andreas ein halbes Jahr zu, „aber weilen mir dieses Klosterleben nie nicht gefallen, habe ich mich aus demselben wieder begeben und beschloßen, mit meiner erlernten Kunst Gott und meinen Nechsten zu dienen, auch die reine Evangelische und Lutherische Lehre anzunehmen“.

Dieser Klosteraufenthalt Eisenbarths hat zu manchen Spekulationen Anlaß gegeben. Seinem Charakter und seiner Einstellung nach hat er sicherlich nicht freiwillig den Entschluß gefaßt, das entbehrungsreiche Klosterleben auf sich zu nehmen, vielmehr betont er ja auch, daß er auf Weisung seiner Familie und seiner „Freunde“ dorthin gekommen sei. Weshalb aber wurde ein junger Mann damals in ein Kloster geschickt? Berücksichtigt man die zu dieser Zeit herrschenden moralischen Ansichten und Gebräuche, so kommt man zu dem eindeutigen Schluß: Es muß sein Lebenswandel gewesen sein, der ihm zu dem unfreiwilligen Klosteraufenthalt verholfen hat. Viele Indizien sprechen dafür.

Anfang 1688 hat er in Weimar eine große Familie bei sich. Wie ist das möglich, da er doch erst im September 1686 geheiratet hat? Zog er „mit Kind und Kegel“ umher? Hatte er bereits einige uneheliche Kinder? Verschweigt die von ihm veranlaßte Taufabschrift, die er 1686 in Altenburg einreicht, aus diesem Grund absichtlich den Namen seiner Mutter? Hat er vielleicht mit seiner Cousine, einer geborenen Schaub, ein Verhältnis gehabt, aus dem ein oder mehrere Kinder hervorgingen? Aus diesem Grund wäre die Tilgung des Namens seiner Mutter in der Taufabschrift verständlich. Oder waren es andere Familienangehörige, also nahe Verwandte, die er 1688 bei sich gehabt hat? Später ist jedenfalls von außerehelichen Kindern Eisenbarths nicht die Rede. Vielleicht sind diese auch früh gestorben. Wir wissen es nicht. Viele Fragen bleiben in dieser Hinsicht noch unbeantwortet.

Es stellt sich auch die Frage, ob seine Klostererfahrungen oder ganz einfach wirtschaftliche Überlegungen ihn zu seinem Konfessionswechsel veranlaßt haben, weil er glaubte, durch den Übertritt zum evangelisch-lutherischen Glauben, der herrschenden „Staatsreligion“ im Herzogtum Sachsen-Altenburg, größere Vorteile ziehen zu können und leichter ein Privileg zu erlangen. Eine Beilage bei den Altenburger Akten gibt uns dazu einen Hinweis. Es handelt sich um einen Denunziationsbrief vom 8. Juni 1686, den ein Jurist geschrieben hat. Es heißt da, Eisenbarth habe sich von seinem Kompagnon Heinigke getrennt, wohne jetzt am Markt, habe starken Zuspruch und kuriere auch innere Krankheiten. Außerdem sei er katholisch. Deshalb müsse ihm als Auswärtigem das Handwerk gelegt werden.

Am 27. Juni 1686 teilt Eisenbarth dem Landesherrn seinen Übertritt zum lutherischen Glauben mit. Er hat schnell und gründlich reagiert. Vor allem ist es der „schöne Gottesdienst" in der Residenzstadt Altenburg, der es ihm angetan hat, so daß er unbedingt hierbleiben will. In Wahrheit ist es wohl eher die schöne Tochter des Augen- und Wundarztes Johann Heinigke (Heinicke), aber das verschweigt er.

Um die „reine Evangelische Lehre anzunehmen, bin ich auch deswegen bey dem Hochwürdigen und Hochgelahrten Herrn General Superintendenten gewesen, welcher mich vermahnet, noch ferner fleißig in die Kirche zu gehen, und auf die Predigten zu hören, welchen ich gehorsamlichen folgen werde, zumahlen ich befinde, daß wir im Pabstthumb nach der Heiligen Schrift nicht recht informiret werden", besonders in der Hinsicht, was das Fegefeuer und die Anrufung der Heiligen Schrifft betrifft, „auch daß uns in Heiligem Abendmahl der gesegnete Kelch entzogen wird".

Eisenbarths Absicht, auf jeden Fall von dem Herzog privilegiert zu werden, ist zu deutlich: „Geruhet derowegen an Euer Hochfürstl. Durchlaucht mein unterthänigstes Bitten, Sie wollen gnädigst geruhen, zu förderst meinen guthen Vorsatz, so ich zu der Evangelischen und Lutherischen reinen Religion wage, zu befördern, und dan auch mit ertheylung eines gnädigsten privilegii in dero Landen und Fürstenthümern unter die armen zu greiffen." Er ist schlau und weiß, wie er es anstellen muß, um erfolgreich zu werden. Mag er auch seinen Glauben aus wirtschaftlichen Gründen – und aus Liebe zu seiner späteren Frau – gewechselt haben, an seinen Schöpfergott glaubt er jedoch immer fest.

Den Klosteraufenthalt im Jahr 1678 wird Johann Andreas Eisenbarth durchaus in seinem Sinn genutzt haben, waren doch die Klöster schon seit dem Mittelalter ausgezeichnete Pflegestätten der Arzneikunst. Im Klostergarten wurden die Heilpflanzen gezogen und geerntet, die dann in der Klosterapotheke zu Heilmitteln destilliert oder zu Salben verarbeitet wurden. Eisenbarth weiß jeder Situation, in der er sich befindet, für sich das Beste abzugewinnen.

Dreiseitiger Brief mit eigenhändiger Unterschrift Eisenbarths an Herzog Friedrich I. von Sachsen-Gotha-Altenburg vom 27. Juni 1686 mit seiner Lebensbeschreibung und der Bitte, privilegiert zu werden und seine Kunst im Herzogtum ausüben zu dürfen.

Dienst in diesen Landen vornehmlich allhier in dieser
Fürstlichen Residentz Stadt Altenburg, zu bleiben, und
ich gewiß dafür halte, daß ich durch führung Gottes in die
Kirchen kommen, und die heilige Schrifft auslegen hören
und was noch in halt derselben recht zu glauben. Wann aber
ich in Catholischer Religion gebohren und erzogen, den natürlich
mein Vater seel. ist gewesen Matthias Eschenbach Oculist, bruch
und Steinschneider zu Viechtach, 3 meilen von Regenspurg,
woselbst ich auch in die Schul gangen, und nachdem mein
lieber Vater verstorben in meiner Jugendt, bin ich zu meinem
Schwager H. Alexander Billern Kayserl. und fürstl. privilegirten berühmbten Oculisten, bruch, Steinschneider und
Artzt in der Stadt Bamberg in dem 10. Jahr kommen, habe
auch 10 Jahr in dieser Kunst bey Ihm gelernet, ich bin aber
auf gutt befinden der Meinigen und meiner freunde, ver-
meinende Gott einen gefälligen dienst zu thun, in ein
Closter gebracht, auch darinnen ein halb Jahr blieben,
aber weilen mir dieses Closterleben nicht gefallen,
habe ich mich aus demselben wieder begeben und entschlossen,
mit meiner erlernten Kunst Gott und meinem Nechsten zu
dienen, auch die reine Evangelische und Lutherische Lehr
anzunehmen, bin auch derentwegen bey dem Hochwürdigen
und Hochgelehrten H. General Superintendenten gewesen,

welches nicht vermehret, noch ferner fleissig in die Kirche zu gehen, und auch die Predigten zu hören, welchen ich gehorsamlichen folgen werde, zumahlen ich befinde, dass wir im Babstthumb nach der Heil. Schrifft nicht recht informiret werden, sonderlichen das Fegefeuer und anruffung der heiligen betreffende, auch dass uns im Heil. Abendmahl der gesegnete Kelch entzogen wird.

Gereichet derowegen an E. Churfürstl. Durchl. mein unterthänigstes bitten, Sie wollen gnädigst geruhen, zuförderst meinen guten Vorsatz, so ich zu der Evangelischen und Lutherischen reinen Religion trage, zu befördern, und den auch mit ertheilung eines gnädigsten privilegii in dero Landen und Fürstenthümern unter die armen zu greiffen, solche hohe Fürstl. Gnade wird Gott vergelten, und ich werde auch bey der Gottes Gnade und wunderbahre führung, ingleichen auch E. Churfürstl. Durchl. grosse Gnade erkennen, und mich äussersten Vermögen nach zu bemühen, solches in aller unterthänigkeit hin wieder zu verdienen, bin auch erbötig den armen umb sonst zu curiren.

E. Churfürstl. Durchl.

Altenburgk den 27. Junij
1686.

unterthänigster und
gehorsamer
Johan Andreas Eisenbarth
Oculist, Stein und Bruch
schneider

Nach achtjähriger Ausbildung legt Johann Andreas Eisenbarth 1684 sein Gesellenstück ab. Seinen eigenen Angaben nach, die er in der Prüfung in Altenburg im Juli 1686 vor den Ärzten Dr. Gabriel Clauder und Dr. Johann Ußleben macht, findet die Gesellenprüfung im Beisein seines Lehrmeisters Biller in Laufen bei Salzburg statt, wo Johann Andreas eine Staroperation an einem fünfzigjährigen Mann durchführt – offensichtlich mit Erfolg. Eisenbarth ist zu dieser Zeit noch nicht ganz 21 Jahre alt. Noch ein Jahr bleibt er bei seinem Schwager in Bamberg, um sich dann Ende 1685 auf die Wanderschaft zu begeben.

Der Weg zum Ruhm

Auf seiner Reise, die er wie alle Handwerksburschen jener Zeit vorwiegend zu Fuß unternimmt, immer hoffend, gelegentlich von einer Kutsche ein Stück Weges mitgenommen zu werden, gelangt er nach Altenburg, der Residenzstadt der Herzoge von Sachsen-Gotha-Altenburg, rund 200 Kilometer von Bamberg entfernt. Hier findet er Unterkunft und Arbeit bei einem Kollegen, dem Okulisten, Stein- und Bruchschneider Johann Heinigke, mit dem er sich anfreundet, dem er bei der täglichen Arbeit hilft, und dessen Tochter Catharina Elisabetha er eifrig umwirbt. Möglich ist auch, daß sich die beiden Väter, Eisenbarth und Heinigke, von früher her kannten, wie das eben in der Zunft unter Gleichgesinnten üblich war. Bis 1702 wird Altenburg für Johann Andreas Eisenbarth eine feste Station, von wo aus er Reisen in die engere und weitere Umgebung unternimmt. Sein Haus liegt am Marktplatz.

In kurzer Zeit heilt er zahlreiche Personen in der Stadt und im Amt Altenburg. Eisenbarth will mehr als nur geduldet sein. Am 27. Juni 1686 verfaßt er die bereits erwähnte Eingabe an Herzog Friedrich I. mit der Bitte, ihm für das gesamte Fürstentum ein Privileg zu bewilligen. Zwar hat er bisher in Altenburg noch keine Gelegenheit gehabt, Star- und Steinoperationen durchzuführen, doch verweist er darauf, diese in seiner Lehrzeit fleißig geübt und durchgeführt zu haben. Als zukünftiger treuer Untertan des Landesfürsten hat er sich ja auch – wie bereits geschildert wurde – gleichzeitig entschlossen, die einzige und „reine" wahre Religion anzunehmen und zum lutherischen Glauben überzuwechseln.

Mit Gottes Beistand hofft er, zukünftig seine Tätigkeit „wohl und künstlicher Weise zu verrichten" und im Lande zu bleiben,

„weilen ich Gottes Güthe, Glück und Seegen in meinen Curen verspüre, in dem ich diejenigen auch glücklich curiret, welche sonst hätten verderben müssen, so ferne ich in E. Hochfürstl. Durchl. Fürstenthum und Landen mit einem privilegio /: daß andre nicht recht informirte, entlauffene, die sich ohne effect großer Dinge rühmen, und die Leuthe verderben, nicht geduldet werden :/ könte versehen werden".

Eisenbarth beweist seine Intelligenz und sein außergewöhnliches Geschick. Hier klingt auch zum ersten Mal sein „Gottesgnadentum" an: er spürt in sich den Auftrag Gottes, kranke Menschen zu heilen. Dem Schöpfer verdankt er seine außergewöhnliche Gabe. Er allein ist der beste Arzt, der durch ein gnädig erteiltes Privileg gegen alle anderen quacksalbernden, unwissenden und großsprecherischen Wanderärzte – die den Patienten großen Schaden zufügen, anstatt sie zu heilen, und deshalb nicht geduldet werden können – geschützt werden muß. Eisenbarth weiß, daß seine Behauptung, der beste und fähigste Wundarzt zu sein, von höchster Stelle nachgeprüft werden wird. Doch davor fürchtet er sich nicht – so wie er sich auch später nicht gefürchtet hat, sich im Streitgespräch seinen wissenschaftlich gebildeten Kollegen zu stellen. Er unterschätzt seine eigenen Leistungen und sein Können keineswegs. Auch kennt er die Medizinalgesetzgebung und die darin enthaltene Forderung, daß unbemittelte Kranke unentgeltlich behandelt werden sollen. So bietet er sich denn auch gleich „freiwillig" an, „die armen umbsonst zu curiren".

Um dem Gesuch Nachdruck zu verleihen, läßt sich der „von Gott begnadete" Wundarzt von dem Rat zu Altenburg eine Bescheinigung über 31 glücklich verrichtete Kuren ausstellen, die der Bürgermeister Johann Martin Ehrlich am 28. Juli 1686 unterschreibt.

Darin wird versichert, daß er in den dreiviertel Jahren, da er sich zu Altenburg aufgehalten, einen 64jährigen Mann an Krebs wie auch „30 Personen in hiesiger Stadt an Brüchen wohl auch auf eine sonderbahre geschwinde Manier geschnitten" und sie von ihren gefährlichen, zum Teil alten und angeborenen Schäden glücklich geheilt hat. Auch habe er sich anständig betragen.

Der Landesfürst ist von soviel Selbstsicherheit beeindruckt und beauftragt seine beiden Ärzte Dr. Gabriel Clauder und den Physikus Dr. Johann Ußleben, den Bittsteller einer gehörigen Prüfung zu unterziehen. Diese findet denn auch am 29. Juli 1686 statt. Seinen Namen gibt der Prüfling mit „Johann Andreas *Wilhelm* Eyßenbarth“ an, obwohl er doch eigentlich nur zwei Taufnamen hat. Es ist eben vornehmer, drei Vornamen zu besitzen. So fügt er zu seinen eigenen kurzerhand noch den Vornamen seines Großvaters Wilhelm hinzu. Später läßt er wieder den sich aus eigenen Gnaden zugelegten dritten Vornamen fort.

Eisenbarth kann die kommissarisch bestellten Ärzte von seiner Kunst überzeugen, wenn diese auch einige Einwände gegen seine Operationstechnik anführen, weil durch sie die Gefahr bestehe, daß Gefäße verletzt werden und es dadurch zu größeren Blutungen kommen könne. Außerdem sei bei seinen Hodenbruchoperationen (Hernia scroti) zu befürchten, daß die Samengefäße und Hoden verletzt werden und somit die Möglichkeit späterer Unfruchtbarkeit entstehen könne. Eisenbarth verweist demgegenüber, daß sein Lehrmeister viele Hundert solcher Operationen ohne Folgeschäden durchgeführt habe, ist aber schlau genug, den gelehrten Herren Doctores nicht zu widersprechen. So geben sie ihm die Bescheinigung, daß er in Augenkuren wie auch als Bein-, Krebs- und Bruchschneider erfahren sei und den allgemeinen Anforderungen genüge. Eisenbarth hat seine Prüfung bestanden.

Daraufhin erteilt ihm Friedrich von Sachsen-Gotha-Altenburg am 26. August 1686 das heißersehnte Privilegium für die Lande, Städte und Dörfer des Herzogtums. Nun kann Eisenbarth auf Jahrmärkten und mit Bewilligung der jeweiligen Stadtbehörden auch auf allen Wochenmärkten seine chirurgische Tätigkeit ausüben und außerdem seine selbstgefertigten Arzneimittel, Wundsalben wie auch Mithridat und Augenstein verkaufen. Allerdings wird ihm untersagt, innere Heilmittel oder andere Apothekerwaren anzuwenden oder zu verkaufen, auch solle er sich davor hüten, die angestammten Rechte der ortsansässigen Bader und Barbiere zu verletzen. Eisenbarth hat das erste Ziel seiner Wünsche erreicht. Doch wie alle ehrgeizigen Naturen will er mehr. Er strebt nach Ruhm und Reichtum.

Nun kann er auch daran denken, eine eigene Familie zu gründen. Das Traubuch der Brüder-Kirche in Altenburg verzeichnet:

Anno 1686

Herr Johann Andreas Eißenbarth, Oculist, Stein- und Bruchschneider alhier, Herrn Matthaei Eisenbarths, auch Oculistens, Stein- und Bruchschneiders zu Regensburgk nachgelaßener Sohn, und Jungfer Catharina Elisabetha, Herrn Johann Heinigkens, Oculistens, Stein- und Bruchschneiders alhier, eheleibl. Tochter, sindt Do. den 16. Sept[ember] in der Brüder-Kirche copuliret.

Aus dieser Ehe gehen sieben Kinder hervor, von denen fünf in Altenburg getauft werden, wie die dortigen Kirchenbücher ausweisen:

○ 29. September 1688: Johann Michael Eisenbarth. Die Paten sind: Dr. Joh. Georg Döhler, Fürstlich Sächsischer Hof- und Kammer-Rat, Dorothea Catharina von Pflug, Witwe des Fürstl. Sächsischen Schloß- und Stadt-Hauptmanns Hans Christoph von Pflug, und der Diakon Gottfried Rosenthal.

○ 7. Januar 1691: Maria Magdalena Eisenbarth. Die Paten sind: Dorothea Maria Frentzel, Frau des Handelsmanns Johann Friedrich Frentzel, der Student beider Rechte Friedrich Jodocus Rabe und Fräulein Maria Sabina Wiedemeyer, Tochter des verstorbenen Kupferschmieds Martin Wiedemeyer.

○ 4. Dezember 1697: Johann Andreas Eisenbarth: Über die Taufe halten ihn: Johann Wilhelm Dünckel, Kauf- und Handelsmann zu Leipzig, Johanna Gertraut Eckold, Witwe des Kauf- und Handelsmanns Joachim Eckold aus Leipzig, und schließlich Daniel Seuchel, Ratsverwandter und Weinschenk zu Altenburg.

○ 4. April 1700: Ferdinand Christoph Eisenbarth.

○ 16. August 1702: Christian Friedrich Eisenbarth. Taufpaten sind: Georg Helmershaußen, ein Theologiestudent aus Weimar, Meister Johann Barthel Hoffmann,

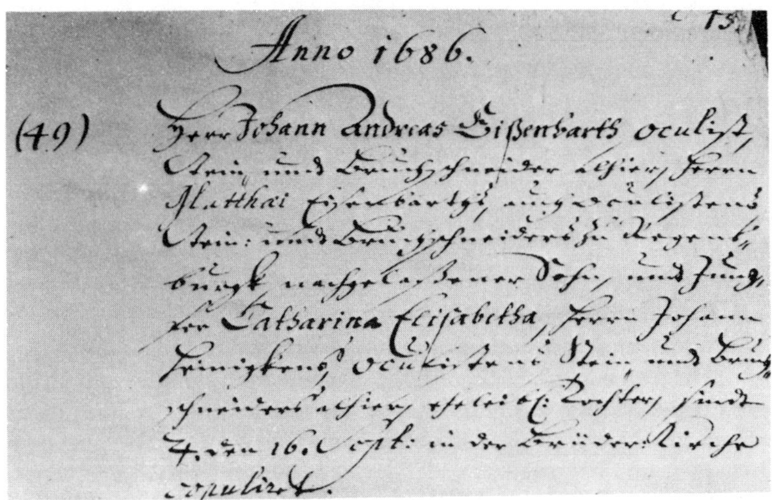

Anno 1686.

(49) Herr Johann Andreas Eißenbarts oculist,
Stein und Bruchschneider allhier, Herrn
Matthäi Eißenbarths, angesehenen Oculistens
Stein: und Bruchschneiders zu Regensburgk nachgelassener Sohn, und Jungfer Catharina Elisabetha, Herrn Johann
Heinigers Oculisten, Stein, und Bruchschneiders allhier, eheleibliche Tochter, sind
[illegible] 16. Sept: in der Brüder Kirche
copuliret.

Auszug aus dem Traubuch 1686 der Kirchengemeinde Altenburg.

Weißbinder aus Leipzig, und Frau Eva Muhl, Frau des Gastwirts „Zum Güldenen Weinfaß“ in Leipzig Joachim Muhl.

Nachdem das Ehepaar in Magdeburg ein Haus gekauft hat und dort ansässig werden wird, findet in der dortigen Johanniskirche am 13. Januar 1706 die Taufe des jüngsten Sohnes Adam Gottfried statt. Außerdem geht aus dieser Ehe noch die Tochter Susanna Catharina hervor. Sie heiratet den Capitain Bonnies.

Von diesen sieben Kindern sterben die drei Söhne Johann Andreas, Ferdinand Christoph und Christian Friedrich im Kindesalter. Auch der ältesten Tochter, Maria Magdalena, ist kein langes Leben vergönnt. Sie heiratet den Advokaten Johann Friedrich Müller und stirbt noch vor ihrem Vater. Johann Andreas Eisenbarth hat zu seinem Schwiegersohn Müller nie ein gutes Verhältnis gehabt. Obwohl Müller sehr vermögend war – er besaß mindestens sechs Häuser – bezahlte Eisenbarth die Begräbniskosten seiner früh verstorbenen Enkel. Aus dieser Ehe lebte 1727 einzig und allein noch der Enkelsohn Johann Heinrich Müller.

Die Paten sind Adelige, hohe Beamte und wohlhabende Bürger. Dazu gesellen sich ein Student der Rechte und ein Theologiestudent. Möglicherweise haben diese nach Abbruch ihres Studiums sich dem immer größer werdenden Troß Eisenbarths angeschlossen. Der Prinzipal kann den einen als Schreiber und Rechtsberater, den anderen als „Pressechef“ für sein Unternehmen angestellt haben. Hierfür sprechen einige Indizien. Manche Flugblätter zu Werbezwecken zeigen eindeutig die Handschrift eines Menschen, der sich genau in der Bibel auskennt.

Doch kehren wir zurück in das Jahr 1686 und zu unserem soeben privilegierten Augenarzt, Bruch- und Steinschneider Johann Andreas Eisenbarth. Kaum hat er das Privileg in Händen und den Heiratsschein in der Tasche, reist er in die nähere Umgebung von Altenburg, um sein Handwerk auszuüben. Er behandelt seine Patienten in Gera, Haßelbach, Brötingen, Saara, Ronneburg, Schmölln und Leipzig, später auch in Zwickau (wie sein Altenburger Flugblatt erwähnt).

Am 11. Oktober 1686 operiert er in Gera auf dem Marktplatz den kleinen Sohn von Hans Raumschußel aus Poderschau an einem Bruch. Eisenbarth hat Pech, denn sein kleiner Patient stirbt kurz danach. Die bedauerliche Angelegenheit wird Herzog Friedrich berichtet. Eienbarth erfährt davon rechtzeitig und setzt sofort ein Rechtfertigungsschreiben auf, in dem er sich für den mißlungenen Eingriff entschuldigt. Der Fürst ist der Ansicht, daß die Angelegenheit seines erst kürzlich ernannten Bruchschneiders mit zwanzig Thalern Strafe neben den anfallenden Unkosten erledigt sei. Am 29. Oktober 1686 gibt er seinem Amtmann in Altenburg den Auftrag, Eisenbarth ernstlich zu ermahnen, „in Zukunfft in seinen Curen" mehr Vorsicht walten zu lassen und „das menschen leben nicht so gering zu achten". Andernfalls müsse man ihm das Handwerk legen. Sollte Eisenbarth aber diese Strafe aus wirtschaftlichen Gründen nicht zahlen können, so habe er Beweis über seine finanzielle Lage zu führen, wobei ihm eine neue Frist gesetzt werden solle.

Der Amtmann untersucht den Fall, hört Eisenbarths Erwiderung und läßt sich überzeugen, daß dieser die zwanzig Thaler nicht zahlen kann. Am 6. Dezember 1686 ergeht das Urteil zur Zahlung von zehn Thalern Strafe. Als der privilegierte Wanderarzt am 31. Dezember von seiner Reise in Altenburg eintrifft, findet er das „gnädigste Rescript" vor. Noch am gleichen Tag diktiert er seinem Schreiber einen Antwortbrief in die Feder, um zu erreichen, daß ihm die Strafe nochmals um fünf Thaler erlassen werde. Selbstverständlich sei er bereit, die volle Strafe von zehn Thalern zu zahlen, um dieser unerfreulichen Sache ein Ende zu bereiten, doch die Geschäfte seien schlecht gegangen. Er habe etliche Zeit ohne Verdienst leben müssen, da er von einem gefährlichen Fieber befallen worden sei.

Andererseits habe er aber auch „an des Reimschüßels Kindes Todte sowenig, denn ein Medicus, der seine Arzney dem patienten ehrlich und redlich appliciret [verabreicht] und doch den erwünschten effect nicht erreichet, ursach". Im übrigen könnten der Herr Physikus zu Gera, wie auch die bei der Operation anwesend gewesenen Barbiere und überhaupt der ganze Rat der Stadt bezeugen, daß er keine Schuld an dem Tode des Kindes trage. Deshalb wolle er, wie es „einem ehrlichen Arzt und Künstler zustehet", behandelt werden.

Eisenbarths Argumentation ist zwingend: die rauhe Luft kann den Tod des Kindes nicht herbeigeführt haben (dieses machte man ihm zum Vorwurf), denn sonst hätte ja der Physikus und der Magistrat „daselbst mir den Schnitt uff öffentlichem Marckt nicht verstattet“. Damit hat Eisenbarth den Schwarzen Peter, der ihm zugesteckt worden war, weitergereicht.

Im übrigen sei die Unachtsamkeit des Vaters an allem Übel schuld. Schließlich sei der Junge auch nicht sein erster Patient gewesen, wie auch das Zeugnis vornehmer Ärzte in Leipzig beweise. Das Kind sei nach der Operation gefährlich gefallen, und das sei die eigentliche Todesursache gewesen. Er habe schon zu rauheren Zeiten seine Patienten auf öffentlichem Markt operiert – und allesamt geheilt.

Eisenbarth fürchtet um seinen guten Ruf, „wie denn die aufwendung, neben erlittenen Schimpff und schaden mich Unschuldigen hart drücket“. Fünf Thaler Strafe seien deshalb schon hoch genug, auch hinsichtlich der Tatsache, daß er in Ronneburg und Schmölln einige Patienten um „ein gar weniges wiederumb glücklich geschnittet und curiret“ habe.

Bei der geschickten Verteidigung können wir heute nicht beurteilen, ob Eisenbarth tatsächlich an einem ernsthaften Fieber erkrankt war oder ob er dieses nur zu seiner Verteidigung und zur Darlegung seiner wirtschaftlichen Situation erfunden hat. Die Akten sagen über den weiteren Verlauf des Falles nichts aus, doch ist anzunehmen, daß Eisenbarth statt der ursprünglich auf zwanzig Thaler angesetzten Strafe nur fünf Thaler gezahlt hat.

Bis zum Frühjahr 1688 heilt Johann Andreas Eisenbarth im Altenburgischen, wie berichtet wird, über 200 Patienten von Bruchschäden, Blindheit, Hasenscharten und Krebsleiden.

Eisenbarths Ruf als guter Augenarzt wie auch „Schnitt- und Wundarzt“ verbreitet sich schnell. Aus dem Wundarzt wird in des Volkes Meinung schnell der „Wunderarzt“, der geschickt und schmerzlos alle Krankheiten zu heilen vermag. So bereitet Eisenbarth seinen nächsten großen „Feldzug“ vor, der ihn nach Weimar führt. Mit großem Prunk, den Dienern, seinen Komödianten und einer, wie es heißt, zahlreichen Familie (vielleicht von der Seite seiner Frau?) zieht er im März 1688 in der sächsischen Residenzstadt ein. Ein erfolgreicher Heilkünstler muß auch zeigen, daß er erfolgreich ist, und beim Volk gilt niemand als erfolgreich, der nicht auch seinen Wohlstand zur Schau trägt. Das war vor 300 Jahren kaum anders als heute.

In Weimar und dem nahegelegenen Buttstedt werden zahlreiche Patienten von Eisenbarth mit Erfolg behandelt. Er braucht keine weiteren Beweise seines Könnens vorzuführen und bittet schon am 25. April 1688 den Landesfürsten, Herzog Wilhelm Ernst von Sachsen-Weimar, der als Vormund seines Vetters Johann Wilhelm d. J. auch über Sachsen-Jena herrscht, um die Ausstellung eines fürstlichen Privilegs. Dieses wird ihm bereits am 10. Mai bewilligt und ausgestellt. Alle Prälaten, Grafen und Herren von Ritterschaft und Adel, Amtsleute, Bürgermeister und Räte der Städte sowie Schultheiße der Gemeinden in den gesamten Fürstentümern Weimar und Jena werden angewiesen, den privilegierten Wundarzt zu unterstützen, „weilen durch des Höchsten Arzt und Gnade und verliehenes gedeyen Er nicht nur an vielen orthen“ mit Erfolg gewirkt, sondern auch viele Menschen, die an Augenkrankheiten, Stein-, Krebs- und Bruchbeschwerden gelitten haben, „uf eine besonders geschwinde arth, auch ohne große schmerzempfindung“ in der Residenzstadt Weimar und der näheren Umgebung glücklich geheilt hat.

Deshalb wird ihm gestattet, seine Kunst und Geschicklichkeit auf den Jahr- und Wochenmärkten ungehindert auszuüben und dabei auch seine Arzneimittel öffentlich anzubieten und zu verkaufen. Aber auch außerhalb der Märkte ist es ihm gestattet, seine Praxis zu öffnen.

Nach einem im Jahr 1567 erteilten Privileg darf in der Stadt Weimar nur die dortige Apotheke Mithridat verkaufen. Eisenbarth weiß, daß er dagegen nichts ausrichten kann. So gelobt er mit Handschlag, dieses Mittel in Weimar nur auf dem Jahrmarkt, nicht aber auf den Wochenmärkten anzubieten. Wundbalsam und Augenstein kann er dagegen ohne weitere Auflagen verkaufen.

Die Armen hat er wiederum ohne Entgelt zu behandeln, und er muß auch geloben, sooft er „von Unß [dem Landesfürsten] oder fürnehmen Bedienten anher erfordert wirdt“, sich willig in Weimar einzustellen. Für die Ausstellung des Privilegienbriefes aber soll er 24$^{1}/_{2}$ Thaler entrichten. Diese Summe ohne Widerspruch zu zahlen, ist nicht Eisenbarths Art. Er reagiert umgehend und macht geltend, daß er soviel Geld wegen seiner großen Familie und der zahlreichen Dienerschaft nicht ohne weiteres zahlen könne. Er bittet um Ermäßigung der Summe auf zwanzig Thaler.

Um sich die lästige Konkurrenz vom Halse zu schaffen, läßt er das Privilegium drucken. Die Exemplare werden von der Weimarer Kanzlei am 3. Juli 1688 in alle weimarischen und jenaischen Landesteile verschickt. Die zugehörige amtliche Bekanntmachung wird vom 28. August 1688 bis zum 25. Februar 1689 in insgesamt 28 Orten verbreitet: in den Städten Weimar, Berka/Ilm, Buttstedt, Ilmenau, Neumark, Rastenberg, Sulza, Tannroda und zwanzig weiteren Dorfschaften.

Zur Kindstaufe des Sohnes Johann Michael am 29. September 1688 ist die Familie für kurze Zeit wieder in Altenburg. Insgesamt kann Eisenbarth während seines Aufenthalts in den Herzogtümern Weimar und Jena rund hundert erfolgreiche Kuren verzeichnen. Nun beginnt die Jagd nach den Privilegien.

Im benachbarten Erfurt sieht er eine weitere Chance. Die Stadt gehört zur Gebietshoheit des Erzbischofs Anselm Franz von Mainz. Eisenbarth schreibt ein Gesuch und legt die bisher gesammelten Attestate über die von ihm vollbrachten Heilerfolge bei. Der Bittschreiber muß nicht lange warten. Am 18. Februar 1689 wird dem „Chirurgus und Operator“ Johann Andreas Eisenbarth das Privileg erteilt. Er habe durch seine „mit großer Mühe und Arbeit erlernte Profession nunmehr vermittelst Göttlicher Vorsehung“, wie die Urkunden ausweisen, nahezu 300 Patienten behandelt und auch in Erfurt 20 Personen „an Brüchen glücklich geschnitten und geheilet, sonderlich aber einem alten 78jährigen Mann, sodann einem 11jährigen blinde gebohrnen Knaben das Gesichte [Augenlicht] durch seine operation wieder zuweg gebracht“.

Eisenbarth ist überwältigt. Der Erzbischof spricht ja selbst von der „göttlichen Vorsehung“. Der Chirurg ist der Auserwählte, dem es vergönnt ist, kranke Menschen schnell und schmerzlos zu heilen. Das ist also die Art, wie er kuriert. Wiederum wird ihm unter Ausschluß aller anderen fahrenden Heilkünstler gestattet, nicht allein in der Stadt Erfurt, sondern auch „in andren Unsern Landen auff offenen Wochen- und Jahr-Märckten“ und außerhalb derselben gegen übliche Belohnung auszustehen und dabei seine Arzneimittel zu verkaufen. Der Erzbischof erachtet Eisenbarths Wissenschaft und Kunst für die menschliche Gemeinschaft als überaus nützlich.

Es versteht sich, daß Eisenbarth „auf eigenes Anerbiethen" die unbemittelten Kranken wieder umsonst behandeln will. Als Gegenleistung für die Erteilung des Privilegs wird ihm zur Auflage gemacht, „sich alhier in der Bürgerschafft einzulaßen", d. h. er soll Bürger der Stadt Erfurt werden. Obwohl Eisenbarth seinen ständigen Wohnsitz in Altenburg beibehält, läßt er sich in Erfurt als Bürger aufnehmen. In den Ratsprotokollen heißt es:

> *Dr. Eisenbart, ein Bruchschneider,*
> *ist* $\frac{\text{2. März}}{\text{20. Februar}}$ *[1689] Bürger geworden.*

Zum ersten Mal begegnen wir hier in einem zeitgenössischen Dokument seinem Doktortitel. Eisenbarth läßt es geschehen und widerspricht nicht: er ist geschmeichelt. Dafür bedingt er sich aber einen weiteren Titel aus: Stadtarzt zu Erfurt.

Nur vier Jahre nach seinem Weggang von seinem Lehrmeister Alexander Biller in Bamberg kann sich der 26jährige Johann Andreas Eisenbarth mit folgenden Titeln schmücken:

> Herzoglich von Sachsen-Gotha-Altenburgischer, Herzoglich Sachsen-Weimarischer und Sachsen-Jenaischer wie auch Erzbischöflich Mainzischer privilegierter Okulist, Bruch- und Steinschneider und Stadtarzt zu Erfurt.

Kein Konkurrent kann mit einer solchen Vielzahl ehrenvoller Titel aufwarten, wie sie der junge Eisenbarth besitzt. Er weiß diesen Vorsprung geschickt zu nutzen und werblich einzusetzen. Jeder andere Wundarzt hätte sich nun auf seinem Erfolg ausgeruht, nicht aber der ehrgeizige Bruch- und Steinschneider aus Oberviechtach.

Die „Sächsische Kur“

Johann Andreas Eisenbarth verlegt nunmehr sein Tätigkeitsgebiet in die Städte und Ortschaften des Kurfürstentums Sachsen. Kurz nach der Taufe seiner Tochter Maria Magdalena am 7. Januar 1691 in Altenburg zieht er mit seinem Troß und seinen Wagen nach Rochlitz in Meißen, wo er sich vier Wochen aufhält. Die Geschäfte gehen gut. Sein Ruf ist auch bis hierhin vorgedrungen. Die Kranken und Gebrechlichen drängen sich um seine auf dem Marktplatz aufgeschlagene Bude.

Da kommt der 62jährige Barthel Zimmermann, Bürger und Leineweber aus Rochlitz, zu ihm, der längere Zeit blind gewesen ist und nichts hat sehen können. Eisenbarth operiert ihn an beiden Augen und gibt ihm das Augenlicht zurück, ohne daß der Patient einen Schmerz verspürt. Eine 30jährige Frau aus dem nahegelegenen Kolkau, die an roten hitzigen Augen gelitten hat, wird ebenfalls geheilt. Eisenbarth besucht sie in ihrem Quartier bei Michael Kötingen und pflegt die Frau gesund.

Der Frau des Bürgers und Leinewebers Michael Vogt aus der Breiten Gasse ist ein Feuerstein ins linke Auge gesprungen. Das verletzte Auge schmerzt und tränt. Der Okulist kann sie nach einigen Tagen durch seine Augenmedizin vollständig heilen. Ebenso gelingt ihm die glückliche Heilung der Leineweberin Jacoba Wirckler, die seit 15 Jahren mit großen Schmerzen an flüssigen, roten und hitzigen Augen gelitten hat. Aus Noßwitz kommen zwei junge Mädchen von 18 und 21 Jahren zu ihm, die über Ohrensausen klagen und halb taub sind. Er heilt sie durch seine Arznei.

Dann greift er zu seinem Chirurgenmesser, dem Skalpell: Er operiert den 37 Jahre alten Bauern Hans Lang aus Penna, der an einem großen doppelten Darm- und Wasserbruch leidet, ohne daß dieser sonderlich große Schmerzen empfindet. In wenigen Tagen ist der Patient wieder munter. Mit großem Erfolg behandelt er auch einen zweijährigen Knaben aus Lichtenhayn und drei weitere Jungen von dreieinhalb, fünf und elf Jahren, welche alle seit ihrer Geburt an Darmbrüchen gelitten haben. Schließlich heilt er noch einen acht Wochen alten Säugling mit einem großen Wasserbruch ohne Schnitt, lediglich durch den sogenannten „Güldenen Stich“.

Mit der Operation ist die Behandlung nicht abgeschlossen. Eisenbarth besucht seine Patienten bei Tag und Nacht. Sie haben während der Zeit ihrer Heilung Unterkunft bei den Bürgern Gottfried Hahn, Hans Rönitz, Georg Michel und Georg Bergmann gefunden. Patienten, Bürger und Rat von Rochlitz und Umgebung erleben zum ersten Mal, daß ein Wanderarzt sich nach erfolgtem Eingriff nicht aus dem Staube macht, sondern so lange die Genesenden betreut, bis diese vollständig geheilt sind. So bescheinigt denn Bürgermeister Georg König am 27. Februar 1691 die zwölf glücklichen Kuren, die der „Edle und Kunstreiche“ Johann Andreas Eisenbarth in Rochlitz ausgeführt hat.

Von Rochlitz zieht Eisenbarth weiter in die rund 40 Kilometer entfernte Stadt Döbeln, wo er sich drei Monate lang aufhält. Innerhalb von vier Wochen heilt er schmerzlos den gefährlichen Darmbruch, unter dem der dreieinhalbjährige Sohn des Bürgers und Tuchmachers Christoph Kleitz aus Roßwein von Geburt an leidet. Aus Roßwein stammt auch der viereinhalb Jahre alte Sohn des Bürgers Christoph Hauptmann, der an einem Wasserbruch operiert wird.

Aus Waldheim kommen der Bürger und Leineweber Christian Pezoldt und der Mühlknecht Georg Buchheim zu dem Heilkünstler. Den einen heilt er durch einen geschickten Schnitt an seinem großen Blut- und Wasserbruch, den anderen an einem Darmbruch. In Döbeln gelingt es ihm, noch folgende Patienten glücklich zu heilen: den Sohn des Lehrers Christian Engelmann aus Großwilcke an einem Darmbruch; den vierjährigen Sohn von Christoph Reisel aus Kriebenstein an einem Wasserbruch; die beiden Söhne von Michael Bleisberger aus Meßheim an Darmbrüchen; den 36jährigen Michael Frenzel von Breitendorf, der 22 Jahre lang an einem großen Darmbruch gelitten hat; Samuel Bogner aus Döbeln an einem Blut- und Wasserbruch, den er fünf Jahre lang getragen hat; den 16jährigen Bauernjungen Peter Fischer von Heckendorf an einem Darmbruch, den er „und ob er sich wohl sehr verwarloset, iedennoch durch Gottes Gnade beym leben erhalten und wohl curiret“.

Ferner bekundet Caspar Stefiger, Bürgermeister von Döbeln, am 9. Juni 1691 in einem Attest über vierzehn glückliche Kuren (in der Überschrift werden irrtümlich nur zwölf angegeben) folgende Heilerfolge Eisenbarths: einen Mann, der schwerhörig gewesen sei und über Ohrensausen geklagt habe; eine Bauerstochter aus Delitzsch, die fünf Jahre lang an „Hinfallender Sucht“ (Epilepsie) gelitten habe, und schließlich Hanns Kleinzschen, der seit einem Jahr auf beiden Augen am grünen Star erkrankt und stockblind gewesen sei, „welche allerseits Er nicht nur glücklich geheilt, sondern auch sehr fleißig, so wohl tags alß Nachts besuchet, und abgewarttet, auch sehr behuttsam mit Ihnen umbgegangen, dergleichen Fleiß und Dexterität [Geschicklichkeit] wir sonsten von keinem alhier wahrgenommen“!

Eisenbarths Geschick und seine unermüdliche Bereitschaft, seine Patienten zu jeder Zeit zu besuchen, ist für diese Menschen in den sächsischen Städten eine ganz ungewöhnliche Erfahrung. Der Schlußsatz, der sich auch in allen folgenden „Beglaubigungsschreiben“ findet, ist mehr als nur eine gefällige Geste oder Floskel, zeigt sie doch die Dankbarkeit der Bevölkerung und der Stadtgemeinden, die den begabten und „kunstreichen“ Chirurgen bewundern und verehren.

Von Döbeln aus besucht er die kleineren umliegenden Ortschaften, ehe er Ende August nach Grimma kommt, wo er aber nur einige Tage bleibt, da nur wenige Kranke zu ihm kommen. Bürgermeister Gottfried Eckhardt stellt ihm am 12. September 1691 ein Zeugnis über drei erfolgreiche Kuren aus; Eisenbarth heilte demnach Georg Mueler zu Keßelsheyn, dem „Herrn von Einsiedel uf Syen gehörig“, von einem großen Darmbruch, an dem der 32jährige Mann seit sechs Jahren gelitten hat, „innerhalb 14 tagen wohl und glücklich, auch ohne sonder Schmerzen“; den elfjährigen Johann Christian Engelmann, „Hochadel. Mortey-

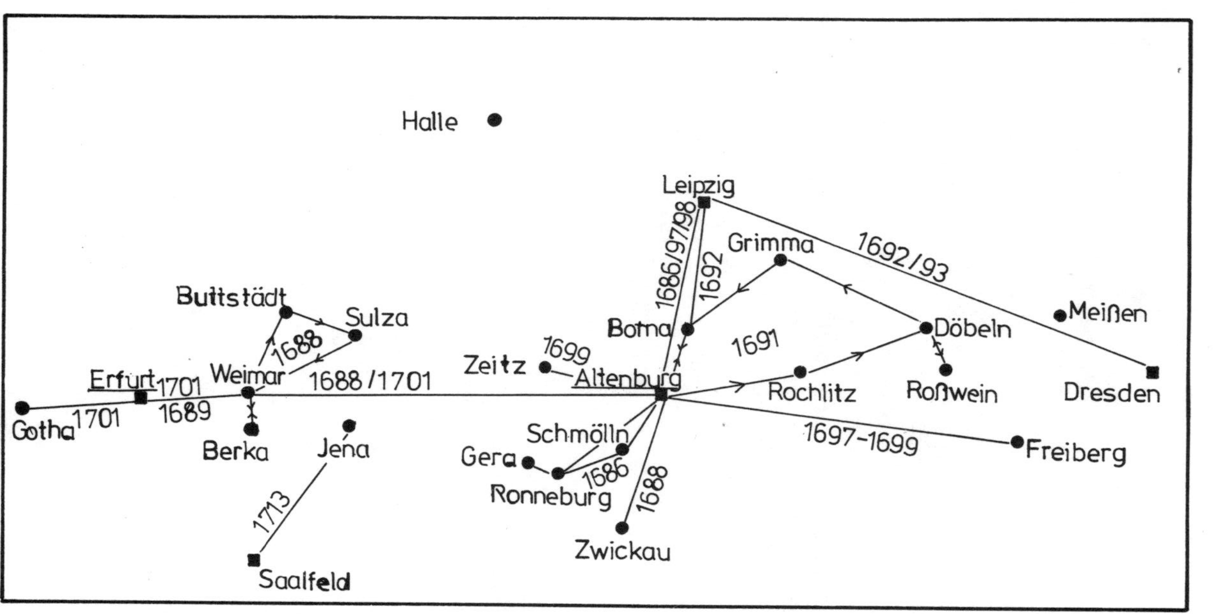

Standort Altenburg: Die „Sächsische Kur“.

ischer Verwalthers-Sohn“, ebenfalls von einem Darmbruch; schließlich noch den 13jährigen Hanns Hermsdorff von Seelingstädt, der sich bei dem „Herrn von Döring“ aufgehalten hat, seit Geburt starblind ist und nach der Operation auf beiden Augen wieder sehen konnte.

Die Titelsucht treibt Blüten. Einen Herrn Müller zu kurieren, ist nichts Besonderes, aber der Herr Müller ist ein Untertan des „Herrn von Einsiedel auf Syen“, so wie eben der kleine Engelmann „Hochadel. Morteyischer Verwalters-Sohn“ ist. Der glanzvolle Name der Herrschaft strahlt nun auch auf den Diener bzw. Verwalter und dessen Sohn aus. Auch hier zeigt sich wieder, daß Eisenbarth seine werblichen Maßnahmen geschickt einzusetzen weiß. Später behauptet er dann, seine Kuren „meistens an Grafflichen und Hoch-Adelichen Standes-Personen“ ausgeführt zu haben. Das entspricht natürlich keineswegs den Tatsachen, doch den Leuten imponiert das – und keiner kann es nachprüfen. Ein wenig Übertreibung gehört zu Eisenbarths Geschäft. Die großartigen Titel, die er durch die Erteilung der Privilegienbriefe führen darf, genügen ihm nicht. Er macht immer etwas mehr aus dem, was ihm eigentlich zusteht.

Von Grimma aus reist Eisenbarth nach Borna bei Leipzig. Er muß schon vorher einmal dort gewesen sein – wahrscheinlich von Döbeln aus, bevor er nach Grimma kam –, denn der dortige Rat läßt durch den Bürgermeister Carl Dacheriz am 18. September 1691 ein „Abermahliges Attestat“ über sieben glücklich verrichtete Kuren ausstellen, wobei natürlich alle seine Privilegientitel genannt werden. Die Krankheiten der Patienten und die Heilerfolge Eisenbarths werden nun immer ausführlicher beschrieben.

In Borna heilt Eisenbarth folgende Personen von ihren Krankheiten: den Jäger Johann Michael Cronhardt von Großdorff, 28 Jahre alt, der seit neun Jahren einen großen Darmbruch gehabt hat; den 26jährigen Abraham Köllingk von Rußdorf von einem Blut- und Darmbruch, an dem er seit fünf Jahren gelitten hat; den vierjährigen Sohn des Schöpfers Hans Fuchs von Hähnichen von einem Darmbruch, den er von Geburt an gehabt hat, den 15jährigen Zeugwirker-Gesellen Hanns Thiemann von

Lichtenau bei Frankenberg, den 18jährigen gleichnamigen Sohn des Bürgermeisters Paul Martini und ein vierjähriges Kind aus Reichenbach – dessen Eltern bisher über 100 Thaler für die Heilung erfolglos ausgegeben haben – alle von einem Darmbruch. Schließlich gelingt ihm noch die Heilung von Andreas Scheffler, einem Buntfuhrmann von Hartmannsdorf, „welchen der Schlag dermaßen gerührt, daß er an Händt undt Füßen ganz Contract [gelähmt] worden“.

Als Eisenbarth von dem Rat der Stadt Leipzig ein Attest über seine dortigen Kuren erbittet, verlangt dieser die Vorführung der Geheilten. Die Leute werden vorgeladen, vereidigt und dann auf Ehre und Gewissen befragt. Hanns Gottstein aus Groß-Reudenitz, 42 Jahre alt, gibt an, im Dezember 1691 von Eisenbarth an einem zwei Fäuste großen Bruch auf der linken Seite operiert worden zu sein. Er habe vorher große Schmerzen empfunden und kaum seiner Arbeit nachgehen können. Jetzt aber sei er geheilt und könne besser als zuvor arbeiten.

Der Zeugmacher Johann Michael Simon sagt aus, er habe seit 15 oder 16 Jahren an einem rechtsseitigen Bruch, der größer als zwei Fäuste gewesen sei („wobei ihm die Gedärme ins Scrotum [den Hodensack] getreten“), gelitten. Er sei von Eisenbarth „wohl geschnitten und geheilet“ worden. Der Zimmergeselle Tobias Meyer aus Leipzig meldet, daß sein siebenjähriger Stiefsohn von Eisenbarth an einem Bruch, an dem der Knabe seit seiner Geburt gelitten hat, erfolgreich operiert worden sei. Ebenso gibt Michael Gerhardt aus Leipzig an, daß sein „Bruch im Schoße über der Röhre“ geheilt worden sei.

Ferner treten auf und bezeugen ihre Heilung: Bernhard Straubel von Hänichen, operiert an einem Darmbruch so groß „wie ein Kannen Maß“; Ambrosius Sreusch aus Holzhausen, operiert an einem linksseitigen Bruch „über den genitalien wie ein Hühner Ey“ groß; Wolfgang Theile, Zimmermannsgeselle von Lü(t)zen, gibt an, Eisenbarth habe seinen fünfeinhalbjährigen Sohn an einem mit zur Welt gebrachten Darmbruch glücklich operiert; auch die Eheleute Anna Maria und Hanns Heinrich Weihfels aus Leipzig bezeugen die glückliche Heilung ihres siebenjährigen Sohnes von einem Darm- und Wasserbruch; gleichfalls treten

Catharina, Witwe von Peter Geisler aus Dösen, und Regina Etner, Ehefrau des Viehhirten Jacob Etner von Leipzig, auf und geben an, Eisenbarth habe ihre Söhne von vier Jahren an einem Hoden- bzw. Darmbruch operiert.

Barthel Voigt von Wölckau, 70 Jahre alt, schwört, drei Jahre lang vollkommen blind gewesen zu sein. Nachdem Eisenbarth ihm den Star gestochen, könne er nun wieder zwischen Helligkeit und Dunkelheit unterscheiden und sogar wieder allein zur Kirche gehen. Schließlich bezeugt der 19jährige Christoph Hoffmann, er sei im März 1692 an den Masern erkrankt, wodurch er an beiden Augen blind geworden, dann aber allein durch Eisenbarths innerlich wie äußerlich anzuwendende Arznei genesen sei, so daß er nun sogar wieder lesen könne – „deßen vor Unß Er sofort eine Probe gethan“.

Durch die eidliche Aussage dieser zwölf Zeugen ist der Stadtrat vom Können des Wanderarztes überzeugt und stellt ihm am 17. Juni 1692 ein Zeugnis darüber aus. Das gibt Eisenbarth Mut, sich in die sächsische Residenzstadt Dresden zu wagen, wo er „durch Göttliche Gnade und Beystandt“ weiter kuriert und sich am 8. November und dann noch einmal am 14. Dezember 1692 sieben neue erfolgreiche Kuren von Bürgermeister und Stadtrat bestätigen läßt. Auch hier werden die namhaft gemachten Zeugen vorgeladen und beschwören ihre Aussage:

Stephen König, 28 Jahre alt, geboren bei Gran in Ungarn, jetzt Reitknecht bei Herzog Friedrich August von Sachsen, der ein Jahr zuvor vom Pferd gefallen war und sich dabei auf der rechten Seite einen Darmbruch von der Größe einer Faust zugezogen hatte, wurde operiert und innerhalb von drei Wochen geheilt, so daß er jetzt wieder reiten kann.

Es erscheint Anna, die Ehefrau des Brückenmeisters Hanns Richter, und bezeugt, daß ihr achtjähriger Sohn von einem Wasserbruch auf der rechten Seite von der Größe eines Hühnereis innerhalb von drei Wochen geheilt worden sei. Anna Maria, Ehefrau des Musketiers Hanns Dietz, der unter dem Hauptmann von Vehlen dient, führt ihre 16jährige Tochter Rosina Elisabetha vor und gibt an, diese sei stockblind gewesen und durch Eisenbarth „verwichene Johannis“ dermaßen glücklich behandelt worden, daß sie nunmehr selbständig und ohne Hilfe ausgehen und sogar den Morgen- und Abendsegen lesen könne.

Die über 40jährige Magdalena Blanckenstein, die seit achtzehn Jahren fast taub gewesen, könne zehn Wochen nach der Behandlung von Eisenbarth wieder den Zeigerschlag und auch den Priester von der Kanzel hören.

Der 26jährige Kutscher Johann Zeboldt und ein weiterer Mann aus Altenberga geben an, durch den Chirurgen von ihren Darmbrüchen innerhalb weniger Tage kuriert worden zu sein. Schließlich beeidet Marion, des Schiffers Jacob Arnoldt Witwe, auf beiden Augen durch den grauen Star fast zwei Jahre lang blind gewesen zu sein, so daß sie nur in Begleitung habe ausgehen können. Innerhalb von vier Wochen sei sie aber durch Eisenbarths Behandlung genesen und könne nun wieder sehen.

Damit kann Eisenbarth nunmehr sechs Zeugnisse von sächsischen Städten über insgesamt 55 geglückte Kuren vorlegen. Die Zahl der tatsächlich behandelten Personen, die er wegen geringfügiger Leiden nicht erwähnt, ist vermutlich wesentlich höher gewesen. Die Statistik ergibt folgende Zahlen:

Zeugnis der Städte	Brüche	Augenbehandlung	Ohrenbehandlung	Epilepsie	Schlaganfall	Insgesamt
Rochlitz	6	4	2			12
Döbeln	11	1	1	1		14
Grimma	2	1				3
Borna	6				1	7
Leipzig	10	2				12
Dresden	4	2	1			7
Insgesamt	39	10	4	1	1	55

Weitaus an der Spitze stehen die Bruchoperationen mit 39 vor den Augenbehandlungen und Staroperationen mit zehn, gefolgt von den übrigen behandelten Krankheiten.

Jetzt hält Johann Andreas Eisenbarth die Zeit für gekommen, ein Privileg-Gesuch an Kurfürst Johann Georg IV. zu richten. Am 29. Dezember 1692 diktiert er seinem Schreiber den Brief, in dem er auf die chirurgische Tradition seiner Familie, seine Ausbildung und seine Erfolge hinweist. Vorsorglich legt er die Zeugnisabschriften der sächsischen Städte, auch das Attest von Altenburg über 31 geglückte Kuren, sowie Abschriften seiner bisherigen Privilegien bei. Er bittet, im gesamten Kurfürstentum innerhalb und außerhalb der Jahrmärkte seine Kunst ausüben zu dürfen, insbesondere „in curirung des Steins, Krebß-, Darm- und allerhandt andern Brüchen, Harnen Schnitten, Augen Beschwerungen, auch anderer dergleichen alten undt Neuen Schäden", wie auch seine Arzneimittel verkaufen zu dürfen.

Eisenbarth ist seiner Sache sehr sicher, zumal „da hiesiger orthen wenig, oder fast niemandt gefunden wirdt, so dergleichen praes[en]tiren" kann. In der Unterschrift bezeichnet er sich als „Oculist, Schnidt-, Leib- und Wundarzt". Doch der Kurfürst will ganz sicher gehen und ordnet am 5. Januar 1693 an, daß der Bittsteller von erfahrenen Ärzten examiniert werden solle und die Originale seiner Zeugnisse zu überprüfen seien. In der Prüfungskommission sitzen der Leibarzt Dr. Heinrich Erndel (1638 bis 13. 9. 1693) und der Stadt-Physikus Dr. Martin Schurig (1656 bis 1733). Man hat aber keine Eile. Eisenbarth und die Seinen sitzen untätig da und warten. Deshalb wendet sich der Prinzipal in einem Brief am 25. Januar 1693 an die Kommission mit der Bitte, ihn möglichst bald zu prüfen, weil er sich in Dresden wegen ausländischer Verpflichtungen nicht länger aufzuhalten vermöge.

Die hohen Herren haben ein Einsehen und laden den Operateur am 27. Januar vor. Zugegen sind der kurfürstliche Oberamtmann Johann Sigismund Leister und die Ärzte Dr. Erndel und Dr. Schurig. Eisenbarth wird gründlich geprüft. Der anschließend abgefaßte Bericht vermerkt, daß Eisenbarth in Star- und anderen Augenkrankheiten, Taubheit und anderen Ohrenbeschwerden, bei Hasenscharten und im Stein-, Krebs- und Bruchschneiden sowie auch in der Wundversorgung geprüft worden sei und seine Kenntnisse in allen Punkten – auch sein anatomisches Wissen – den Anforderungen genügen. Er habe ebenso sein handwerkliches Geschick bewiesen und den bei solchen Operationen „sich öffters ereignenden Zufällen innerlich zu begegnen gewußt, wie er denn auch zum Staarstechen eine neue beqvehme Stahr Nadel" als seine Erfindung vorgeführt habe. „Nach dem er aber bey solchen äuserlichen curen auch die hierzu dienliche innerliche Medicamenta bißher zugeben gepflogen, als[o] haben wir ihn derwegen

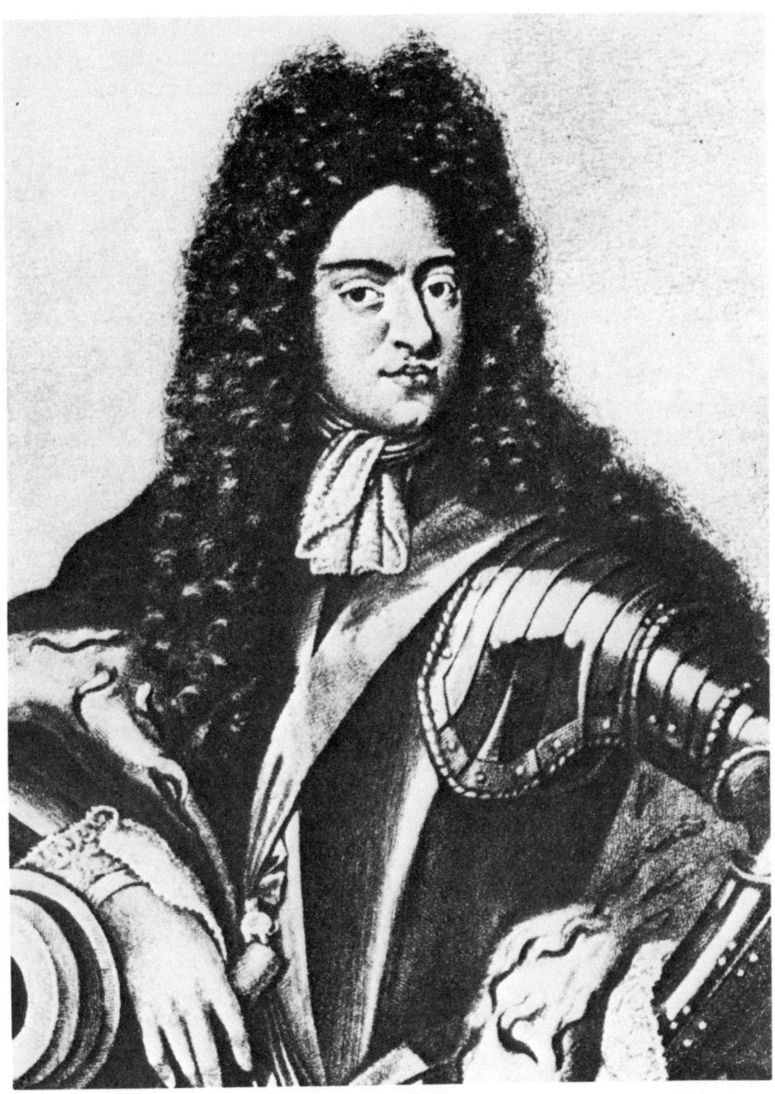

Johann Georg IV. Kurfürst von Sachsen, Bruder von August dem Starken. (Foto: Bildarchiv Preußischer Kulturbesitz.)

auch vernommen, und selbige disfals, wie denn auch die Arzeneyen, so er öffentlich zu verkauffen pfleget, als einen Theriac, Wund Pflaster, Haupt und Fluß Pulver in die Nase zu ziehen, gar dienlich und guter composition befunden".

Ein besseres Zeugnis konnte Eisenbarth sich nicht wünschen, zumal außer seinen äußerlich anzuwendenden Heilmitteln auch seine innerlich einzunehmenden Arzneien für gut befunden wurden. Doch die „ausländischen Verpflichtungen" drängen ihn zur Abreise. Er kann nicht mehr auf die Ausstellung des kurfürstlich-sächsischen Privilegiums warten. Wohin er von Dresden aus reist, geht aus den bisher zugänglichen Quellen nicht hervor, doch darf angenommen werden, daß er sich nach Polen begab. In Deutschland taucht er erst 1697 als „Chur-Sächsischer und Königlich Polnischer privilegirter" Medicus wieder auf. Am 27. April 1694 war bereits Kurfürst Johann Georg an den Blattern verstorben. Sein Nachfolger wurde der Bruder, August der Starke, der 1697 zum König von Polen gewählt wurde. Eisenbarth selbst gibt später an, in Österreich, den Niederlanden, in Frankreich, Italien und Polen gewesen zu sein.

Nachdem er am 28. Januar 1693 eine Vollmacht für den Rechtspraktikanten Georg Küchler zum Empfang des erwarteten sächsischen Privilegiums ausgestellt hat, reist Eisenbarth aus Dresden ab. Sicher aber ist das kursächsische Privileg erst durch August den Starken nach dessen Amtsantritt ausgestellt worden. Auf jeden Fall ist der Prüfungsbericht des Oberamtmanns Johann Sigismund Leister an den Kurfürsten erst am 8. Februar 1693 datiert und befürwortet die Erteilung des Privilegs, wobei noch einmal auf Eisenbarths Erfindung einer neuen Starnadel, welche „die beyden Examinatores vor sehr gut halten", hingewiesen wird.

„Ich bin der berühmte Eisenbarth“

Erst in jüngster Zeit ist es der Eisenbarth-Forschung gelungen, authentische Bilder des berühmten Wanderarztes wiederzuentdecken, obwohl bei der Eitelkeit und Werbefreudigkeit dieses Mannes von Anfang an angenommen werden mußte, daß er sich zu seinen Lebzeiten hatte porträtieren lassen. Das jüngste Bildnis Eisenbarths ist erst in den sechziger Jahren unseres Jahrhunderts von dem Medizinhistoriker Prof. Dr. Dr. H. E. Kleine-Natrop aus Dresden in der dortigen Landesbibliothek aufgefunden worden und zuerst in der von Ute Selbmann verfaßten medizinhistorischen Doktorarbeit über die Dresdner Eisenbarth-Archivalien 1967 abgedruckt worden. Das sogenannte „Erfurter Bildnis“ von Eisenbarth ist ein Holzschnitt von J. E. Balduin aus dem Jahr 1692 und stellt die erste Seite des noch später ausführlich zu behandelnden Erfurter Flugblattes dar.

Der 29jährige hochprivilegierte Operateur und Stadtarzt von Erfurt präsentiert sich in selbstbewußter Pose. Auf dem Kopf trägt er eine mächtige Allongeperücke, auf die er nach späteren Berichten einen Dreimaster setzt. Über dem Rock – er soll scharlachrot gewesen sein – trägt er für gewöhnlich einen Überhang. Um den Hals ist ein Plastron, ein Halstuch, gewunden. In dieser Tracht läßt er sich auch später abbilden, wie der „Leipziger“ und der „Berliner Stich“ beweisen. Die Verbindung von Praxis und Theorie des Heilkünstlers wird sinnfällig in den Attributen: in der rechten Hand trägt er ein chirurgisches Instrument, eine Schere, die linke ruht auf einem geschlossenen Buch. Eisenbarth läßt das Bildnis von sich auf seine Flugblätter drucken und verteilen; schließlich wollen die Leute den Mann kennenlernen und wenigstens auf einem Bild sehen, wem sie sich anvertrauen sollen.

Auxilio nihil absque DEI tua Cura laborque.

GOtt allein wird vorbehalten zu wieder geben das Licht denen Blinden/oder das Gesicht zu erhalten/und zu verhindern/daß nicht erfolge die Blindheit/bey denjenigen welche schon in Gefahr stehen/ kan man mit Hülffe des Allerhöchsten vorkommen / durch fleissigen Gebrauch gegenwartigen Wassers / Welches durch mich alein gemacht wird / zu erweisen aber/ den vortrefflichen Effect an den armen Leuten denen nechst GOtt noch zu helffen / oder das Gesicht zu erhalten / wenn ein Mensch mit schwachen blöden fliessenden Augen / ja so gar da allbereit ein Stahr sich ansetzet / oder ein Mensch wolle blind werden / wenn er nur noch etwas erkennet dan / in kurzer Zeit sein Gesicht wieder bekommen soll. Zur Ehre GOttes / an denen armen Leuten umbsonst zu gebrauchen.

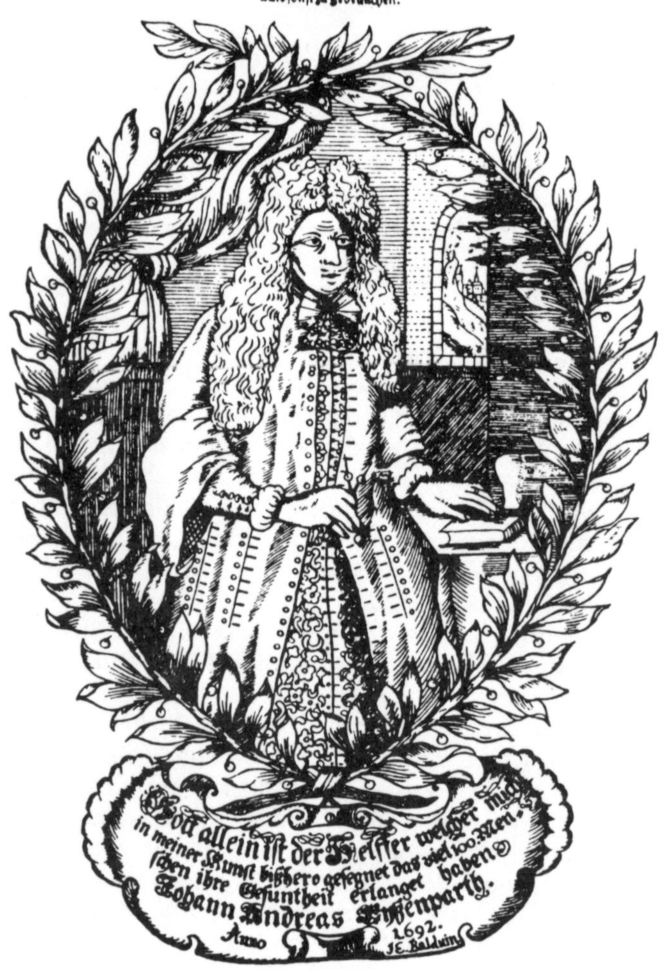
GOtt allein ist der Helffer welcher mich
in meiner Kunst bißhero gesegnet das viel 100. Men-
schen ihre Gesundheit erlanget haben
Johann Andreas Eysenparth.
Anno 1692.
J.E. Balduin

Erfurter Holzschnitt Eisenbarths aus dem Jahre 1692 von J. E. Balduin.

Das Bildnis Eisenbarths ist allerdings mehr Illustration als naturgetreues Abbild. Trotzdem erkennen wir eine gewisse Ähnlichkeit zu dem fünf Jahre später entstandenen Kupferstich von Eisenbarth, den M. Bernigeroth 1697 in Leipzig anfertigt.

Daß es sich dabei um einen Porträtstich handelt, davon zeugt die Unterschrift: „Was hier des Künstlers Hand in Kupfer eingegraben, / Entwirfft zwar sehr genau Herrn Eysenbarths gesicht; / Daß aber dessen Ruhm und ungemeine Gaben / Entworffen solten seyn, vermag sie gleichwohl nicht.“

In der Bildnisunterschrift erkennen wir zwischen dem Namen „JOHANN ANDREAS EYSENBARTH“ und der Berufsbezeichnung „MEDICUS & OPERATOR PRIVILEG.“ ein Auge, wohl eher das göttliche Auge Gottes, das diesen begabten Arzt ausersehen hat, Menschen zu heilen, als ein Hinweis auf seine Tätigkeit als Okulist, als Augenarzt. Dieses Auge erscheint auch später wieder auf Königs Berliner Porträtstich. Wenn wir die Angabe „Ao. aet. 35“ (also: im Alter von 35 Jahren) nicht bezweifeln wollen, so muß das Blatt nach Eisenbarths 34. Geburtstag am 27. März 1697 entstanden sein. Somit stand er also im 35. Lebensjahr.

Das schmale Gesicht zeigt eine hohe Stirn, scharfe und kritische Augen, die den Betrachter zu durchdringen scheinen, eine längliche, aber durchaus fleischige Nase und einen schmalen Mund. Das Kinn läßt in der Mitte ein Grübchen erkennen. Energie und Dynamik, aber auch kritische Abwehr sprechen aus dem Antlitz dieses Menschen. Am unteren Bildoval erkennen wir Eisenbarths Wappen.

20 Jahre später läßt Eisenbarth wieder ein Porträt von sich anfertigen. Diesmal ist es der Kupferstecher A. B. König, der ihn 1717 in Berlin konterfeit. Ähnlich wie beim Leipziger Stich heißt es hier: „So ist Herr Eysenbarth in Kupffer eingepraegt, / So kann [kañ] man Ihm von gold und Marmor Seilen setzen. / Was aber Gottes Hand in Seine Brust gelegt, / Kann weder Diamant noch Sta[h]l und pinsel aetzen.“ Von Gott stammt also seine Gabe und Gottes Auge wacht über ihm. Diesmal ist das etwas veränderte Wappen in die Mitte des Textes gesetzt.

Nun läßt sich Eisenbarth in der Umschrift etwas Besonderes einfallen. Er wählt die Zusammensetzung der Worte so, daß sie

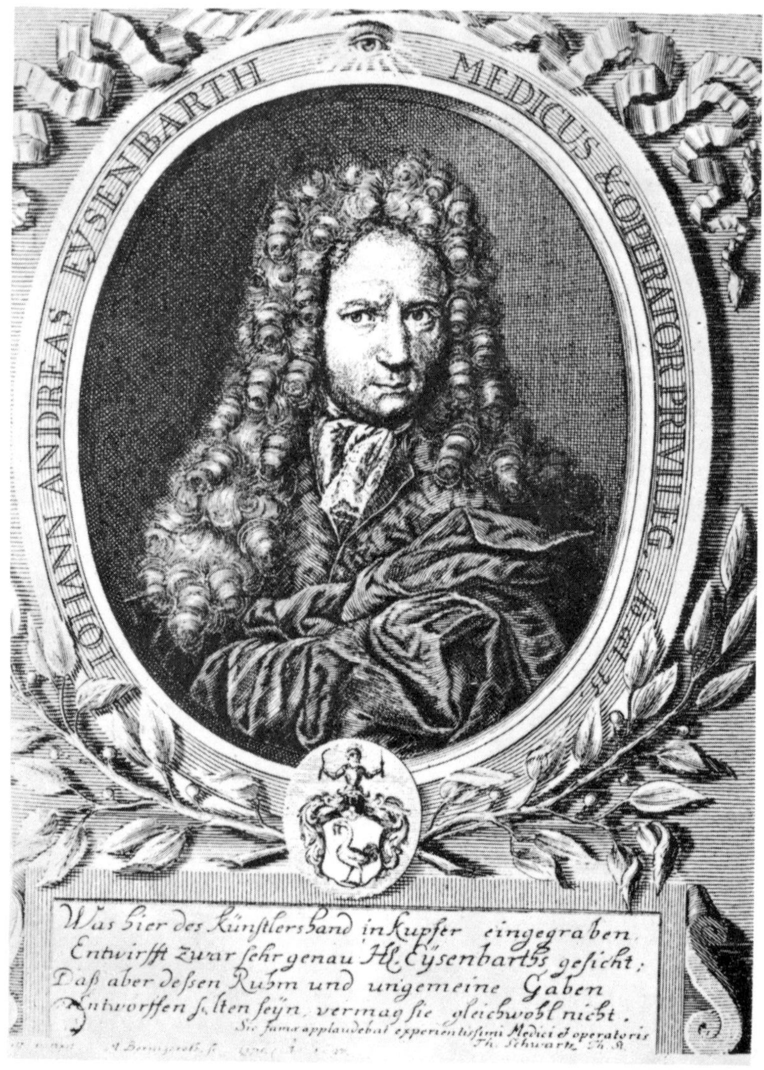

Johann Andreas Eisenbarth im Alter von 35 Jahren, der „Leipziger Kupferstich" von M. Bernigeroth aus dem Jahre 1697.

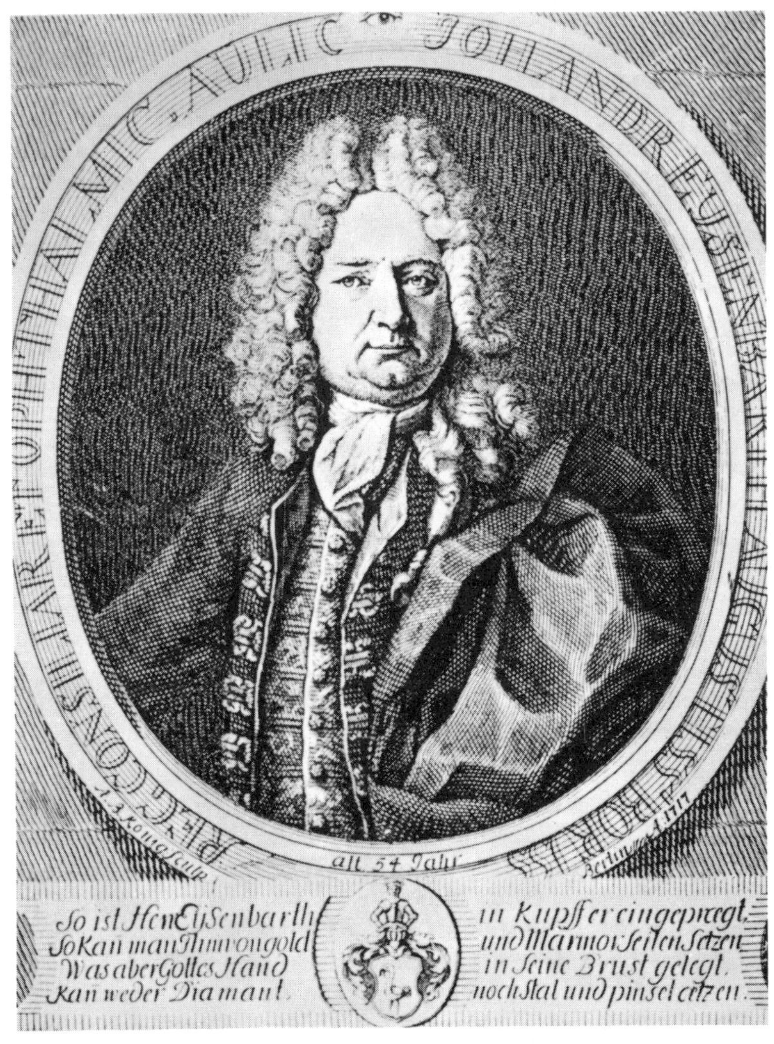
ält 54 Jahr
So ist Herrn Eysenbarth in Kupffer eingepraegt,
So Kan man Ihm von gold und Marmor Seilen Setzen
Was aber Gottes Hand in Seine Brust gelegt.
Kan weder Diamant noch Stal und pinsel etzen.

Johann Andreas Eisenbarth nach seiner Ernennung zum preußischen Hofrat im Alter von 54 Jahren, „Berliner Kupferstich" von A. B. König aus dem Jahre 1717.

ineinander übergehen und nicht durch Punkte getrennt werden. Da heißt es: REG[.] CONSILIAR[.] ET OPHTHALMIC. AULIC[.] JOH[.] ANDR[.] EYSENBARTH [.] AUGUSTISS'[.] BORUSS[.] Übersetzt heißt das: „Des Königs Berater und Augenarzt am Hofe, Johann Andreas Eisenbarth, des Königs von Preußen.“ Durch die Zusammenziehung seines Vornamens Johann Andreas zu JOHANDR könnte man auch „Johan Dr.“ lesen. Der gerade zum preußischen Hofrat ernannte Johann Andreas Eisenbarth weiß, was er seinen Publikum schuldig ist!

Die Angabe im unteren Bildrand „alt 54 Jahr“ entspricht seinem tatsächlichen Alter im Jahr 1717 (1717 – 54 = 1663). Eisenbarth braucht mit seinen Jahren nicht zu kokettieren. Im Gegenteil, beim Volk gilt ja der ältere Arzt als der erfahrenere, meist auch als der bessere.

Zwanzig Jahre sind vergangen, seit er sich in Leipzig hat porträtieren lassen. Die Zeit ist nicht spurlos an ihm vorübergegangen. Wir haben einen beleibten Bürger vor uns, der es in seinem Leben zu etwas gebracht hat und auf der Höhe seines Ruhms steht. Das Doppelkinn legt sich wohlgefällig über das um den Hals geschlungene Tuch. Dem Betrachter will es scheinen, daß sich die kritischen Züge gemildert haben, die Augen das Gegenüber nicht mehr so durchdringen wie beim Leipziger Kupferstich. Eisenbarth ist am Ziel seiner Wünsche angelangt.

Wie jeder angesehene Bürger jener Zeit führt auch Johann Andreas Eisenbarth ein Wappen. In J. Siebmachers *Großes Wappenbuch* (V. Band, 5. Abteilung, Nürnberg 1895, reprografischer Nachdruck Neustadt 1972 unter dem Titel *Die Wappen bürgerlicher Geschlechter Deutschlands und der Schweiz,* Teil 2, J. Siebmachers großes Wappenbuch, Bd. 10) findet sich folgende Wappenbeschreibung nach seinem Grabstein in Hannoversch-Münden: „Wappen: Strauß mit Hufeisen im Schnabel. Helm: wachsender, gekrönter, bärtiger Mann.“ Es handelt sich um ein sogenanntes redendes Wappen, da die Darstellung im Wappenschild eine Erläuterung des Namens ist. Das Hufeisen hängt wie ein *eiserner* Bart aus dem Schnabel des Vogels.

Diese Darstellung findet sich auf allen zeitgenössischen Wappenabbildungen unverändert, während sich die Helmzier ver-

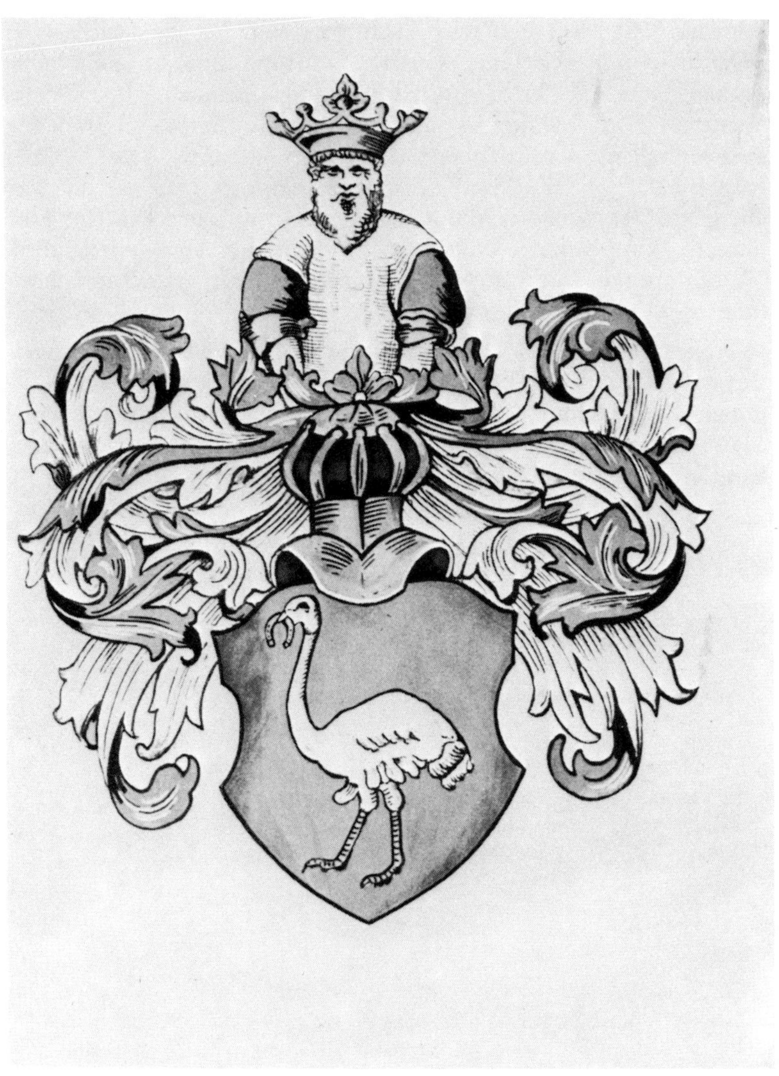

Wappen von Johann Andreas Eisenbarth, dargestellt im Heft „Ärzte- und Apotheker-Wappen", hrsg. von der Arzneimittelfabrik W. Spitzner in Ettlingen/Baden.

schieden zeigt. Im Leipziger Stich von 1697 ist ein wachsender *bärtiger* Ritter mit einer *eisernen* Rüstung und ausgebreiteten Armen dargestellt. Er hält in jeder Hand ein ärztliches Instrument. Wahrscheinlich handelt es sich hier um die Starnadel und den Polypenhaken, die Eisenbarth erfunden hat. Auf dem Berliner Kupferstich von 1717 und dem Grabstein von 1727 ist dagegen ein gekrönter bärtiger Mann in Eisenrüstung zu erkennen. Eine jüngere Wappendarstellung zeigt das von der Arzneimittelfabrik W. Spitzner in Ettlingen herausgegebene Heft *Ärzte und Apothekerwappen* mit folgender Farbgebung:

Silberner Strauß auf blauem Schild, Hufeisen und Vogelständer (-füße) bräunlichgelb, der Helm stahlblau mit roten Öffnungen, die Helmdecke blau und silbern, der wachsende bärtige Mann silbern gewandet, die Ärmel blau und golden; auf dem Kopf eine goldene Krone.

Der erfolgreiche Erfinder und Chirurg

Aus dem Prüfungsbericht des Hofarztes Erndel und des Physikus Schurig vom Januar 1693 aus Dresden erfahren wir zum ersten Mal von der neuen Starnadel, die Eisenbarth erfunden hat. Später wird noch ein Haken zur Entfernung von Nasenpolypen als Eisenbarths Erfindung ausgegeben. Beide Instrumente sind in seinem Wappen auf dem 1697 entstandenen „Leipziger Stich“ zu sehen.

Der eifrig praktizierende Chirurg Johann Andreas Eisenbarth weiß sein Instrumentarium im täglichen Umgang gründlich zu handhaben. Auf Zweckmäßigkeit bedacht, verbessert er an seinen Instrumenten alles, was ihm jeweils praktischer erscheint. Bei seiner Dynamik ist es nicht verwunderlich, daß er die Idee auch schnell in die Tat umsetzt.

Das Chirurgenbesteck zur Zeit Eisenbarths ist zwar nicht sehr reichhaltig, doch in der Regel praktisch. Neben dem großen Trepanierbohrer zur Schädelöffnung mit verschiedenen Ansatzteilen, Zangen, Rippenheber, Meißel und Skalpell befindet sich im Instrumentenkoffer des Operateurs gewöhnlich auch ein Brenneisen zur Desinfektion von Wunden und zur Behebung von plötzlich im Operationsgebiet auftretenden Blutungen. Dazu kommt

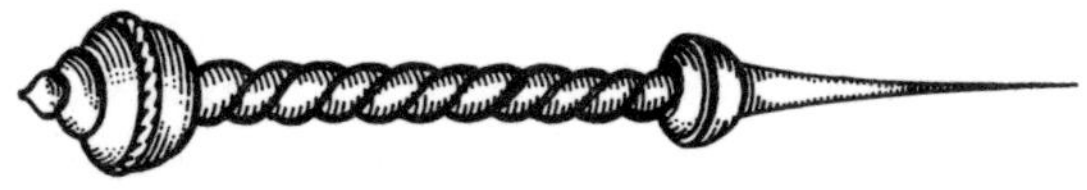

Chirurgisches Instrument zum Starstechen.

noch das reichhaltige Aderlaßbesteck mit Schnepper zum Einritzen der Haut und ein Arsenal von gläsernen Schröpfköpfen. Die Instrumente sind für den Chirurgen gleichzeitig die Visitenkarte seines handwerklichen Könnens. Und Eisenbarth legt darauf besonderen Wert. Daneben gehört auch die große Klistierspritze zur Ausrüstung Eisenbarths.

Im Jahr 1697 kehrt Johann Andreas Eisenbarth von seiner Auslandsreise, die ihn u. a. nach Polen geführt hat, nach Sachsen zurück. Vor 1697 ist er auch in Ulm, in Innsbruck, in Tirols Landen und wahrscheinlich auch in Italien gewesen. Zur Cantatemesse arbeitet er aber wieder in Leipzig. Doch die Geschäfte gehen schlecht, weil die Leute mehr auf Vergnügungen und andere Attraktionen aus sind, als sich um ihre Gesundheit zu kümmern und sich von Eisenbarth behandeln zu lassen. So bittet er in einem Gesuch vom 10. Mai 1697 den Stadtrat, länger auf dem Markt „ausstehen" zu dürfen. Er erkennt, daß er werblich noch mehr vollbringen muß als bisher und läßt bei dem Kupferstecher M. Bernigeroth das (bereits besprochene und auf Seite 94 abgebildete) Porträt von sich anfertigen, das er auf seine Werbezettel drucken läßt.

Von Mai 1697 bis Mai 1698 besucht Eisenbarth die Städte Kolberg, Stargard (in Pommern) und das damals noch schwedische Stettin, Preußisch-Holland und Danzig. Zu dieser Zeit muß er ein Privileg des Kurfürsten Friedrich III. von Brandenburg (vielleicht sogar als „Landarzt") erhalten haben. Ferner besucht er Freiberg in Sachsen, Bautzen, Görlitz, Zittau, Lauban, Kamenz, Löbau, Frankfurt/Oder und Breslau, wo er als „Landarzt für Ober- und Niederschlesien" tätig ist.

Als August der Starke von Kursachsen am 15. September 1697 zum König von Polen gekrönt wird – nachdem er bereits am 1. Juni des Jahres seinen erforderlichen Übertritt zum Katholizismus vollzogen hatte, so wie Eisenbarth zum Protestantismus übergetreten war – ernennt sich Eisenbarth aus vermutlich eigenen Gnaden zum „Königlich Polnischen privilegierten Operator", denn schließlich hat er das kursächsische Privileg in der Tasche und ist gerade von seiner polnischen Reise zurückgekehrt. Die Erhebung des kursächsischen Fürsten zum König von Polen macht er gleichzeitig zu seiner eigenen Titelerhebung. Eisenbarth ist 34 Jahre alt.

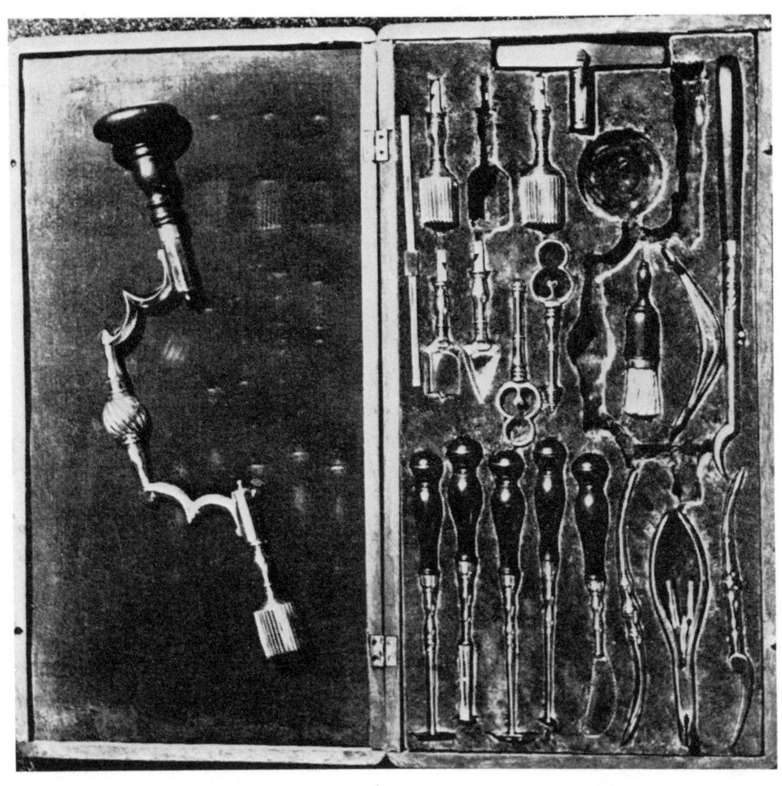

Komplettes Chirurgenbesteck aus der Zeit Eisenbarths (Deutsches Medizinhistorisches Museum, Ingolstadt).

Rechtzeitig zur Taufe seines Sohnes Johann Andreas ist der viel- und hochprivilegierte Wanderarzt am 4. Dezember 1697 wieder in seinem Stammquartier in Altenburg. Doch kurz darauf beginnt wieder das ruhelose Wanderleben, an dem seine ganze Familie teilnimmt, einschließlich des gerade geborenen jüngsten Sohnes, der seinen Namen trägt. Eisenbarth zieht nach Wittenberg, wo er bereits am 10. März 1698 sein „jüngstes Söhngen" begraben muß. Über Kemberg zieht der Troß weiter nach Spandau. Hier läßt Eisenbarth ein Flugblatt verteilen, das über seine Kunst und seine vorzüglichen Arzneimittel Auskunft gibt.

Unter dem 28. Mai verzeichnet das Spandauer Kämmerei-Rechnungsbuch:

> *Herr Joh. Andreas Eisenbarth medicinae operator, so öffentlich außgestanden, 2 Thlr., davon der reg[ierende] Bürgermeister: 1 Thlr. und zur Cämmerey 1 Thlr.*

Zu dieser Zeit muß Eisenbarth demnach 32 Tage in Spandau ausgestanden haben, denn das Standgeld betrug damals in dieser Stadt einen Groschen und sechs Weißpfennige für jeden Tag. Da er aber insgesamt zwei Thaler zahlte, muß er 32 Tage dort gewesen sein.

Noch im Juli ist Eisenbarth in Spandau. Das Kirchenbuch von St. Nicolai nennt bei einer Taufe eines „Hurenkindes" den Diener Eisenbarths, Friedrich Martius, und den Gehilfen (Augenarzt und Bruchschneider) Christian Hagenest als Paten. Damit ist bewiesen, daß Eisenbarth nicht nur Lehrlinge ausbildete, sondern auch Kollegen, die bei ihm selbständig operierten, Brot gab. Der vollständige Text der Taufurkunde lautet:

> *Hat eine Hure Nahmens Eva Rosina Fritzen, welche vor Spandow in die Hohe Weinberge bürtig, eines Weinmeisters Tochter daselbst, ein Tochterlein, welches die vergangene Nacht halb 12 uhr geboren, mit Nahmen*
>
> *Dorothea Magdalena*
>
> *tauffen laßen. Deßen Kindes Vater heißt ihres Vorgebens nach Hanß Lehmann, welcher ein Weinmeister in Jüterbock sein soll.*
>
> *Die Pathen sind gewesen:*
>
> *Tobias Papenguth Peruckenmacher alhier*

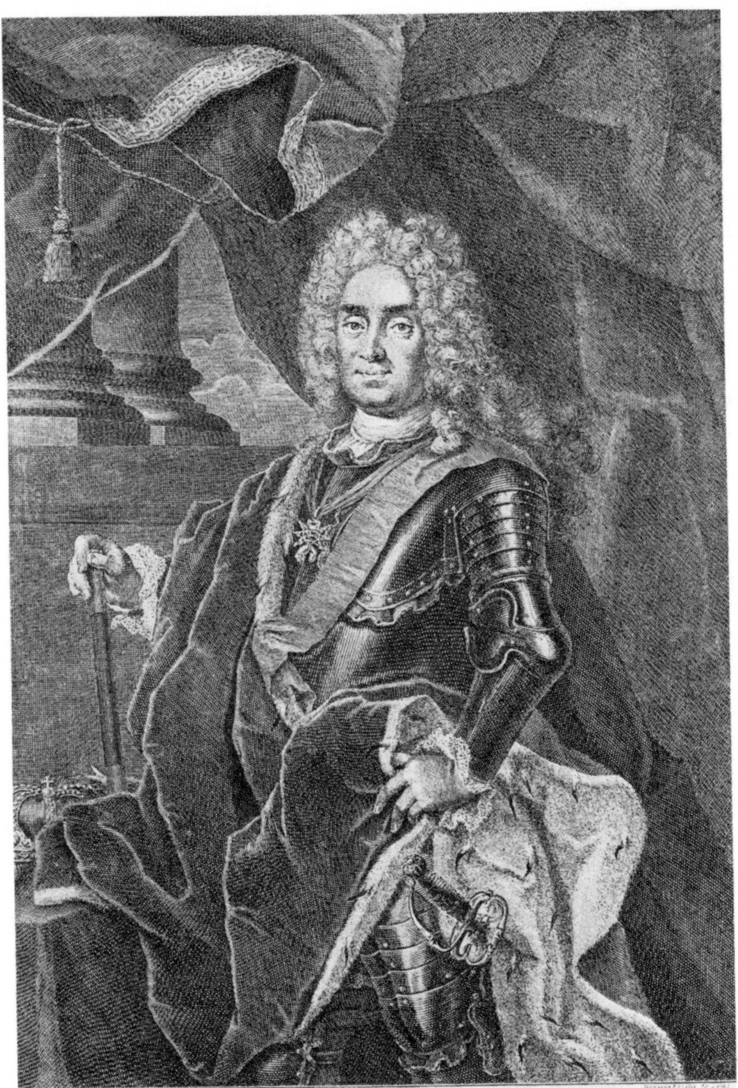

Friedrich August „der Starke“ von Sachsen, König von Polen.

Christian Hagenest, oculist u. Bruchschneider bey H. Andreas Eisenbart Medico alhir,
Friedrich Martius deßen Doctors Diener
Jr. Dorothea Buchholtz alhier
Jr. Christina Helena Fischlaken von Berlin.

Wenn von Martius als des „Doctors" Diener gesprochen wird, so hat der Pfarrer keineswegs diese Bezeichnung als „Dr."-Titel gemeint, sondern er hat bei Eisenbarth nur den Arztberuf bezeichnen wollen, denn von ihm selbst heißt es ja nur „Medico". Ein Arzt ist eben immer ein „Doktor".

Von Altenburg besucht Eisenbarth in den Jahren 1698/99 auch die Städte Leipzig, Zwickau und Zeitz, wo er mit seinem Gefolge in aller Pracht einzieht. In Zeitz sieht ihn der Schüler Christian August Heumann. Dieser wird später Theologieprofessor in Göttingen und erinnert sich noch nach fast einem halben Jahrhundert an Eisenbarths Auftreten in Zeitz. Seine Prophezeiung in einem Brief vom 20. Januar 1742 an den Konsistorialrat Dr. Eberhard David Hauber hat sich allerdings nicht erfüllt:

In meiner Jugend lebete ein dahmals sehr bekanter Marckt-Artzt, welcher auf allen Märckten herum zog. Ich habe ihn am Ende des vorigen Jahrhunderts, da ich zu Zeitz ein Schüler war, daselbst gesehen, als er mit großer Pracht aufgezogen kam, und, nachdem er auf seine Schaubühne getreten war, seine Rede mit diesen Worten anfing: Hochgeehrteste Herren, ich bin der berühmte Eisenbart. Ich habe aber schon das Ende seines Ruhms erlebet, und glaube, daß nach hundert Jahren niemand wissen wird, daß ein Marcktschreyer, Nahmens Eisenbart, in der Welt gewesen. Solte aber dieses mein Postscriptum so alt werden, wenn auch gleich in dem Theatro Europaeo, in Struvens Historia Germaniae, in der Europäischen Fama, in den Actis eruditorum, und in anderen dergleichen Büchern, des Eisenbarts nicht die geringste Erwehnung solte geschehen seyn.

Wer kennt heute schon den Theologen Heumann, während Eisenbarth doch noch in aller Mund ist? Natürlich mußte dem späteren Theologen das selbstsichere Auftreten dieses „Handwerker"-Chirurgen in Zeitz mißfallen, da dieser von seiner auf Fässern und Brettern aufgeschlagenen Schaubühne sein Publikum begrüßt und sich selbst als den „berühmten Eisenbarth" bezeichnet. Ob Eisenbarth das Sachsen-Zeitzische Privileg beantragt und auch erhalten hat, geht aus den zeitgenössischen Quellen nicht hervor.

Um diese Zeit muß der Augenarzt, Bruch- und Steinschneider die Universitätsstadt Helmstedt besucht haben, wo er vor der medizinischen Fakultät eine gute Prüfung ablegt. Am 3. Dezember 1699 steht er auf dem Weihnachtsmarkt in Freiberg/Sachsen aus. Sein Sohn Ferdinand Christoph wird am 4. April 1700 in Altenburg getauft. Im gleichen Monat erscheint er in Frankfurt am Main zur Ostermesse, um dann weiter nach Niedersachsen und Hamburg zu ziehen und zur Ostermesse 1701 wieder in Frankfurt zu sein. Hier kommt es zu einem denkwürdigen Zusammentreffen zwischen Eisenbarth und dem damals siebzehnjährigen Lorenz Heister. Der dort 1683 als Sohn eines wohlhabenden Gastwirts und Weinhändlers geborene Heister wird später einer der hervorragendsten Ärzte und ein Bahnbrecher der modernen Chirurgie werden. In seiner Selbstbiographie schildert er später, daß er als junger Gymnasiast plötzlich die Lust verspürte, Medizin zu studieren (nach dem Zusammentreffen mit Eisenbarth). Er liest eifrig in Verheyens *Anatomie* und versäumt keine Gelegenheit, sich Operationen anzusehen. Heister berichtet, daß zur Oster- und Herbstmesse „herumreisende Aerzte und Operateurs" Frankfurt besuchten, „worunter auch der damals sehr berühmte Eisenbarth gewesen". Diese hätten oft in seinem Elternhaus, dem Gasthaus „Zur Stadt Darmstadt", gewohnt, so daß er sie leicht kennenlernen und ihre Tätigkeit beobachten konnte. Damals unternahm kein einziger Arzt oder Chirurg in Frankfurt Bruch-, Star- und Blasensteinoperationen, Gewächs- und Hasenscharteneingriffe. Heister rechnet Eisenbarth zu „diesen . . . damals herumziehenden besten Marktschreyern oder Bruchschneidern".

Der Gymnasiast ist ein gelehriger Schüler und sieht dem Meister bei der Tätigkeit zu. In seinen 1753 erschienenen *Wahrnehmungen* verdammt er die Kurpfuscherei in der Medizin auf das schärfste, erinnert sich aber noch an vier Operationstechniken

Eisenbarths, die er in Frankfurt gesehen hat, und bezeichnet diese als mustergültig: Hoden- und Wasserbruch, Kropf und Star.

In Gießen beginnt Heister bei Professor Moeller sein Studium. Als dieser 1703 als Kaiserlicher Kammer-Medicus nach Wetzlar berufen wird, geht der Studiosus mit ihm, um noch drei weitere Jahre bei ihm zu lernen. Hier kommt es 1704 zu einem weiteren Zusammentreffen mit Eisenbarth, der in Wetzlar durch seine Komödianten in einen lange Zeit andauernden Streit der beiden Reichskammerpräsidenten verwickelt wird (über den wir noch ausführlich berichten werden).

Eine kurze Lebensbeschreibung dieses bedeutenden Chirurgen findet sich in der Arbeit von Rüdiger Korff *Das Berufsethos in der Chirurgie Lorenz Heisters* (Zürich 1975): „An das Ende seines Grundstudiums schloß er 1706 eine Bildungsreise an, die ihn über Leiden nach Amsterdam brachte, wo er dann bereits Anatomie unterrichtete. Die kriegerischen Auseinandersetzungen des Spanischen Erbfolgekrieges verschafften ihm 1707 die erste chirurgische Tätigkeit als Hilfsarzt in der Armee der großen Allianz in Belgien. Im folgenden Winter widmete er sich speziell dem Studium der Augenheilkunde und der Chemie sowie der Botanik und erlernte außerdem noch das Glasschleiferhandwerk. 1708 promovierte er in Hardewijk zum Dr. med. und ging anschließend als Dozent der Anatomie nach Amsterdam. Doch tauschte er 1709 die Dozentur gegen eine Stelle als Feldarzt in der holländischen Armee ein." 1710 wurde er als Professor für Anatomie und Chirurgie an die Universität Altdorf (Nürnberg) berufen und verlegte 1719 seine Wirkungsstätte nach Helmstedt, wo er bis zu seinem Tod blieb. Er ist der Verfasser mehrer chirurgischer Lehrwerke.

Ob die Chirurgie eine Kunst oder eine Wissenschaft sei, beantwortet Heister so:

> *Denn man kann sie eine Wissenschaft nennen, weil ein angehender Chirurgus, ehe er practiciret, die Fundamenta derselben vorhero wohl lernen und wissen muß; diweil er sonsten ohne diese Wissenschaft offt gar ungeschickt und unvernünfftig practiciren, und mehr Schaden als Nutzen stifften würde . . . Eine Kunst kan sie*

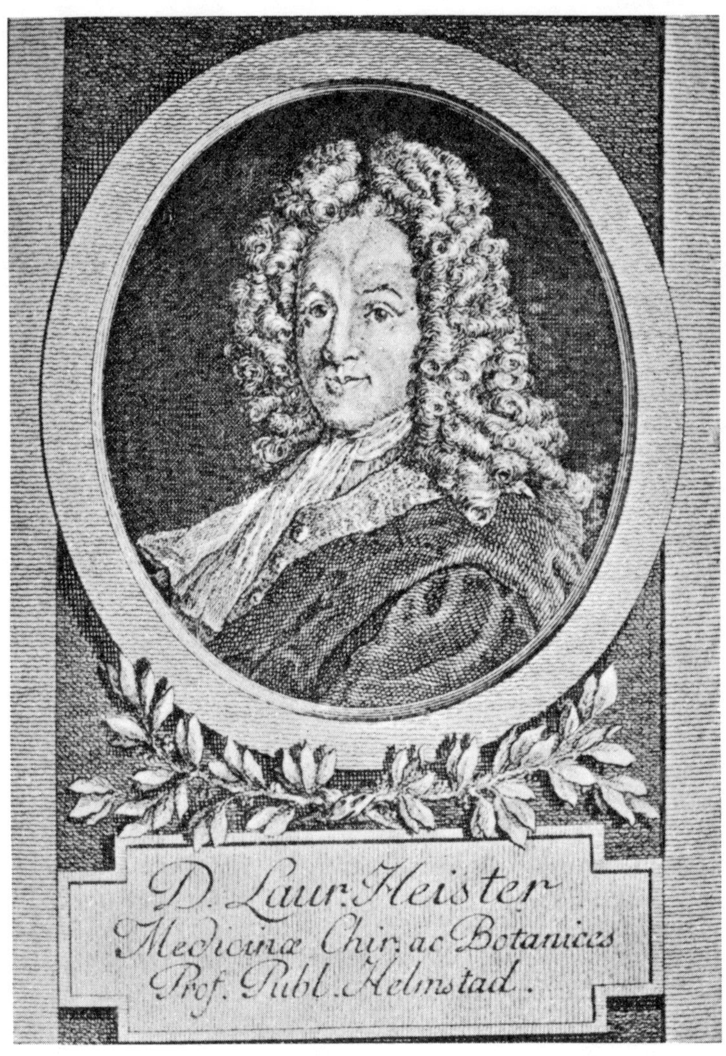

Professor Dr. Lorenz Heister (1683 – 1758), ein gelehriger Schüler Eisenbarths.

> *auch billig genennet werden, wenn man, nach vorher gelernten Fundamenten, die Chirurgie durch Heilung der Wunden, Bein-Brüche und andere Operationen exerciret oder practiciret.*

Über das Aussehen und das Auftreten eines Chirurgen ist Heister der gleichen Ansicht wie sein großer Vorgänger Celsus, den er zitiert und der „schon vor langen Zeiten gar wohl und schön beschrieben hat, nemlich: Er soll jung seyn, oder doch wenigstens nicht gar alt; eine veste, stete, doch nicht gar grobe und plumpe Hand haben, welche nicht zittere; soll rechts und lincks [-händig] seyn, ein gutes scharffes Gesicht haben, unerschrocken seyn, und, wo es nöthig, unbarmhertzig: damit er sich durch das Schreyen des Patienten nicht hindern lasse, und dadurch entweder weniger schneide und thue als nöthig ist, oder zu viel eile, und dadurch Schaden verursache; sondern muß sich von dem Schreyen des Patienten gantz nicht bewegen lassen, und behörig fortfahren".

Was die Personenbeschreibung angeht, so stimmt diese sehr genau mit dem „Leipziger Stich" Eisenbarths aus dem Jahr 1697 überein. Wie Korff Heister interpretiert, ist ein „Chirurg demnach ein Mann, der mit ruhiger Hand und stahlharter Disziplin angesichts der markerschütternden Schreie seiner Patienten unbeirrt und zielstrebig seine Arbeit verrichtet. Trotz des geforderten Quantums an Gefühllosigkeit soll er immer darauf bedacht sein, dem Patienten möglichst wenig Schmerzen zu bereiten, also jene Operationsverfahren wählen, die am effektivsten und zugleich am schmerzlosesten sind. Es ist vielleicht nicht übertrieben, wenn man die damalige Chirurgie, in der es keinerlei Betäubungsmöglichkeiten für den Patienten gab, als ein äußerst hartes, ja brutales Geschäft bezeichnet, das für zartbesaitete Gemüter sicher nicht der geeignete Lebensberuf war."

Wie wir aus den bisher angeführten zeitgenössischen Zeugnissen über Eisenbarth erfahren haben, hat dieser Wanderarzt diese Forderungen seines berühmten „Schülers" in allen Punkten erfüllt. Immer wieder wird ihm bescheinigt, er habe seine Patienten auf schmerzlose Weise operiert und sei behutsam mit ihnen umgegangen.

Hochsitzende Polypen dreht Eisenbarth mit seinem speziell für diesen Eingriff erfundenen Haken ab. Bei der Operation von Hasenscharten werden die Lippen durch hölzerne „Moraillen“ zusammengezogen, lange Nadeln mit einem Nadelhalter durch die Wundränder gestoßen und durch die umschlungene Naht befestigt.

Brustkrebs und Geschwülste entfernt Eisenbarth mit dem Chirurgenmesser. Bei Bauchwassersucht sticht er eine hohle Nadel ein, durch die dann das Wasser abgelassen wird.

In der „2. Wahrnehmung“ der erwähnten *Wahrnehmungen* berichtet Heister von einer Darmbruchoperation, die Eisenbarth zur Ostermesse 1700 an einem neunjährige Knaben vornahm:

> *... die fremden Aerzte aber wolten solche Leute nicht gern mit Bruchbändern zu heilen übernehmen, theils weil sie sich ordentlich nicht länger, als die Meße daurete, daselbsten aufhielten, in welcher kurzen Zeit man nicht leicht einen solchen Bruch mit einem Bruchband curiren konnte: theils auch, wenn sie es auch gekonnt hätten, deswegen nicht thun wolten, weil man ihnen für eine Cur mit dem Bruchband nicht gern über einen Thaler oder Ducaten bezahlen wolte, hingegen aber für eine Schnitt-Cur, als welche viel theurer geschätzt würde, zu 10, 20, bis 50 Thaler und mehr von wohlhabenden Leuten bezahlt wurden, und also hauptsächlich von diesen Schnitt-Curen leben mußten. Dieser herumziehende Arzt [Eisenbarth] nahm ihn, also auf derer Eltern Verlangen, in seine Cur, und nachdem er ihn purgirt [abgeführt] hatte, folgenden Tage mit selbigen den Schnitt auf folgende Manier vor.*
>
> *Er setzte einen bequemen Tisch mitten in das Zimmer, nahe an das Licht gegen das Fenster, legte den Knaben, nach untergelegten Kissen, darauf, und zwar so, daß der Hintere und Füsse etwas höher lagen, als der Kopf (wahrscheinlich darum, daß die in das Gemächte herausfallende Därme dadurch desto leichter in den Leib gebracht werden möchten), liese ihn also durch seine vier bis fünf mitgebrachte Bediente an denen Armen und*

> *Beinen wohl halten, drückte darauf die ausgefallene Därmen durch den Ort, wo sie herausgefallen, wieder in den Leib, liesse hierauf die Haut am obersten Teil des Gemächtes in die Quer aufheben, und schnitt selbige auf, schnitte alsdann tiefer oder weiter bis auf den Samenstrang (funiculus seminalis) durch, lösete selbigen oben auf dem Schambein von denen Theilen, an welche er angewachsen, ab, band eine Schnur oder Bändgen doppelt herum, lösete den Hoden mit denen Fingern aus dem Hodenbeutel ab, wobey der Knabe sehr heftig schrie, und schnitte ihn einen Daumenbreit ohngefehr unter der Bindung weg, wobei wenig Blut vergossen wurde; fülte darauf die Wunde und geöffneten Hodenbeutel mit zusammengerollten Carpierbäuschgens voll, legte ein Wundpflaster, Compresse und Binde darum, und schriebe ihm eine gute Diät vor in Essen und Trinken. Folgende Tage verbande er ihn täglich zweymal, als Morgens und Abends mit Eyeröl und Carpie, nebst dem vorbemeldeten Pflaster, und der Binde (wobey ich fast alle Tage gewesen). Den sechsten Tag ware das umgeknüpfte Bändgen ohne alle Schmerzen abgefallen, worauf derselbe fortfuhre noch weiter mit diesem Eyeröl täglich zweymal zu verbinden, bis die Wunde endlich bald nach 3 Wochen völlig, ohne daß ein übler Zufall dazugekommen, geschlossen und geheilet ware.*

In der „3. Wahrnehmung“ berichtet Heister von einer Wasserbruchoperation:

> *Zwey Tage nach voriger Operation oder Schnittcur war ich mit bey einer anderen fast dergleichen an einem größern Knaben von 13 Jahren, wobey aber der Arzt sagte, daß dieser Schaden kein Darm- sondern ein Wasser-Bruch wäre, der so groß als voriger, und auch an der rechten Seite des Beutels gewesen, die Geschwulst aber dehnte sich nicht bis an den Bauch wie voriger, und das in dem Beutel enthaltene liesse sich auch nicht in den Leib hinein schieben, wie bey Darmbrüchen sonsten ordentlich zu geschehen pfleget, gienge auch, wie der*

> *Knabe sagte, Nachts nicht von selbsten in den Leib hinein, sondern bliebe immer in denselben Umständen, darinnen sie ware. Er erklärte also, solches Übel ein Wasserbruch zu seyn, und verfuhre mit selbigem in der Operation und Heilung fast ebenso, wie er bey voriger gethan hatte, außer daß er hier nicht nötig hatte, Därme in den Leib einzutreiben, sondern nahme nach Eröffnung des Hodensacks den Hoden zugleich mit der tunica vaginali, worinnen zwei bis drei Unzen Waßer gewesen sein mögen, nach vorher beschriebener Manier, nachdem er den Saamen-Strang mit einem dünnen Schnürgen oben in der Weiche gebunden, heraus, und schnitte den Hoden sammt der tunica vaginali und darinnen enthaltenen Waßer einen Daumen breit unter der Bindung weg, verfuhre auch hernach in der Heilung ebenso wie bei vorigem Fall gemeldet habe. Bei dem hatte er zum ordentlichen Trank ein abgekochtes Waßer, worinnen eine Handvoll getrucknete Zwetschgen oder Pflaumen, und eben so viel zerstoßene truckne Kirschen gekocht gewesen, verbote ihnen Fleisch und andere harte Speisen zu eßen, erlaubet ihnen aber allerlei Suppen, gekochte Zwetschen-Bruneller-Kirschen-Gerst- und Habersuppen, Spinat, nebst anderen zarten Feld- und Garten-Gewächsen gekocht, ganzer 14 Tage lang mäßig zu essen, so wurden beide ohne darzu geschlagene übele Zufälle geheilet.*

Bei solchen Operationen den Hoden mit fortzunehmen nennt Heister später eine überflüssige Verstümmelung. Dennoch hat er diese beiden Fälle weiterverfolgt und festgestellt, daß die Knaben durch den Eingriff nicht unfruchtbar geworden sind, „sondern Kinder erzeuget haben, und zwar der eine sehr viele“.

Im Steinschnitt kennt die Eisenbarth-Zeit verschiedene Methoden. Einmal führt man am Damm und am Blasenhals einen Einschnitt nach dem Stein zu und hebt diesen mit Hilfe eines Steinlöffels heraus. Das ist nicht ganz ungefährlich, da Harnleiter und Harnröhre sehr leicht dabei verletzt werden können. Eine bessere Methode ist folgende: Eine gefurchte Leitsonde wird in die Blase gebracht, die Harnröhre am schwammigen Teil des

Dammes durch einen Einschnitt geöffnet, wobei dann der Stein mit Hilfe einer Blasenzange durch den mit besonderen Instrumenten erweiterten Blasenhals herausgenommen wird. Zu Ende des 17. Jahrhunderts führt dann „Frère Jacques" de Beaulieu (1651 bis 1719) den „Seitenschnitt" ein. Heister erklärt allerdings die Sectio alta, die wir als zweite Methode beschrieben haben, für die beste.

Über die Entfernung eines kindskopfgroßen Speckgewächses berichtet Heister in der „4. Wahrnehmung":

> *Eine Bauren Frau von 30 Jahren ohngefehr, die stark und fett gewesen, hatte am linken Backen eine große bewegliche Geschwulst, die bis an das Ohr und Kinn sich erstreckte, unter der Haut, ware beweglich und sahe scheußlich aus, in der Größe eines kleinen Kindes-Kopfs, und den ihr sonsten Niemand vertreiben und abnehmen wolte. Diese kam zu eben diesem Operateur, um zu vernehmen, ob er ihr solchen trauete und wolte abnehmen: weilen er noch immer größer würde, und ihr sehr beschwerlich fiele, so wolte sie sich seiner Cur unterwerfen. Dieser nahme sie an, setzte sie nach vorher gebrauchtem Purgiren auf einen Stuhl, liese ihr Kopf und Hände wohl halten, und machte zuerst einen länglichen Schnitt durch die Haut von oben bis unten an das Ende, machte darauf einen kleinern in die Quere mitten durch den ersten ins Kreuz, lösete die Lippen so weit von der Geschwulst ab, theils mit dem Meßer und theils mit dem Finger bis an den Grund, durchstache solche mit einer großen krummen Nadel und Schnürgen, womit er sie anziehen ließe. Und alsdann machte er die Geschwulst von allen Orten, wo sie anhinge, allgemach loß, und liese darzwischen das Blut durch einen Bedienten öfters mit einem Schwamme abwischen, und wo eine Ader was stark blutete, selbige von einem anderen mit den Fingern zuhalten, bis daß er die ganze Geschwulst oder Gewächse abgelöset hatte. Man sahe alsdann zwei Schlagadern stark Blut ausspritzen, auf deren Oefnung aber er ein Stückgen Vitriol als eine kleine Erbse mit*

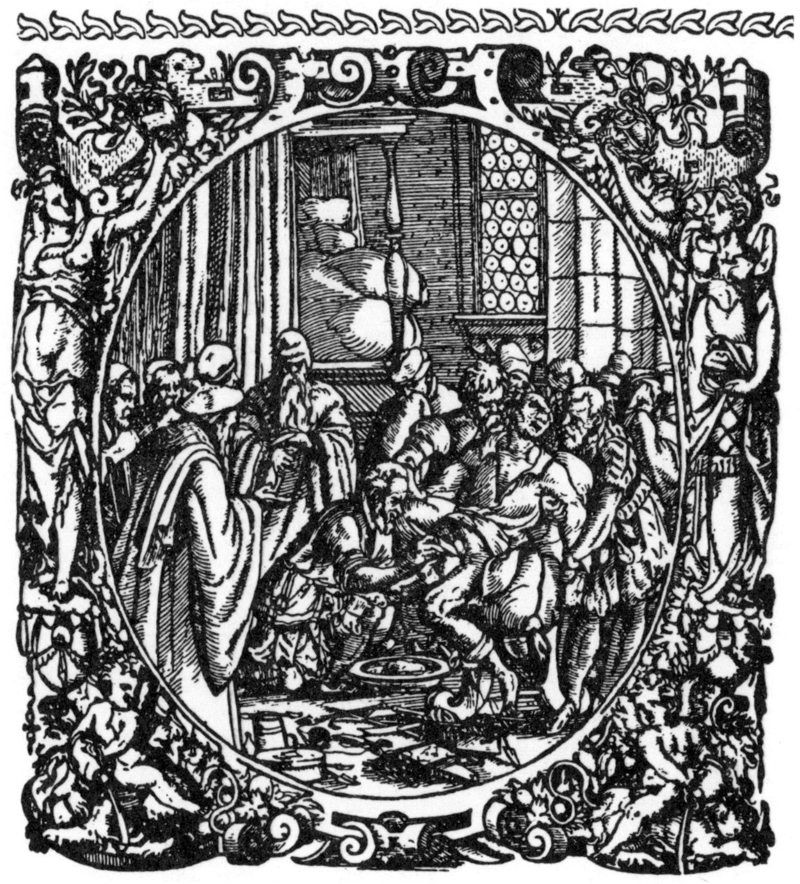

Darstellung einer Steinoperation. Holzschnitt von Jost Amman aus der „Großen Wundarznei“ von Paracelsus, Frankfurt 1566.

> *Linnen umbunden legte, die übrige Wunde aber mit viel Karpie und Blutschwamm, Bovist genannt, wohl ausfüllete und bedeckte, darüber noch endlich drei dicke Compreßen oder Bäuschgens von Leinwand in der dicke und Größe als zusammengefaltene Servietten und solches alles mit einer langen Binde 3 Finger breit und auf 2 Rollen gewickelt um den Kopf, wohl befestiget, und liese sie darauf zu Bette bringen. Er zerschnitte hernach diese Geschwulst, so sahe solche inwendig als ein Klumpen Fett oder Speck aus, woraus abzunehmen, daß solches ein Fett- oder Speckgewächs gewesen. Er verbande sie zum erstenmal erst den vierten Tag, und heilete sie glücklich, doch nicht ohne große Narbe.*

Für Eisenbarth ist es mit der Operation allein nicht getan. Zur Sicherstellung der Diagnose untersucht er nach dem Eingriff die herausgeschnittene Geschwulst und stellt fest, daß er sich nicht geirrt hat.

Bis zur Einführung der Interlinear-Extraktion und des Hornhautlappenschnitts – eine Technik, welche erst nach Eisenbarths Zeit praktiziert wird – stößt der Okulist mit seiner Starnadel in den Augapfel und schiebt die getrübte Linse durch Niederdrücken weg. Auf diese Weise versucht auch Johann Andreas Eisenbarth seine Patienten, die am grauen Star leiden, zu heilen. Sein großer Vorgänger in dieser Kunst war der Wund- und Augenarzt Georg Bartisch (1535 bis 1607) aus Königsbrück. Dagegen erscheint der englische Okulist John Taylor (1708 bis 1772), der mit einer vierspännigen Kutsche auch durch deutsche Lande zog und unter anderen auch den bedeutenden Komponisten Johann Sebastian Bach erfolglos behandelte, als ein wahrer Scharlatan.

Wie Professor Dr. Albert Koehler (*Die Kriegschirurgen und Feldärzte des 17. und 18. Jahrhunderts,* Berlin 1899) berichtet, zog Heister in Gotha, Nürnberg, Frankfurt/Main, Rostock und Braunschweig, wo dieser „fameuse sogenannte Ritter Taylor“ viele hundert Staroperationen zum Schaden seiner Patienten durchgeführt hatte (1750 bis 1752), Erkundigungen ein und fand heraus, daß fast alle Patienten Taylors nach der Operation blind geblieben waren – ganz im Gegensatz zu den von Eisenbarth be-

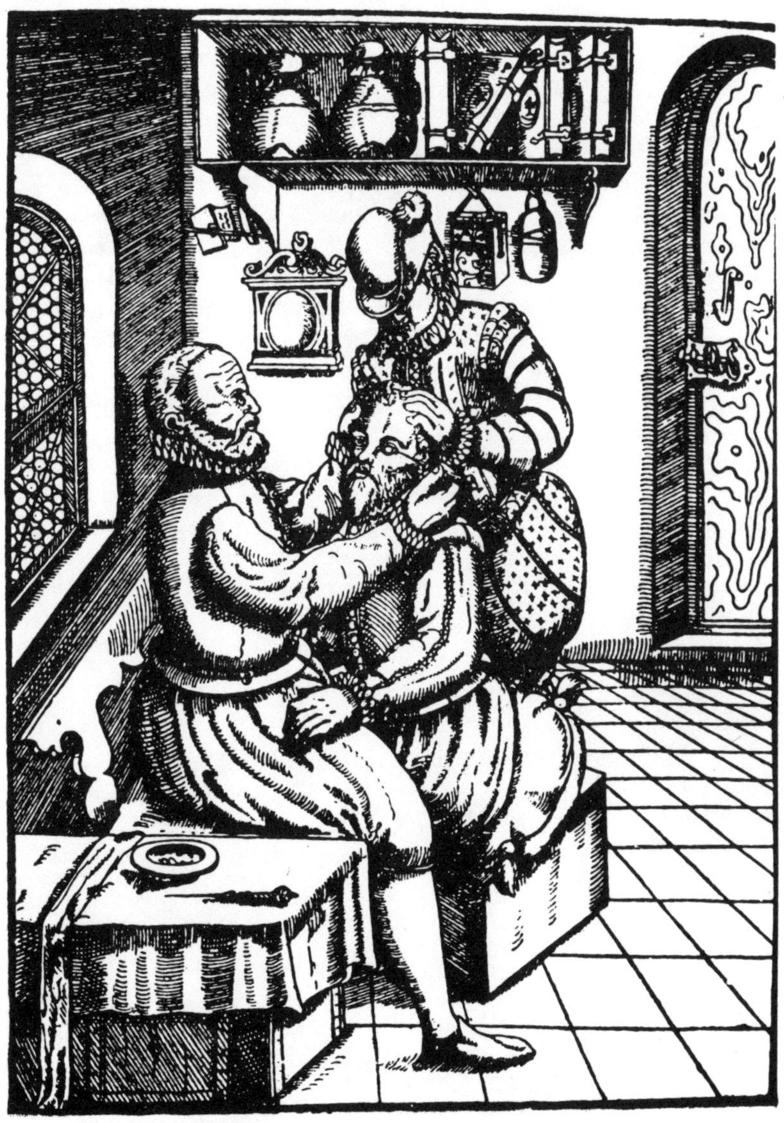

Staroperation, Holzschnitt aus dem „Augendienst" von Georg Bartisch (1535 – 1607), Dresden 1583.

handelten Personen. Übrigens war Heister auch mit seinen eigenen Erfolgen nach solchen Operationen unzufrieden. Eisenbarth scheint in dieser Hinsicht mehr Glück und Geschick gehabt zu haben.

Die Diagnose der Krankheiten stellt Eisenbarth in vielen Fällen durch die Urinprobe. In seinem Erfurter Flugblatt (1692) heißt es: „Wer seinen Urin oder Wasser will besehen lassen/ der sol von mir gründlichen Bericht seiner Kranckheit bekommen." In seinem Altenburger Flugblatt fordert er die Kranken auf, „ihren unverfälschten Urin oder wasser" zu ihm zu bringen, damit „Er [Eisenbarth] nechst Göttlicher Gnad und der Natur Beystand/ solche Kranckheit zu erledigen und zu judiciren weiß". Im Nürnberger Flugblatt (1702) heißt es gar: „Denn aus des Menschen Urin erkennet er fast alle Kranckheiten / zumahlen wenn ihn der Mensch früh nüchtern auffänget und verdeckt zusendet / derselben er in mancher Stadt den Tag zu 100. und mehr besihet." Im Stettiner Flugblatt (1716) lesen wir: „Aus des Menschen Urin erkennet er fast alle Kranckheiten, wann solcher früh nüchtern gefangen, und in sein Qvartier gesendet wird, saget es auch gleich, ob einem Patienten zu helffen ist oder nicht." Und noch in seiner Berliner Zeitungsanzeige aus dem Jahre 1724 heißt es: „So jemand seiner Hülffe benöthiget, kan des Morgends nichtern seinen Urin auffangen und ihm zusenden."

Liste der von Eisenbarth behandelten Krankheiten

○ Augenkrankheiten (Star, Flüsse, Blindheit, künstliche Augen)
○ Bauchfluß
○ Bauchschmerzen
○ Blattern, Schwarze
○ Blutsturz
○ Brüche (Hoden-, Darm- und Wasserbrüche)
○ Beinleiden
○ Epilepsie (Fallsucht)
○ Erfrierungen an Händen und Füßen
○ Fieber verschiedener Art
○ Frauenkrankheiten (Weißfluß, Menstruationsbeschwerden)
○ Gedächtnisschwäche
○ Gicht und Gliederschmerzen

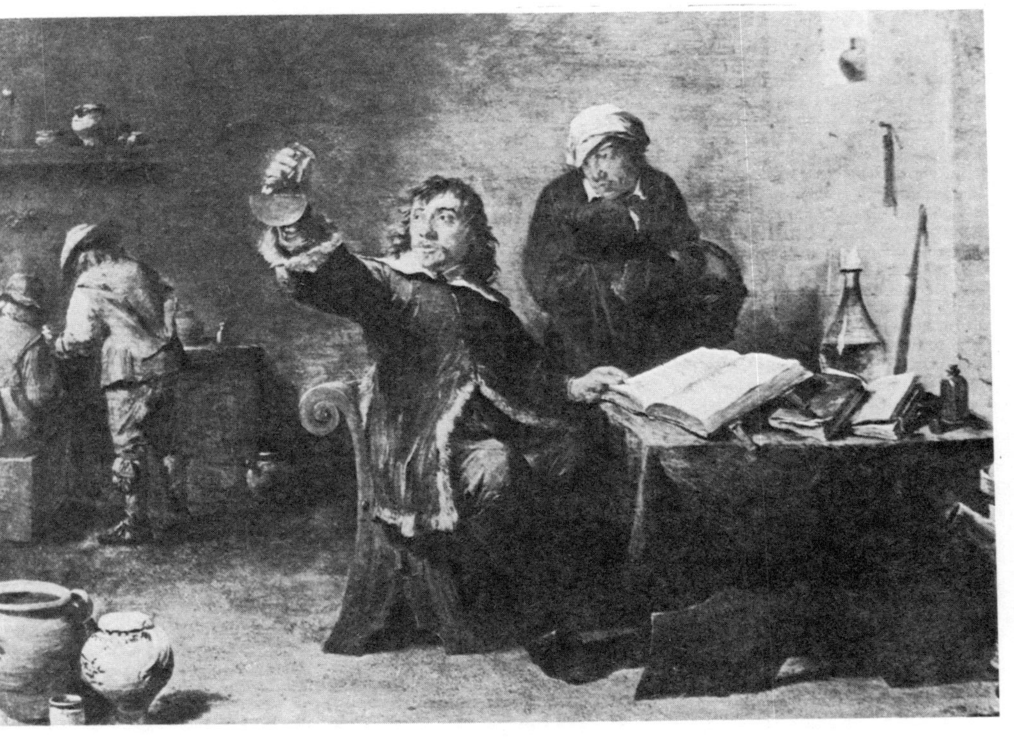

Die Urinschau, Gemälde von David Teniers (1610 – 1690).

- ○ Halsbräune (Diphtherie)
- ○ Halsschmerzen
- ○ Hasenscharten
- ○ Herzschwäche
- ○ Hitze, Rote
- ○ Husten
- ○ Impotenz
- ○ Kopfschmerzen
- ○ Krebs (vor allem Brustkrebs, Geschwüre, Gewächse und „fressende Schäden“)
- ○ Krämpfe
- ○ Kropf
- ○ Lungenbeschwerden (Brustschmerzen)
- ○ Magenleiden
- ○ Melancholie
- ○ Milzleiden
- ○ Mundfäule
- ○ Muttermale (Leberflecke, Sommersprossen, Schwämme, Finnen, Flechten u. a. Hautkrankheiten)
- ○ Ohnmacht
- ○ Ohrenkrankheiten (Ohrenschmerzen, -fluß, -sausen, Taubheit)
- ○ Ruhr, Rote und Weiße
- ○ Scharbock (Mundfäule)
- ○ Schlaflosigkeit
- ○ Schlagfluß (Schlaganfall)
- ○ Schwindel
- ○ Schwindsucht
- ○ Seitenstechen
- ○ Steinkrankheiten (Blasensteine, Nierengrieß)
- ○ Syphilis
- ○ Verbrennungen
- ○ Verstauchungen
- ○ Wahnsinn
- ○ Wassersucht
- ○ Wurmkrankheiten
- ○ Zahnkrankheiten (die er wohl kaum operativ behandelt haben wird, obwohl er aber auch nachweislich goldene Zähne einsetzt. Er verkauft ein Zahnpulver).

Von Frankfurt aus besucht Johann Andreas Eisenbarth 1701 noch Gotha, Erfurt und Weimar. 1702 zieht es ihn plötzlich in seine alte Heimat nach Süddeutschland.

In Nürnberg läßt er ein sechsseitiges Werbeflugblatt drucken, dessen erste Seite sein Porträt, der 1697 entstandene „Leipziger Stich" (Abbildung Seite 94), ziert. Im „Neuenbau in drey Königen" hält der hohe Herr Hof. Nunmehr bezeichnet er sich als „Medicus und kunstreicher Operator", also als Arzt und Chirurg. Es heißt hier, daß er

> *nicht allein von Ihr. Kayserl. Majestät Ober-Amt/ vielen Königen/ Chur-Fürsten und Herren hochprivilegirt; sondern auch über Chur-Maintz/ Erfurth/ Weimar/ Gotha und Altenburg zum Land-Arzt/ allergnädigst ernennet worden. Und dieses werden Chur=Sachsen in specie Leipzig und Dreßden/ Chur-Brandenburg/ Preußen/ Nieder-Sachsen/ in specie Hamburg durch ihren Ruhm erweisen/ was seine Wissenschafft und Experience allda vermocht, als in welchen Landen er binnen 18 Jahren solche Curen verrichtet... Und das berühmte Breßlau/ wird die zu verwundernde Augen- und Schnitt-Curen/ die er meistens an Grafflichen und Hoch-Adelichen Standes-Personen/ mit grosser Renomee künstlich verrichtet/ so bald nicht in Vergessenheit stellen.*

Wieder eilt Eisenbarth seiner Zeit voraus und belegt sich selbst mit Titeln, die er noch gar nicht besitzt und erst viel später erhält. Ein kaiserliches Privileg wird allerdings schon im Spandauer Flugblatt erwähnt. Den Titel eines Landarztes mit allen Rechten erhielt er 1710 auch in Hannover von Herzog Georg Ludwig von Braunschweig-Lüneburg. Nachgewiesen werden kann, daß er in Kurbrandenburg, das 1701 zu Preußen wurde, kuriert hat. Ein preußisches Privileg kann Eisenbarth aber erst 1707 erwerben. Seine Tätigkeit in Niedersachsen, speziell in Hamburg, vor 1702 ist durch Quellen nicht zu belegen. Eisenbarth ist weitsichtig und energiegeladen. Das, was er sich einmal vorgenommen hat, versucht er mit allen Mitteln zu erreichen – und er erreicht es auch; einmal mehr triumphiert er über seine Feinde und Neider.

Im März reist er nach Würzburg und von dort weiter nach Bamberg, wo er bei seinem Schwager und Lehrmeister Alexander

Biller siebzehn Jahre zuvor seine Ausbildung abgeschlossen hatte. Welch ein ungeheurer Triumph für den Mann, der diese Stadt 1685 mittellos verlassen hatte, um sein Glück in der weiten Welt zu suchen!

Am 16. August 1702 wird Eisenbarths Sohn Christian Friedrich in Altenburg getauft. Nun beschließt das Familienoberhaupt, die Residenzstadt Altenburg zu verlassen, um in dem preußischen Magdeburg sein festes Stammquartier aufzuschlagen. Das junge und aufstrebende Königreich scheint ihn magisch anzuziehen.

Das barocke Public-Relations-Genie

In unserer Zeit ist jegliche ärztliche Werbung aus Standesgründen verpönt und verboten. Zur Zeit Eisenbarths war das aber ganz anders. Die Werbung im Volke für seine Kunst als geschickter Chirurg ist für Eisenbarth ein geeignetes Mittel der Information auf breitester Ebene. Er bedient sich ihrer, um seine eigenen Leistungen hervorzuheben, um sich gegen Scharlatane und Kurpfuscher abzuheben und um sich gegen seine ortsangesessene Konkurrenz zu behaupten. Neben den lebendigen Beweisen seiner chirurgischen und medizinischen Tätigkeiten sind es vor allem seine Flugblätter – der Forschung sind heute fünf dieser Werbe- und Informationsmittel im Original und zwei im Text bekannt –, die er in großer Anzahl verteilen läßt, und auch seine Zeitungsanzeigen, die ihn in weiten Bevölkerungskreisen bekannt machen und die von seinem sagenhaften Ruhm berichten.

Als „König der Werbung" beherrscht Johann Andreas Eisenbarth auch dieses Metier. Er erkennt sehr schnell, welches Machtmittel die Werbung bedeutet und nutzt sie aus, indem er sie sinnvoll einsetzt. Die sachliche Information ist die geeignete Basis, um beim Volk Vertrauen in sein Können und seine Arzneien hervorzurufen. Dabei versteht er es geschickt, durch zahlreiche Beispiele gelungener Behandlungen – besonders an hochgestellten Persönlichkeiten, wie er immer wieder betont – den Eindruck zu erwecken, daß allein er in der Lage sei, die Menschen von ihren Krankheiten durch seine Geschicklichkeit, seine Methoden und Arzneien zu heilen. Er weist auf seine erfundenen Instrumente hin und läßt erkennen, daß seine Arzneien von ganz besonderer Kraft und Zusammensetzung, die im übrigen nur er kennt, seien.

Als „Fachchirurg“ für Augen-, Bruch- und Steinleiden hat er auch ein besonderes Instrumentarium und spezielle Arzneimittel. So steht er konkurrenzlos da. Seine persönliche suggestive Überzeugungskraft läßt viele „eingebildete Kranke“ genesen, bevor er Hand an sie gelegt hat. Dazu kommt noch, daß er ein Mann des Volkes ist, der mit seinen Patienten eine klare Sprache zu reden versteht. In der Werbung allerdings befleißigt er sich der gelehrten Sprache seiner Zeit, um zu dokumentieren, daß er ein gebildeter Arzt ist. Das imponiert den Leuten.

Aber Eisenbarth hält auch, was er verspricht. Er bleibt am Ort, bis seine Patienten vollständig geheilt sind, und macht sich nicht, wie viele andere Wanderärzte es zu tun pflegen, nach der Operation aus dem Staube, ohne den Erfolg oder Mißerfolg abzuwarten. Dadurch wird die Vertrauensbasis zwischen Arzt und Patienten vertieft. Eisenbarth weiß, was er kann, und fürchtet sich nicht vor den Folgen seiner Behandlungen.

Natürlich steht die persönliche Imagepflege obenan. „Ich bin der berühmte Eisenbarth!“ pflegt er sich seinem Publikum vorzustellen. Sein Name wird zum Begriff für chirurgisches Können und fürsorgliche Heilbehandlung. Er wirbt mit seinem Namen, und sein Name ist bald in aller Munde. Nicht nur aus persönlicher Eitelkeit legt er großen Wert darauf, bekannt zu sein, weiß er doch aus Erfahrung, daß sein Name zum Markenartikel geworden ist. Im Gegensatz zu seinen Kollegen gibt er an, woher er kommt und wohin er reisen wird. So weiß jeder behandelte Patient, daß er sich im Notfall wieder an ihn wenden kann.

Er selbst ist an seiner Kleidung zu erkennen, seiner „Uniform“, bestehend aus langer Perücke, Dreispitz und scharlachrotem Rock mit Überhang. Auch seine Mitarbeiter sind uniformiert. So weist er in seinem Spandauer Flugblatt darauf hin, daß angeblich von ihm kommende Leute dann als Betrüger zu entlarven seien, wenn sie nicht in der scharlachroten Uniform mit silbernen Besatzstreifen auftreten oder sich nicht durch einen genügend großen Vorrat seiner Flugblätter ausweisen können. So wird auch seine und seiner Mitarbeiter Uniform zum Markenartikel gemacht.

Zur Werbung gehört ebenso Eisenbarths Komödiantenbude, die nebenbei noch einem psychologischen Zweck dient. Seine

Schauspieler, die vorwiegend Stegreifstücke spielen, darin aktuelle Tagesereignisse geschickt einbeziehen und in possenhafter Manier vorstellen, ziehen die Marktbesucher wie ein Magnet an. Man lacht über den Ulk und die Späße von Hanswurst und Harlekin und erfährt dann ganz nebenbei, um was es hier eigentlich geht. Viele Umstehende lassen sich überzeugen, da sie ohnehin schon längere Zeit an irgendwelchen Übeln herumlaboriert haben, und gehen dann hinter die Bühne ins Zelt, um sich behandeln zu lassen.

Währenddessen blasen die Trompeter eine Fanfare zu Hanswursts lustigen und akrobatischen Sprüngen. Trommelwirbel stieben über den Platz. Der ohrenbetäubende Krach übertönt die markerschütternden Schreie der Patienten, die ohne wesentliche Betäubung, von einer Vollnarkose nicht zu reden, hinter der Bühne operiert werden. Die Neugierigen sind durch das Bühnengeschehen abgelenkt. Eisenbarth ist, muß man sagen, auch ein guter Psychologe.

Nur der Könner hat Erfolg in den Augen des Publikums. Dieser Erfolg aber muß sichtbar sein. So zieht Eisenbarth wie ein regierender Fürst mit unerhörtem Pomp in die Städte ein. Die zeitgenössischen Berichte geben davon Zeugnis. In Eisenbarths Glanzzeiten auf der Höhe seine Ruhms sind es 120 Personen, dazu der große Troß von Pferden und Wagen, die durch die Stadttore und Straßen bis auf die Marktplätze ziehen, wo dann Bühne und Zelt aufgeschlagen werden. Angeführt wird der Zug von den Trompetern und Trommlern. Ihnen folgen in ihren bunten Kostümen die Schauspieler, die ihre Purzelbäume auf dem Pflaster schlagen. Daran schließen sich die uniformierten Reiter und die Wagen an. Das Volk sammelt sich staunend in den Gassen und auf den Marktplätzen. Schon Tage zuvor ist das große Ereignis durch Eisenbarths Diener, welche die Reklamezettel in die Häuser gebracht und auf den Straßen verteilt haben, bekanntgemacht worden. Dieser Aufwand und das zugehörige Spektakel verfehlen ihre Wirkung nicht. Es gibt nur „einen Eisenbarth“, der mit Gottes Hilfe kranke Menschen heilen kann, und besonders auch diejenigen, an denen sich andere Ärzte bisher vergeblich versucht haben. Von diesem Augenblick an gibt es für die Menge keinen anderen Wanderarzt auf dem Markt als den „hochberühmten Doktor Eisenbarth“, der sich durch viele Zeugnisse und fürstliche Privilegien ausweisen kann.

Wahrhaftig, hier zeigt sich ein Mann, der sich als König der Werbung ausweist und von dem selbst noch die moderne Werbung etwas lernen kann. „Zu Boden treiben" – so würden die zielbewußt eingesetzten Aktivitäten Eisenbarths in werblicher Hinsicht von der zeitgenössischen Berichterstattung charakterisiert. Seine Flugblätter und Zeitungsanzeigen, von denen wir an dieser Stelle einige Flugblätter im Original und in einer lesbaren Übertragung vorstellen wollen, legen davon Zeugnis ab. Seine Zeitungsanzeigen geben wir an anderer Stelle wieder.

In seinen früheren Flugblättern benutzt Eisenbarth gerne und häufig lateinische und griechische Ausdrücke, um so seine Belesenheit und wissenschaftliche Gelehrtheit zu beweisen. Später hat er das nicht mehr nötig. Ihm liegt nun mehr daran, daß alle seine Patienten ihn verstehen.

Beginnen wir mit dem Altenburger Flugblatt, das Eisenbarth zu Anfang seiner selbständigen Tätigkeit hat drucken und verteilen lassen. (Die Urfassung ist im folgenden neuzeitlicher Sprache angepaßt worden.)

Ehre dem einzigen Gott

Edle Herren und Frauen!

Sicher ist es und keineswegs gefährlich [perse als Abkürzung für periculose]; sie suchen Machaon [Sohn Äskulaps und Arzt vor Troja] auf, der zweifelnde Kranke aber nimmt seine Zuflucht zu einer starken Arznei.
Ehrenwerte – und wie es sich für eine Stadt gehört –, hochgeneigte Herren und Bürger. Das größte Gut, das wir neben der Erkenntnis Jesu Christi haben, ist die Gesundheit in diesem Leben. Damit uns nun unsere Gesundheit erhalten bleiben möge, so hat Gott der Herr mancherlei Kräuter grünen lassen und dem Menschen seinen Verstand gegeben, daß er dieselben für seine Gesundheit gebrauchen soll. Nun achte jeder darauf, daß Gott ihn nicht zu sehr durch Krankheiten strafe, die er dann wieder heilen muß (Jesus Sirach, 38. Vers 15). Wer

vor seinem Schöpfer sündigt, der wird in die Hände des Arztes fallen. Nicht die Starken brauchen einen Arzt, sondern die Kranken (Matth. 9. 12). Da nun Gott der Herr mich zum Arzt berufen, habe ich nun aus christlicher Liebe dieses Flugblatt drucken lassen, damit jeder erfahren möge, daß ich vielen armen, kranken und verkrüppelten Menschen helfen kann, selbst denjenigen, die bisher keine Hilfe von anderen Ärzten erfahren konnten. Solche habe ich aber auch durch Gottes Gnade bisher heilen können. Ich will meine durch Gott verliehene Kunst kurz beschreiben:

Erstens heile ich durch Gottes Gnade die Menschen, die blind sind, auch wenn sie ihre Leiden schon 15 oder 20 Jahre ertragen haben, wenn sie am Star erkrankt sind oder wenn ihr Augenleiden durch sonstige Kopfbeschwerden verursacht ist. Auch denjenigen Menschen, die von Geburt an blind sind oder unter roter Hitze, Flüssen und Schmerzen an den Augen leiden, weiß dieser Augenarzt in kurzer Zeit zu helfen.

Zweitens hilft dieser Arzt den Menschen, die unter Steinschmerzen, Sand und Grieß der Nieren, Lenden und Blase zu leiden haben, so daß sie ihr Wasser nicht lassen können. Je nach Gelegenheit, Erfordernis, nach Erkundigung des Standes, der Person und des Alters, kann er entweder mit oder ohne Operation in wenigen Tagen helfen.

Drittens heilt er solche Menschen – von denen es, Gott sei es geklagt, viele gibt –, die impotent oder unfruchtbar sind. Diese heilt der Chirurg, ehe man ein halbes Vaterunser ausbeten kann, mit großer Behendigkeit, ohne Schmerzen und Lebensgefahr, so daß die Behandelten gleich wieder entlassen werden und gehen können. Ich verspreche nichts und rühme mich nicht eher, bis den Kranken geholfen worden ist. So habe ich denn Männer bis zu 60 Jahren operiert, Kinder mit beidseitigen Brüchen, Frauen und Männer. Ja, Er [Eisenbarth] hat hier in den benachbarten Städten, in Zwickau, Altenburg und anderen Orten vielen Menschen geholfen. Dieses

SOLI DEO GLORIA,

Wohl Edle Herren und Frauen/

Firma valent per se, nullumq; Machaona qværunt ad Medicam dubius confugit æger opem.

EHrenveste nach Stadts-Gebühr hochgeneigte Herren und Bürger/ der gröste Schatz den wir neben Erkäntniß JEsu Christi haben ist die Gesundheit in diesem Leben und damit dieselbe möge erhalten werden/ so hat GOtt der HErr mancherley Kräuter grünen lassen/ auch dem Menschen Verstand geben daß Er dieselben zu seiner Gesundheit gebrauchen kan/ also daß GOtt nicht zusehr zuschlägt/ daß Er nicht wiederumb solte heilen/ wie wir denn aus heil. göttl Schrifft lesen können/ als im Handbüchlein Jesus Sirach im 38. v. 15. Wer vor seinem Schöpffer sündiget der muß den Artzt in die Hände fallen/ item die Starcken bedürffen des Artztes nicht/ sondern die Krancken. Matth. 9. 12. Weil nun der höchste GOtt mich zum Artzt beruffen/ hab ich aus Christlicher Liebe nicht ermangeln können/ dieses im Druck auszugehen lassen/ daß/ Ich viel viel armen brest- und mangelhafften Leuten kan dienen/ so andere Aertzte an ihnen verzweiffeln und nicht helffen könne doch Ich durch die Gnade Gottes hernach er curiret habe (meine durch GOtt verliebene Kunst ist nachfolgend kurtzlich beschrieben wie folget):

Erstlich Curire Ich durch die Gnade GOttes diejenigen/ Welche mit Blindheit der Augen beschweret seyn/ wenn sie auch gleich 15. oder 20. Jahr solche Catharacta obstractiones suffusiones Staar oder Hirnfall/ oder gar à Iuventute/ von Kindheit solche Blindheit an sich gehabt hätten/ oder sonsten rothe Hitze/ Flüße und Schmertzen der Augen haben/ denen weiß dieser ophthalmicus zu helffen in kurtzer Zeit.

Zum Andern wo Personen verhanden weren die da mit grossen Schmertzen/ Pein und Wehetagen des Steins/ Sandes und Grieß/ der Nüren/ Lenden/ und Blasen behafftet/ also/ daß Sie die urinam nicht reddiren können/ denen weiß dieser Trithotomus zu helffen/ etlichen durch den Schnidt/ auch vielen ohne Schnidt/ nach Gelegenheit/ erforderung und erkundigung des Standes/ der Personen/ oder Alter mit Beystand göttlicher Hülffe in wenig Tagen.

Drittens/ so welche verhanden wie es GOtt erbarms gnug solche Leute giebt/ die zerbrochen seyn an ihrer Mannheit oder Schooß/ denen kan dieser Operator/ ehe man ein halb Vater unser ausbetet/ mit einer solchen Behändigkeit/ es mag auch der Schaden seyn wie groß er wolle/ ohne absonderlichen Schmertzen und Lebens

Das Altenburger Flugblatt Eisenbarths.

Lebens-Gefahr curiren / und nach dem Schnidt gleich wieder gehen lassen / Ich prædentire nichts / biß ihnen geholffen / wie Ich denn Männer zu 60. Jahren geschnitten / und Kinder auff beyden Seiten / Weibsbilder / welche so wohl Gebrächen als Mannsbilder. Ja Er hat hier in benachbarten Städten als Zwickau / Altenburg und andern Oerthen sehr viel Leuten geholffen ; habe es auch zu beweisen mit schönen Testimoniis und Atestatis. Welche sich nicht wollen durch diesen geschwinden Handgriff curiren lassen / denen kan ich auch helffen / wenn der Schaden nicht groß ist / ohne Schnidt / mit guter Artzney / und Bänden / rühme mich auch daß niemahlen keiner in diesen Landen gereiset der in Stein und Bruch-schneiden perfecter gewesen / als Ich / Ich curire sie auff eine neue Invention.

Viertens wann Leute seyn / die auff die Welt gebohren / mit gefaltenen Leffzen / Haasenscharten / oder sonsten viel gestalte Mißgewächse / Muttermahlen / denen kan Er in etlichen Tagen einen schönen gefirmeten Mund machen / als wenn ihnen niehmahl nichts gefählet / die Kröpffe / oder Driesen am Halse ohne alle Gefahr entweder schneiden oder heilen durch innerliche Artzney ; deßgleichen auch grose Knie- oder Gliedschwam an Jungen und Alten Leuten curiren /

Zum Fünfften den Schaarbock oder Mundfeule / schwartze Blattern / und Zähne / auch Zahnwehe und andere Gebrechen des Mundes / und Halses sonderlich die Bräune / und andere dergleichen fieberliche entzündtungen geschwind zu stillen / und heulen in kurtzer Zeit.

Zum sechsten alle gefährliche Kranckheiten des Haupts als Fallendesucht / Gewalt GOttes / oder Schalg / Melancholey / Unsinnigkeit / Schwindel deßgleichen böse Gehöre und Taubsucht / beydes zu præserviren / beständig von grund auß.

Zum siebenden die Gelb-Wasser Lungen- und Schwindsucht / Colica / Miltzwehe / Seitenstechen / rothe- und weise Ruhr / Bauchfluß / Menstrua, gülden oder Saamen-Fluß kan Ich mit der Hülffe GOttes curiren / Item wo Leute verhanden weren / so mit faulen frässenden Schäden / als ulcus virulentum, ulcus depascens, ulcus pedagona, carminosum, oder verminosum, kan Ich alle glücklich curiren / und wieder zu guter Gesundheit bringen / diejenigen nun / so gemelden weit gereißten / und wohlerfahrnen Artzt bedürffig / können nach belieben in sein Losament kommen oder schicken: Benneben ihren unverfälschten Urin oder wasser / mit sich bringen aus welchen Er nechst Göttlicher Gnad und der Natur Beystand / solche Kranckheit zu erledigen und zu judiciren weiß.

Johann Andreas Eysenbarth / aus der Käyserlichen freyen Reichsstadt / Regenspurg hochberühmbter Oculist Stein- und Bruchschneider / auch Leib- und Wundartzt etc. anitzo anzutreffen

kann durch schöne Zeugnisse bewiesen werden. Wer sich aber nicht durch diesen geschwinden Handgriff heilen lassen will, dem kann ich auch helfen, wenn das Übel nicht zu schwer ist, und zwar ohne Operation, nur mit guter Arznei und Bruchbinden. Ich kann mich auch rühmen, daß niemals vor mir in diesen Landen jemand herumgereist ist, der im Stein- und Bruchschneiden vollkommener gewesen ist als ich es bin. Ich kuriere sie auf neue Art.

Viertens, den Menschen, die mit Hasenscharten oder sonstigen Mißbildungen, z. B. mit Muttermalen, auf die Welt gekommen sind, kann ich einen schönen und glatten Mund in wenigen Tagen machen, und zwar so gut, als hätte ihnen niemals vorher etwas gefehlt. Kröpfe und Drüsen am Hals schneide ich ohne Gefahr oder heile sie durch innerliche Arznei; desgleichen auch große Knie- oder Gliederschwämme an jungen und alten Leuten.

Fünftens kann ich auch folgende Krankheiten in kurzer Zeit heilen: Scharbock oder Mundfäule, schwarze Blattern und Zähne, auch Zahnschmerzen und andere Mundkrankheiten, auch Halskrankheiten, besonders Halsbräune [Diphtherie], und andere dergleichen fieberhafte Entzündungen, die ich schnell zu stillen weiß.

Sechstens heile ich alle gefährlichen Krankheiten des Kopfes: Fallsucht [Epilepsie], die auch die Gewalt Gottes genannt wird, den Schlag [Schlaganfall], Melancholie, Trübsinn, Irrsinn, Schwindel, aber auch Ohrenkrankheiten und Taubheit, wobei man letztgenannten Übeln durch meine Arznei vorbeugen kann.

Siebtens kann ich folgende Krankheiten heilen und die Gesundheit vollständig wiederherstellen: Gelbwasserlungen und Schwindsucht, Darm- und Leibschmerzen, Milzbeschwerden, Seitenstechen, rote und weiße Ruhr, die Regel der Frau und den güldenen oder Samenfluß [Syphilis]. Mit Hilfe Gottes kuriere ich ebenso Menschen mit faulen und fressenden Geschwüren. Diejenigen, welche nun den weitgereisten und wohlerfahrenen Arzt sprechen wollen, können nach Belieben in sein derzeiti-

ges Quartier kommen oder schicken, nebenbei ihren nüchtern gelassenen Urin mitbringen, aus welchem er mit göttlicher Gnade und dem Beistand der Natur die Krankheit zu erledigen und zu beurteilen weiß.
Johann Andreas Eisenbarth, aus der Kaiserlichen freien Reichsstadt Regensburg, hochberühmter Augenarzt, Stein- und Bruchschneider, auch Leib- und Wundarzt etc., jetzt anzutreffen:
[Handschriftlich darunter:]
In Altenburg bey Herrn Johan
Alta ich 15 geschnit[t]en

Dieses Flugblatt beginnt mit einer allgemeinen Einleitung und der Feststellung, daß wir unsere Gesundheit Gott verdanken. Dieser schickt zwar auch die Krankheiten, doch gleichzeitig hat er dem Menschen Heilkräuter gegeben, die der verständige Arzt anzuwenden weiß. Mit Zitaten aus der Heiligen Schrift werden die Thesen untermauert. Wenn Eisenbarth von sich in der dritten Person spricht, so schreibt er „Er" groß: Er, der von Gott gesandte und begnadete Arzt kann helfen. Auch hat er einzig und allein diesen Reklamezettel „aus christlicher Liebe" drucken lassen, damit möglichst viele von diesem weitgereisten (von Oberviechtach nach Bamberg und von dort nach Altenburg gewanderten) und erfahrenen Arzt hören, um sich in seine Behandlung zu begeben. Die Attribute „weitgereist und wohlerfahren" flößen Vertrauen ein. Hier ist kein Anfänger am Werk, sondern ein wissender Medicus. Dabei ist Eisenbarth zu dieser Zeit tatsächlich noch ein Anfänger, der seine ersten selbständigen Reisen unternimmt.

Wenn er sagt, daß er sich nicht eher rühmen will, als bis den Kranken geholfen worden ist, so verspricht er – wie wir von den ausgestellten Zeugnissen wissen – nicht mehr, als er auch zu halten gewillt ist. Und er bleibt auch tatsächlich so lange am Ort, bis seine Patienten genesen sind.

Wenn er sagt, er komme aus der „kaiserlichen freien Reichsstadt Regensburg", so klingt das natürlich gewaltiger, als wenn er schlicht angegeben hätte „aus Oberviechtach". Wer kennt schon diesen kleinen Ort inmitten des Oberpfälzer Waldes? Regensburg ist dagegen bekannt und dazu noch eine freie Reichsstadt, welche die Bezeichnung „kaiserlich“ führt. Den Assoziationen sind keine Grenzen gesetzt, vor allen Dingen im Zusammenhang mit den Titeln, mit denen sich Eisenbarth belegt: Leib- und Wundarzt. Das ist doppeldeutig und soll doch nur die eine Assoziation freisetzen: kaiserlicher Leib- und Wundarzt. Der Wanderarzt kann aber keineswegs nachweisen, ein Leibarzt (von wem auch immer) zu sein. Wenn man ihn darauf angesprochen hätte, so wäre die Antwort sicher gewesen: „Leibarzt ist ein Arzt für den Leib, den menschlichen Körper.“

Daß dieser Reklamezettel auch in anderen Städten als Altenburg Verwendung fand, zeigt sich in der Tatsache, daß sein derzeitiges Quartier handschriftlich nachgetragen worden ist. Er ist schon längere Zeit in der Stadt und benutzt den Hinweis gleichzeitig wieder als Werbebotschaft, denn er teilt nicht nur mit, daß er in Altenburg bei dem Herrn Johann Alta wohnt, sondern daß er inzwischen auch 15 Patienten operiert hat.

Nach dieser ersten Lektion der hohen Werbestrategie kann man wohl ahnen, wie es weitergeht.

*

Als Eisenbarth 1692 nach Dresden kommt, läßt er seine noch druckfrischen neuen Flugblätter verteilen. Nach seinen ersten Erfolgen will er nun auch das kursächsische Privileg erlangen. Die erste Seite zeigt ihn selbst, in einem Holzschnitt, den J. E. Balduin 1692 angefertigt hat (vgl. das Original dieser ersten Seite der Flugschrift im Kapitel „Ich bin der berühmte Eisenbarth“, Seite 92). In einer lesbaren Übertragung lautet der Text über dem Bildnis:

Deine [ärztliche] Sorge und Mühe sind nichts ohne die Hilfe Gottes.

Gott allein ist vorbehalten, das Licht den Blinden wiederzugeben oder das Augenlicht zu erhalten und die Blindheit zu verhindern. Durch den fleißigen Gebrauch des allein nur von mir hergestellten Augenwassers, kann mit Gottes Hilfe auch den fast blinden armen Leuten geholfen werden, damit das Augenlicht erhalten bleibt. Es hilft in kurzer Zeit auch den Menschen mit schwachen, kranken und fließenden Augen, ja sogar in den

DEr allerhöchste Künstler hat mit Verwunderung den Menschen gemacht/und sich selbsten in dieser edlen Bau-Kunst befriediget. Insonderheit aber ist das Auge des Menschen eines von denen edlesten Geschöpffen/massen wir durch dasselbe auf Wegen und Stegen geleitet/dem höchsten GOtt zu Ehren mit Lesen und Beten unsern Nechsten durch unserer Hand Arbeit dienen / und durch Hülffe des Gesichts unsere nothdürfftige Nahrungs-Mittel suchen können. Es hat aber der Allerhöchste den Menschen um seiner Sünde willen an seinem sterblichen Leibe und Gliedern allerhand Schmertzen und Plagen auferlegt; Nicht weniger ersehen wir auch an den Augen allerley Mangel und Gebrechen/welche zum theil aus sonderbahrer Schickung GOttes / zum theil aus unserm unordentlichen Leben / als überflüssigem Essen und Trincken/ starcken Zorn / vielfältiges Langes Nacht-Sitzen bey Liecht oder starcken Feuer/ oder gar subtiler Arbeit/Studiren / und auch durch Veränderung der Lufft / und unmässigem Beyschlaff oder andere gewaltsame Übungen verursachet wird / absonderlich zu warmer Sommer-Zeit; die Zahl der Üblen ist unendlich/ welche ich Kurtze halben übergehe. Es ist allein genug in allem Anfang der Augen-Schmertzen gebrauchet mein köstliches Wasser. Der mehrere Theil studirender Personen/und vom grossen Herkommen beklaget sich eines schwachen Gesichts/und daß auf mehr als einerley Weise; etliche schon nicht von ferne/und seynd bemühet das jenige / was sie sehen wollen / den Augen nahe zu stellen / andere aber im Widerspiel; der erste Mangel wird von den Griechen genannt *Miopia*, und kommt von allzuvieler Feuchtigkeit/ oder dicker zäher *Materia* das Gesicht oder *Uvea* verderbet / curiret dieses Wasser solches in kurtzer Zeit/ daß der *Visus* durchdringen kan. Andere sehen besser zu Abends als bey Tage/ und dieses Übel wird genannt *Nctalops*, so muß man auch obangeführtes Wasser gebrauchen/ und so solches Übel in ein *Amplopoli* und dieses kan nicht mehr vertrieben werden; es wird auch genannt *Amaurosi* oder Lichtertropffen / welches sich dann in eine zähe Feuchtigkeit verändert / und verstopfft die Nerven auf solche Weise daß die Geister nicht mehr durchdringen mögen. In Summa zu allen Gebrechen der Augen gebraucht mein vortreffliches Wasser; man lasse alle Morgen und Abends 2. oder 3. Tropffen in das Aug fallen/ das Aug wohl über sich gehalten/ und eine halbe viertel Stund also geblieben / auf daß das Wasser durchdringen möge / und wann das Übel sehr groß/ muß man damit so lang anhalten / biß er genesen/ dann in kurtzem wird man die Würckung verspühren Zu wissen ist/ das/ der ein schwaches Gesicht hat/soll nur einen Tag das Wasser gebrauchen/den andern aber nicht/ damit der Sache nicht zu viel geschehe. Wer dieses Wasser kauffen will/kans bey keinem andern Menschen in der Welt bekommen/ als bey mir/und wann das Glaß mit Wachs wohl verbunden wird/ bleibt es 100. Jahr gut. Und ist dieses Wasser ein sonderbahr Geheimniß/wormit ich vielen 1000. Menschen gedienet / und mir von einem vornehmen und gelehrten Manne in Holland umb ein Stücke Geld offenbahret und gelehret worden/benebenst auch einen Pulver/ in die Nase zu schnupfen/welches vor alle Flüsse des Haupts/ wie auch Ohren-Braussen/ Schwindel / Zahn-Wehe und Kopff-Schmertzen dienet / denn so bald es ein Mensch in die Nasen schnupfet / verliehren sich darauf alle Schmertzen / ziehet auch wunderbahrlicher Weise alle Flüsse durch die Nasen und Mund / behütet den Menschen vor Schlag- und Steck-Flüsse / und wer das Pulver gebrauchen will / muß nicht mehr nehmen als 2. Linsen groß / jungen Leuten und Kindern noch weniger/ auch muß der Rotz *s. v.* erstlich ausgeschneutzet werden / kan übern andern Morgen gebraucht werden / welcher es aber benöthiget wegen Zahn- oder Haupt-Schmertzen / mag es gleich brauchen/den Geruch wohl über sich gezogen. Verkauffe das Loth vor 1. Thaler.

Krafft und Würckung meines gerechten und an viel 1000 Menschen wahr befundenen Orvietan oder Gifft-*Electuarium*.

ES dienet diß gerechte *Electuarium* für alle Unreinigkeit des Magens vor alles eingenomene Gifft/ vor den schweren Husten und Engbrüstigkeit/vor Leber-Flecken und Scharbock / item in allerhand Fiebern bey jungen und alten Leuten / treibet den Schweiß vortrefflich / ist ein köstlich *Preservativ* in grassirenden Seuchen / wird gebraucht in allen Kranckheiten / vertreibet die Colica / Seitenstechen / Mutter-Kranckheit / machet wohl schlaffen / treibet alle Würmer von Kindern und alten Leuten / was sonst ein Theriac oder Mithridat wenig ausgerichtet / wird dieser alles ersetzen / und ist die Krafft und Würckung des köstlichen *Orvietans* unglaublich / wird gebraucht in Wein oder Cardobenedicten-Wasser/ oder wie er an sich selbsten ist / ein alter Mensch einer Haselnuß groß / bey jungen Leuten was weniger/ vor den Gifft ist er 17. mahl an meinem eigenem Leibe probirt worden. Das Pfund vor 2. Thaler 12. Gr.

Beschreibung des wohlriechenden Haupt- und Schlag-Balsam in zienern Büchßlein das Loth vor 2. Thaler.

Dieser Balsam ist herrlich gut vor den Schlag/ fallende Sucht/ stärcket das Haupt/Hertz/ Gehirn und Gedächtnüs/ stärcket den Magen und alle Glieder/ vertreibet die Ohnmachten und Mutter-Kranckheiten bey Frauenzimmer/ wird äusserlich angestrichen/ ist angenehm am Geschmack und Geruch bleibet 20. Jahr gut.

Emplastrum Corallorum vor die Unheilsamen.

Dieses Pflaster heilet wunderbarlicher Weise alle alte und neue Schaden/ Pflasterweiß übergelegt / vor erfrohrne Glieder/ ingleichen auch wenn man sich verbrannt/ Kinder die böse Köpffe haben/ Item vor alle Rücken-Schmertzen und Verstauchung der Glieder/ wohl bey Kohl-Feuer geschmieret. Probatum est.

Kurtzer Bericht der gerechten Fluß-Corallen/auch Mercurial- und Krampf-Ringlein.

Frauenzimmer tragen die Corallen um den Hals/ Manns-Personen umb die Arme / ziehen alle Flüsse weg / sein köstlich vor Schrecken und bösen Leuten/ auch sonst vor vielmehr zu gebrauchen/ die Schnure vor 4 Groschen. Das Ringlein wird getragen an der lincken Hand oder Brust/ dienet vorn Krampf und Reissen der Glieder / macht leicht gebährend/ machet glücklich bey Pferden/ kostet einer auch 4 Groschen.

Solche an viel 1000. Menschen wahr befundene Kunst und Medicin / findet man bey mir Johann Andreas Eisenbarth/ aus Fichtach/ von vielen Chur- und Fürsten hoch *privilegiret examinirt* / und fast durch gantz Teutschland wohlbekannter Oculist/Stein- und Bruchschneidern/Leib- und Wund-Artzt aus Erfurt. Wer nun mit Blindheit/Stein und Brüchen/derer ich über 1000. geschnitten/ auch die mit Krebs/Fisteln/Hasenscharten/oder andern Kranckheiten behafftet/ der beliebe mir zuzusprechen/wer seinen Urin oder Wasser will besehen lassen/der sol von mir gründlichen Bericht seiner Kranckheit bekommen/ bin anietzo anzutreffen allhier in dieser Stadt.

Rückseite des Erfurter Flugblattes aus dem Jahre 1692.

> *Fällen, wo schon Starblindheit eingesetzt hat – vorausgesetzt, daß man überhaupt noch etwas erkennen kann. Zur Ehre Gottes wird das Mittel den armen Leuten umsonst verabreicht.*

Unterhalb des Bildes in der Kartusche heißt es:

> *Gott allein ist der Helfer, der mich in meiner Kunst bisher gesegnet hat, so daß viele 100 Menschen ihre Gesundheit zurückerhalten haben. Johann Andreas Eyßenparth. Anno 1692. J. E. Balduin.*

Der übertragene Text des an dieser Stelle wiedergegebenen Originals der Rückseite ist folgender:

> *Der allerhöchste Künstler hat mit Verwunderung den Menschen gemacht und war mit sich selbst nach dieser edelen Baukunst zufrieden. Besonders aber das Auge des Menschen ist eines der edelsten Teile, weil wir durch dasselbe auf Wegen und Stegen geleitet werden, durch das Augenlicht, dem höchsten Gott zu Ehren, lesen und beten können, unserem Nächsten durch unserer Hände Arbeit dienen und durch das Augenlicht unsere notwendige Nahrung suchen können. Der Allerhöchste hat aber dem sündigen Menschen mit seinem sterblichen Leibe und seinen Gliedern vielerlei Schmerzen und Plagen auferlegt. So ist auch das Auge mit allerlei Mängeln und Gebrechen behaftet, die zum Teil durch den unerforschlichen Ratschluß Gottes geschickt, zum Teil aber auch von unserem unordentlichen Leben herrühren. Dazu gehören überflüssiges Essen und Trinken, heftiger Zorn, das Sitzen bei Licht oder starkem Feuer bis spät in die Nacht, das übermäßige Studieren, Veränderung der Luft und übermäßiger Beischlaf oder andere gewaltsame Übungen – besonders zur warmen Sommerszeit. Die Zahl der Übel ist sehr groß, weshalb ich sie des Platzes wegen übergehe. Es reicht vollkommen, bei Beginn der Augenschmerzen mein köstliches Wasser anzuwenden. Der größte Teil studierender Personen und von hoher Abkunft beklagt sich über schwaches Augenlicht. Einige sind kurzsichtig und müssen mit den Augen ganz nah*

an das, was sie sehen wollen, herangehen. Diese Kurzsichtigkeit, wobei die Augen tränen oder verschleimt sind, wird durch das Augenwasser in kurzer Zeit geheilt, so daß das Sehvermögen wieder hergestellt wird. Auch in diesem Fall ist die Anwendung des Augenwassers angebracht. Erst, wenn sich dieses Übel verschlimmert und sich ein zäher Schleim bildet, der die Nerven verstopft, kann das Augenwasser nicht mehr helfen. Deshalb gebraucht bei allen Augenübeln mein ausgezeichnetes Wasser. Davon lasse man jeden Morgen und jeden Abend 2 oder 3 Tropfen in das Auge fallen und stülpe etwa 7 Minuten das obige Augenlid über das untere, so daß das Wasser eindringen kann. Wenn das Übel nun sehr groß ist, so muß man die Behandlung so lange fortführen, bis es geheilt ist. In kurzer Zeit wird man die Wirkung verspüren. Wer aber schwaches Sehvermögen hat, der soll das Wasser nur einen über den anderen Tag gebrauchen. Dieses Wasser ist bei keinem anderen Menschen auf der Welt zu kaufen als bei mir. Wenn das Glas mit Wachs gut verschlossen wird, so bleibt es 100 Jahre gut. Dieses Wasser birgt ein sonderbares Geheimnis, womit ich vielen 1000 Menschen geholfen habe. Ich habe das Rezept von einem vornehmen und gelehrten Mann in Holland gekauft. Daneben biete ich auch ein Schnupfpulver an, welches vor allem die Flüsse des Kopfes, Ohrensausen, Schwindel, Zahnschmerzen und Kopfschmerzen heilt. Sobald man es durch die Nase einzieht, verschwinden alle Schmerzen. Alle Flüsse werden auf wunderbare Weise durch Nase und Mund abgeleitet. Das Pulver schützt den Menschen auch vor Schlag- und Steckfluß. Wer es benutzen will, der soll nicht mehr als 2 Linsen groß davon nehmen, junge Leute und Kinder noch weniger. Auch muß der Nasenschleim zuerst gründlich ausgeschneuzt werden. Es kann dann am anderen Morgen gebraucht werden. Wendet man es aber gegen Zahn- und Kopfschmerzen an, so kann man gleich davon nehmen und den Geruch einziehen. Ich verkaufe das Loth für einen Thaler.

Kraft und Wirkung meines gerechten und an vielen 1000 Menschen erprobten Orvietan oder Gift-Electuarium.

Dieses nützliche Electuarium [eine Arzneikomposition] hilft bei verdorbenem Magen und wirkt gegen alles eingenommene Gift; es ist ein ausgezeichnetes Mittel bei schwerem Husten und Engbrüstigkeit, gegen Leberflekken und Scharbock, senkt das Fieber bei jungen und alten Leuten und treibt den Schweiß. Es ist ein hervorragendes Vorbeugungsmittel bei grassierenden Seuchen und wird bei allen Krankheiten gebraucht, vertreibt Leibschmerzen, Seitenstechen, Frauenkrankheiten, läßt den Patienten gut schlafen und läßt alle Würmer bei Kindern und alten Leuten abgehen. Was sonst kein Theriak oder Mithridat vermag, heilt dieses Mittel. Die Kraft und Wirkung dieses ausgezeichneten Orvietans ist unglaublich. Die Arznei wird mit Wein oder Cardobenedicten vermischt oder unverdünnt eingenommen. Ein alter Mensch nimmt eine Haselnuß groß davon, junge Leute etwas weniger. Gegen Gift ist es allein von mir 17mal am eigenen Leibe erprobt worden. Das Pfund kostet 2 Thaler 12 Groschen.

Beschreibung des gutriechenden Haupt- und Schlag-Balsams in einer zinnernen kleinen Büchse, das Loth für zwei Thaler.

Dieser Balsam hilft ausgezeichnet gegen den Schlag und die Fallsucht. Er stärkt den Kopf, das Herz, das Gehirn und das Gedächtnis, den Magen und alle Glieder, vertreibt die Ohnmachten und heilt die Frauenkrankheiten. Er wird äußerlich aufgetragen, ist angenehm im Geschmack und Geruch und hält sich 20 Jahre lang.

Korallenpflaster für die Unheilbaren.

Dieses Pflaster heilt auf wunderbare Weise alle alten und neuen Schäden und wird pflasterweise übergelegt. Es hilft bei erfrorenen Gliedern und Verbrennungen, bei

Kopfwunden von Kindern, gegen alle Rückenschmerzen und Verstauchungen. Es soll bei Kohlenfeuer aufgetragen werden. Es ist erprobt.

Kurze Beschreibung der hilfreichen Flußkorallen oder Mercurial- und Krampf-Ringlein.

Frauen tragen die Korallen um den Hals, Männer an den Armen. Diese Ringe ziehen alle Flüsse ab, schützen den Menschen gegen Schrecken und böse Leute [gegen den bösen Blick] und ist auch sonst noch bei vielen anderen Gelegenheiten nützlich. Die Schnur kostet 4 Groschen. Der Ring wird an der linken Hand oder auf der Brust getragen, schützt vor Krämpfen und Gliederreißen, läßt die Frauen leichter gebären und bringt Glück bei Pferden. Der Ring kostet ebenfalls 4 Groschen.
Solche an vielen 1000 Menschen bewährte Kunst und Medizin findet man bei mir, Johann Andreas Eisenbarth aus Fichtach, von vielen Kur- und Fürsten hoch privilegiert und geprüft, in ganz Deutschland wohlbekannter Augenarzt, Stein- und Bruchschneider, Leib- und Wundarzt aus Erfurt. Wer nun an Blindheit, Stein und Brüchen – von denen ich über 1000 geschnitten –, an Krebs, Fisteln, Hasenscharten oder anderen Krankheiten leidet, der komme zu mir. Wer seinen Urin oder sein Wasser von mir besehen lassen will, der wird von mir einen gründlichen Bericht über seine Krankheit erhalten. Ich bin jetzt in dieser Stadt anzutreffen.

Es ist vor allem sein Augenwasser, das Eisenbarth hier genauer beschreibt und anpreist. Sicher ist der Verkauf dieser Arznei für ihn ein gutes Geschäft. Die Angabe, er habe damit viele hundert und tausend Menschen geheilt, mag stimmen. Die Zubereitung dieses Augenwassers ist natürlich sein Geheimnis. Daß er das Rezept von einem Mann „in Holland“ gekauft hat, dürfte wohl kaum zutreffen. Es hätte wohl wahrheitsgetreuer heißen müssen „von einem Mann aus Holland“, wenn diese Angabe überhaupt stimmt. Aber auf diese Weise macht er die Leute glauben, er sei ein weitgereister und dadurch um so erfahrenerer Arzt, der auch sonst unheilbare Krankheiten heilen kann.

Inzwischen ist er tatsächlich ein berühmter Heilkünstler geworden, den man schätzt und von dem man spricht – besonders in Sachsen, wo er nunmehr sieben Jahre lang gewirkt hat. Übertrieben ist natürlich, daß man ihn in „ganz Deutschland" kenne. Aber wer weiß das schon in Sachsen, wo sein Name in aller Munde ist? Nunmehr kann er auch darauf verzichten, zur Aufwertung seiner Person einen falschen Geburtsort anzugeben. So gibt er schlicht und wahrheitsgetreu an, daß er aus Viechtach stamme.

*

Das Spandauer Flugblatt aus dem Jahre 1698 wird mit dem Leitsatz „Deus sanat, Medicus curat" (Gott heilt, der Arzt behandelt) eingeleitet. Die lesbare Übertragung dieses Zettels lautet:

> *Durch diesen Werbezettel wird allen Personen mitgeteilt, daß sich jetzt in Spandau der weltberühmte, geprüfte und wegen seiner Erfahrung und Geschicklichkeit von Kaiserlich-königlicher Majestät und auch Kurfürsten und Fürsten hochprivilegierte Arzt Johann Andreas Eisenbarth aufhält. Er zweifelt nicht daran, daß alle wissen, welche vortreffliche Kuren er an verschiedenen Orten an Blinden und Tauben, an denen, die an Steinschmerzen leiden und andere Gebrechen haben und seit Jahren daran kranken, glücklich verrichtet hat. Ich habe auf meinen großen und weiten Reisen durch stete Praxis und Unterhaltung mit den erfahrensten Leuten solche Geheimmittel und Geheimnisse erlernt, daß wegen ihrer glücklichen Anwendung mein Ruhm in Deutschland verbreitet ist. Dieses können ganz Kursachsen, besonders aber Dresden, Leipzig, Freiberg, die sechs Städte, sodann Altenburg, Weimar und Erfurt durch gute Zeugnisse bezeugen. So habe ich neben den vielen innerlichen Kuren in diesen Landen etliche Hundert von Brüchen mit und ohne Operation – auch solche, die mit Brüchen auf die Welt gekommen sind – geheilt. Allein wegen dieser Operation könnte ich mit gutem Gewissen und ohne zu prahlen behaupten, daß ein mit solchem Geschick begabter Arzt in diesen Landen noch nicht gewesen ist.*

Darüber hinaus aber habe ich vielen Blinden durch göttliche Hilfe ihr Augenlicht wiedergegeben – allein in Leipzig sind es 20 gewesen, ganz zu schweigen von anderen Städten dieses Kurfürstentums. Zahlreichen Menschen, die lange Jahre taub gewesen sind, habe ich geholfen, sofern das Trommelfell nicht durch Schlagen oder Fallen verletzt gewesen ist. Viele habe ich an Steinen, Gewächsen und Hasenscharten operiert, was ich durch vorzügliche Zeugnisse aus Schlesien, Polen, Preußen, Brandenburg und Pommern beweisen kann. Allein die Zeugnisse von Kolberg, Stargard und Frankfurt/Oder mögen genügen, solche Kuren und die Heilung solcher Patienten, die von allen aufgegeben worden waren, zu beweisen.

Allen kranken Menschen biete ich meine willigen Dienste an und versichere, ihnen zu helfen – oder wenn dies nicht möglich sein sollte, dieses frei heraus zu sagen. Da ich aus dem Urin innere Krankheiten erkennen kann, so soll jeder, dem etwas daran gelegen ist, mir sein Wasser zuschicken. Ich will ihm sagen, was ich daraus erkannt habe und ihm guten Rat erteilen. Hierüber habe ich von dem Kurfürsten zu Brandenburg die Erlaubnis, in seinem gesamten Land meine erlernte Geschicklichkeit und Wissenschaft auszuüben, ohne daß man mich daran hindern darf, was ich hiermit gesagt haben will.

Die Geheimmittel, auf die sich der Bedürftige gewiß verlassen kann, werden hiermit beschrieben und angeboten:

1. Eine ausgezeichnete Medizin gegen alle Augenkrankheiten bei alten und jungen Leuten, auch gegen äußerliche Blattern-Narben, sofern die Papilla unverletzt ist.

2. Eine hervorragende Medizin, deren Zubereitung ich in Holland erlernt habe, gegen Ohrenbeschwerden, sofern das Trommelfell nicht durch Schlagen oder Fallen verletzt worden ist.

3. Eine zuverlässige Arznei gegen alle Fieberzustände (Tertian- und Quartan-Fieber).

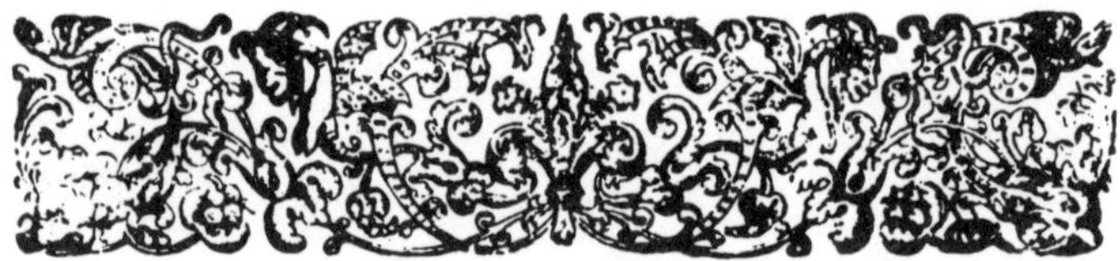

Deus sanat, Medicus curat.

Es wird durch dieses allen respective Stands-Personen zu wissen gethan / daß sich anitzo in Spandau aufhält der weit-berühmte / examinirte und wegen seiner Erfahrung und Geschicklichkeit von Keyserl. Kön. Maj. Maj. auch Chur- und Fürsten hoch privilegirte Artzt / Johann Andreas Eysenbarth / nicht zweiflend / daß sehr vielen allschon wissend seyn wird / welche vortreffliche Curen ich an verschiedenen Orten an Blinden / Gehörlosen / an denen / so mit Stein-Schmertzen beladen / ja viel andern gebrechl. und Krancken geraume Jahr durch GOttes Gnade glücklich verrichtet. Ich habe auf meinen groß und weiten Reisen durch stete praxin und Conversation mit den erfahrensten Leuten solche arcana und Geheimnüsse erlernet / daß wegen deroselben vielfältig-glücklichen Applicirung mein Ruhm in Deutschland zimlich kundig / sintemahl gantz Chur-Sachsen / sonderlich aber Dreßden / Leipzig / Freyberg / die Sechs-Stätte / so dann Altenburg / Weimar und Erfurth / durch die herrlichen attestata dieses genugsam bezeigen / wie ich nemlich nebst den viel innerlichen Curen in diesen Landen etliche 100 an Brüchen / durch und ohne Schnit / ja auch solche / die den Bruch mit zur Welt gebracht / curiret / daß ich also allein wegen dieser Operationen mit gutem Gewissen und ohn einige Ruhmrähtigkeit sagen könte / ein von solcher Geschicklichkeit begabter Medicus sey in diesen Landen nicht gewesen. Uber dieses aber hab ich vielen Blinden durch Göttliche hülffe ihr Gesicht völlig restituiret / wovon dann Leipzig allein etliche 20. zehlen kan; zugeschweigen andere Stätte dieses Churfürstenthums / wo ich viel dergleichen glücklich gedienet. Eine grosse Anzahl derer / so etliche Jahr ihr Gehör gar nicht gehabt / habe ich / (wann es nicht durch Schlagen oder Fallen verletzet) geholffen Viele am Stein / Gewächsen und Hasenscharten geschnitten / worüber ich dann die vortrefflichsten attestata wegen Schlesien / Polen / Preussen / auch Churfürstl Brandenb. Pommeris. Regierung aufzuweisen habe. Colberg / Stargard / Franckfurt an der Oder mögen genungsam seyn / von dergleichen Curen / und Restituirung solcher Patienten / die von jedermann verlassen worden / Zeugnüs zugeben.

Offerire dannenhero all und jeden / die kranck und preßhafft sind / meine willige Dinste / mit versicherung / daß ich einen jeden treulich dienen / oder so ich nicht helffen kann / frey heraus sagen werde. Und nach dem ich sonderliche wissenschafft habe / aus dem Urin von den innerlichen Kranckheiten gründliche Nachricht zu ertheilen / so beliebe / wem hieran gelegen / seyn Wasser zusenden / da dann / was daraus erkant / soll angezeigt / und guter Rath ertheilet werden. Ich habe hierob von Ihro Churfürstl. Durchl. zu Brandenburg allergnäd. Concession von hoher Hand / in dero gesamten Lande meine erlernete Geschicklichkeit und Wissenschafft ohne hindernüs zu treiben und zu exerciren / welches jedermänniglich hie durch kund und wissend machen wollen.

Die arcana, darauf sich der bedürfftige gewiß zu verlassen / werden hiermit specificirt und recommendirt /

Alß / 1.

Eine fürtreffliche Medicin vor alle Blödigkeit der Augen / bey alten und jungen Leuten / auch die äuserliche Blatter-Felle / wo anders die Papilla unverletzet zu vertreiben.

2. Ei-

Erste Seite des Spandauer Flugblattes aus dem Jahre 1698.

2. Eine köstliche Medicin / welche ich in Holland erlernet / vor das Gehör / wo es nicht durch Schlagen oder Fallen verletzet worden.

3 Eine gar gewisse Artzney / Tertian- und Quartan- auch alle Fieber zu vertreiben / worauff sich alle Bedürfftige sicher zuverlassen haben.

4. Vor Miltz-Kranckheit / Melancholey und Unsinnigkeit.

5. Habe ich zu Insprug / in Tyrol / allwo das güldene Dach ist / von einer Gräfl. Dame erlernet eine Universal-Medicin zu laboriren / wann eine Frau unfruchtbar ist / darbey auch eine vortreffliche Stärkung und Mutter-Reinigung / womit ich viel Jahr hero grosse Fortun gehabt.

6. Eine Artzeney / alle Stein-Schmertzen / sie seyn gleich in den Nieren oder Blasen / zu lindern / auch kan es derjenige in der Jugend gebrauchen / der von allen Stein-Schmertzen Lebenslang befreyet seyn will.

7. Ein Kunstück / bey kleinen Kindern einen Bruch / auch bey alten Leuten / so der Bruch neu ist / beständig ohne Schnitt zu curiren.

8. Eine gar rare und hier zu Lande noch nie erhörte Cur / die ich in Italien erlernet / Morbum Gallicum, oder Frantzosen / innerhalb 3. biß 4. Wochen aus dem Grunde ohne Salivation beständig und völlig zu curiren.

9. Vor schwaches Gedächtnüß und Hauptweh / auch hinfallende Sucht / oder schwere Noth / absonderlich / wann es der Mensch noch nicht starck und offt bekommen.

10. Vor Wasser- und Schwindsucht / auch Reissen der Glieder.

11. Kröpffe oder dicke Hälse / innerhalb 2. Monat / ohne Schnit / gewiß und sicher zu vertreiben.

12. Habe ich ein gewisses Remedium vor die Angesichter / bey Manns- und Weibs-Personen / solche weiß und wohl gestalt zu machen / wie auch alle Flecken und Sommersprossen zu vertreiben.

13. Vor wackelende Zähne / wie auch Zahnschmertzen gleich zu stillen / auch künstliche Zähne einzusetzen und auszunehmen.

14. So ein Mensch nur ein Aug hat / so kan ich ihm auf Begehren von Gold eines einsetzen / daß niemand einen Unterschied zu machen weiß / welches blind oder sehend ist / auch kan es derjenige ausnehmen und einsetzen. Wie ich auch kürtzlich in Breßlau einem vornehmen Grafen ein Auge eingesetzt / ingleichen auch zu Colberg / Dantzig und Leipzig.

Denen auf dem Lande thue zu wissen / wann etwan loses Gesinde in meinen Nahmen mit ihrer Betrügerey in Häusern oder vor den Kirchen Artzeney verkauffte / vorgebend / sie hätten bey mir gelernet / oder wären in meinen Diensten / solchen wolle niemand Glauben geben / ich schicke niemand aus / es wäre dann mit solchen Zetteln / und gehen meine Diener alle in rother Liberey / mit Silber ausgemacht / bekleidet. Komme anjetzo von Wittenberg / allwo ich viele an gefährlichen Brüchen geschnitten / in Kemberg aber Blinde curiret / und verschiedene andere Proben meiner Erfahrung rühmlichst abgestattet.

Solche Kunst und Medicin findet man bey mir Johann Andreas Eisenbarth / von Viechtach / von Ihr. Käyserl. May. Kön. Ober Amt / Ober- und Nieder-Schlesien / so dann auch von Ihro Königl. Majest. in Pohlen und Churfürsten von Sachsen / von Ihro Churfürstl. Durchl. von Brandenburg / auch Ihro Churfürstl. Gn. zu Mayntz / ingleichen von denen Durchl. Durchl. Fürsten zu Sachsen Altenburg / Weimar und Jehna Hoch-privilegirter Oculist und Land-Artzt / anitzo anzutreffen in dieser Stadt Spandau / allda ich ein Mädgen / die 13. Jahr auf dem rechten Auge stock blind gewesen / glücklich wieder sehend gemacht / wie auch einen Knaben / der von Mutterleibe an mit einem grossen Darmbruch behafft gewesen / geschnitten: Auch sonst schon viel andere an gefährlichen Kranckheiten curiret: Werde eine zeitlang hier in Spandau verbleiben.

(o)

Zweite Seite des Spandauer Flugblattes aus dem Jahre 1698.

4. Arznei gegen Milzkrankheit, Melancholie und Wahnsinn.

5. In Innsbruck in Tirol (wo das goldene Dach ist) habe ich von einer Gräfin die Herstellung einer Universalmedizin erlernt, welche gegen Unfruchtbarkeit der Frau hilft und gleichzeitig ein Stärkungsmittel nach der „Mutter-Reinigung" darstellt. Damit habe ich viele Jahre großes Glück gehabt.

6. Eine Arznei zur Linderung aller Nieren- oder Blasensteinschmerzen. Wer dieses Mittel zur Vorbeugung in seiner Jugend einnimmt, wird lebenslang von solchen Beschwerden nicht heimgesucht werden.

7. Ein Kunstgriff, einen Bruch bei kleinen Kindern und alten Leuten – sofern der Bruch neu ist – beständig ohne Operation zu heilen.

8. Eine seltene und hierzulande unbekannte Kur, die ich in Italien gelernt habe, gegen Syphilis, die ich innerhalb von drei bis vier Wochen völlig heilen kann.

9. Gegen Vergeßlichkeit und Kopfschmerzen, aber auch gegen Epilepsie, sofern diese Krankheit noch nicht so oft und stark aufgetreten ist.

10. Gegen Wasser- und Schwindsucht, auch Gliederreißen.

11. Kröpfe oder dicke Hälse innerhalb von zwei Monaten ohne Operation zuverlässig zu heilen.

12. Ich habe auch ein Heilmittel, um Flecken und Sommersprossen zu vertreiben und die Gesichtshaut bei Männern und Frauen weiß zu machen.

13. Arznei gegen wackelnde Zähne und zur Stillung von Zahnschmerzen; auch kann ich Zähne herausnehmen und künstliche einsetzen.

14. Wenn jemand Wert darauf legt, kann ich auch Augen von Gold einsetzen, wobei man keinen Unterschied sieht, welches Auge blind und welches sehend ist.

Auch kann es von dem Patienten herausgenommen und wieder eingesetzt werden. So habe ich kürzlich einem Grafen in Breslau ein Auge eingesetzt, gleichfalls auch zu Kolberg, Danzig und Leipzig.

Den Menschen auf dem Lande sei hiermit bekanntgemacht, daß man dem losen Gesindel keinen Glauben schenken soll, welches in meinem Namen in betrügerischer Absicht an Haustüren oder vor Kirchen Arzneien verkauft und vorgibt, man hätte bei mir gelernt oder wäre in meinen Diensten. Ich schicke niemanden aus, es sei denn mit solchen Zetteln wie diesem. Auch tragen meine Diener alle rote Livree mit silbernen Litzen. Ich komme jetzt von Wittenberg, wo ich viele Menschen an gefährlichen Brüchen operiert habe. In Kemberg habe ich Blinde geheilt und verschiedene andere Proben meiner Erfahrung rühmlich gezeigt.

Solche Kunst und Medizin findet man bei mir, Johann Andreas Eisenbarth aus (Ober-)Fichtach, von Ihrer Kaiserlichen Majestät Königlichem Ober-Amt, Ober- und Niederschlesien, auch von Ihrer Königlichen Majestät in Polen und Kurfürsten von Sachsen, von Ihrer Kurfürstlichen Durchlaucht von Brandenburg und Ihrer Kurfürstlichen Gnaden zu Mainz, dergleichen von den Durchlauchtigsten Fürsten zu Sachsen-Altenburg, Weimar und Jena hochprivilegierter Augen- und Landarzt. Jetzt bin ich in dieser Stadt Spandau anzutreffen. Hier habe ich bereits ein Mädchen, das 13 Jahre lang auf dem rechten Auge stockblind gewesen ist, glücklich wieder sehend gemacht und auch einen Knaben operiert, der seit seiner Geburt an einem großen Darmbruch gelitten hat. Auch sonst habe ich schon viele andere Personen von gefährlichen Krankheiten geheilt. Ich werde noch eine Zeit lang hier in Spandau bleiben.

Die vielen Titel und Privilegien allein überzeugen den einfachen Menschen – und nicht nur den – von der überragenden Kunst dieses Arztes, der zahlreiche betrügerische Nachahmer gefunden hat und seine Patienten vor einem solchen Gesindel warnt.

Er allein ist der berühmte Eisenbarth, der kranken Menschen zuverlässig helfen kann.

*

Als Eisenbarth mit allem Pomp und Prunk 1702 in Nürnberg einzieht, führt er in seinem Reisegepäck ein sechsseitiges Flugblatt mit sich, dessen erste Seite sein Porträt nach dem „Leipziger Stich" von Bernigeroth aus dem Jahr 1697 ziert. Die livrierten Diener verteilen die „Werbebroschüre" unter der staunenden Menge. Da er hier auf alle geschnörkelten Redewendungen verzichtet und auch die vielen unverständlichen Fremdworte vermeidet, halten wir uns in unserer Übertragung weitgehend an das Original, bringen jedoch den Text in der heute üblichen Schreibweise; der Text beginnt mit Seite 2:

Hoch-Edle resp. Hochgeneigte Herren!

Es wird ein jeder sich leicht bescheiden, demjenigen, was aus dem unerschöpflichen Meer aller Vollkommenheiten und guter Dinge als ein Strom geflossen, seinen gebührenden Ruhm zu gönnen – wofern er nicht sehr ungereimt handeln und als eine arme Kreatur der Ordnung des allgewaltigen Schöpfers sich widersetzen will. Nun hat aber die edele Medizin von niemand anders als von Gott selbst ihren Ursprung. Denn warum hätte sonst der gütigste Gott nach dem Fall unserer ersten Eltern alle Kreaturen erhalten und ihnen solche Kraft, wie die Erfahrung lehrt, beigelegt, wenn der Mensch sich diese nicht zum Nutzen machen und durch Nachforschung ihrer Eigenschaften seine Gesundheit zu erhalten oder zu befördern sich derselben bedienen sollte? Armselige Personen, welchen der Schein der Glückseligkeit innerliche oder äußerliche Mängel verdeckt, werden sehr oft durch diese herrliche Wissenschaft zum Höchsten erfreut und aus Halbtoten gleichsam wieder lebendig gemacht. So ist die göttliche Providence [Vorsehung] auch so sorgfältig, daß sie allezeit einen Hippokrates [griechischer Arzt des 5./4. vorchristlichen Jahrhunderts, der „Vater der abendländischen Heilkunde"] oder Galen

[Galenos von Pergamon, 129 bis 199 n. Chr., bedeutender Arzt aus Kleinasien] mit sonderlichem Verstand ausrüstet, besonders zu dieser Zeit, da die immer wieder gepriesene Arzneikunst eine weit höhere Stufe erreicht, als vor diesen. Ist demnach ein von so hohem Stamm entsprossener Zweig billig sehr hoch zu ästimieren [einzuschätzen]. Und wiewohl es nicht selten geschieht, daß ihrer viele dieser Wissenschaft nachhängen, so ist doch nicht weniger Gemütsneigung derselben zuwider. Etliche sind von Natur zu schwach, selbige gebührlich zu traktieren [behandeln]. Den meisten mangelt es an genügsamem Unterricht, und was das Wichtigste an der Experience [Erfahrung], so ist das Schnattern der Gänse so groß, daß man die Schwäne davor kaum hören kann. Gegenwärtiger wohlerfahrener Medicus und kunstreicher Operateur, Johann Andreas Eisenbarth, welcher bisher noch nicht hier gewesen ist, würde gegen seinen Beruf handeln, wenn er die von Gott durch seine Mittel ihm verliehene Gnade verschwiege, ihm allein vorbehielte und nicht vielmehr dieselbe zu seines Nächsten heilsamen Nutzen offerierte. Vor allen Dingen er a prima aetate [von Kindheit an] in der Medizin erzogen und er darin eine gründliche Wissenschaft erworben und selbige durch viele Reisen und stete Conversation mit erfahrenen Männern konfirmiert [gestärkt] hat. Was ist es aber notwendig, solches zu erwähnen? Seine von hohen Häuptern ihm gnädigst konzedierten Privilegien stehen statt vieler Zeugen, weil er nicht allein von Ihrer Kaiserlichen Majestät Oberamt, vielen Königen, Kurfürsten und Herren hoch privilegiert, sondern auch über Kurmainz, Erfurt, Weimar, Gotha und Altenburg zum Landarzt allergnädigst ernannt worden ist. Darüber hinaus werden Kursachsen – speziell Leipzig und Dresden –, Kurbrandenburg, Preußen, Niedersachsen – speziell Hamburg – durch ihren Ruhm erweisen, was seine Wissenschaft und Experience dort vermocht, in welchen Landen er innerhalb von 18 Jahren solche Kuren verrichtet, wie seit Menschengedenken solches nicht gehört

Hoch-Edle resp. Hochgeneigte Herren!

Es wird ein jeder sich leicht bescheiden/demjenigen was aus dem unerschöpflichen Meer aller Vollkomenheiten und guter Dinge/als ein Strom geflossen/seinen gebührenden Ruhm zu gönnen; wofern er nicht sehr ungereimt handeln/ und als eine arme Creatur der Ordnung des Allgewaltigen Schöpfers sich widersetzen wil. Nun hat aber die edle Medicin von niemand anders/als von GOtt selbst ihren Uhrsprung. Denn warum hätte sonsten der gütigste GOtt nach dem Fall unserer ersten Eltern/alle Creaturen erhalten/und ihnen solch Krafft wie die Erfahrung lehret/ beygelegt / wann sie ihme der Mensch nicht zu Nutz machen und durch Nachforschung ihrer Eigenschafften seine Gesundheit zu erhalten oder zubefördern sich derselben bedienen solte? Armseelige Personen/welchen der Schein der Glückseeligkeit durch innerliche oder äusserliche Mängel verdecket / werden öffters durch diese herrliche Wissenschafft zum höchsten erfreuet / und aus halb Todten gleichsam wieder lebendig gemacht. So ist die Göttliche Providence auch so sorgfältig/daß sie allezeit einem Hippocratum oder Galenum, mit sonderlichen Verstand ausrüstet / bevorab zu dieser Zeit/ da die nimmersatt gepriesene Artzney-Kunst/eine weit höhere Staffel erreichet, als vor diesen. Ist demnach ein von so hohen Stamm entsprossener Zweig billich sehr hoch zu aestimiren. Und wiewol es nicht selten geschiehet/daß ihrer viele dieser vortrefflichen Wissenschafft nachhängen; So ist doch nicht weniger Gemüths-Neigung derselben zuwider/etliche sind von Natur zu schwach/selbige gebührlich zu tractiren/ den meisten mangelt es an gnugsamen Unterricht / und was das Vornehmste an der Experience, so ist das Schnattern der Gänse so groß / daß man die Schwanen davor kaum hören kan. Gegenwärtiger/wolerfahrner Medicus und Kunstreicher Operator / Johann Andreas Eysenbarth/welcher Lebenslang nicht hier gewesen/würde wider seinen Beruf handeln / wann er von GOtt durch seine Mittel ihm verliehene Gnade verschwiege / ihm allein vorbehielte und nicht viel mehr dieselbe zu seines Nechsten heilsahmen Nutzen offerirte. Allermassen er à prima aetate bey der Medicin erzogen/ihm darinn eine gründliche Wissenschafft erworben/ und selbige durch vielen Reisen und steter Conversation, mit erfahrnen Männern confirmiret hat. Was ist es aber Noth solches

)(ches

Eisenbarths Nürnberger Flugblatt aus dem Jahre 1702.

ches zu erwehnen? Seine von hohen Häuptern ihm gnädigst concedirte Privilegia / sind ihm an statt vieler Zeugen. Weil er nicht allein von Ihr. Kayserl. Majestät Ober-Amt / vielen Königen Chur-Fürsten und Herren hoch privilegirt; Sondern auch über Chur-Maintz / Erfurth / Weimar / Gotha und Altenburg zum Land-Artzt / allergnädigst ernennet worden. Uber dieses werden Chur-Sachsen in specie Leipzig und Dreßden / Chur-Brandenburg / Preussen / Nieder-Sachsen / in specie Hamburg durch ihren Ruhm erweisen / was seine Wissenschafft und Experience allda vermocht; als in welchem Landen er binnen 18. Jahren solche Curen verrichtet / als bey Menschen Gedencken wenig erhört / wenn er über 500. Steck und Staarblinde / theils durch Medicamenta / theils durch ein von ihm erfundenes unbekandtes und curieuses Augen-Instrument, zu ihrem Gesicht verholffen / nicht weniger denen Ubelhörenden in grosser Anzahl gedienet. Und das berühmte Breßlau / wird die zu verwundernde Augen- und Schnitt-Curen / die er meistens an Gräfflichen und Hoch-Adelichen Standes-Personen / mit grosser Renomee künstlich verrichtet / so bald nicht in Vergessenheit stellen: Angesehen er daselbst 25. Blinde / 9. Gehörlose und viele an desperaten innerlichen Kranckheiten curirt / und achtzehen an Stein und Brüchen in kurtzer Zeit glücklich geschnitten. Dieses alles wann es Verständige in Erwegung ziehen / und Unpartheisch raisonniren / werden sie hoffentlich allen Unterscheid machen / zwischen ihn und dergleichen Gesindel welches nur mit allerhand Betrug den Nechsten suchet zu hintergehen. Dahero es hier nichts neues seyn wird / frembde Aertzte zu sehen / wol aber was rares einem solchen Künstler zu finden / dessen Renomee und Geschickligkeit nechst GOtt sich bald soll äussern.

Denn er schneidet bey Mann und Frau, Jung und Alten künstlich den schmertzhafften Blasen Stein wie dann dergleichen Patienten vor we[illegible] Wochen zu Gotha / Erfurth / und Weimar glücklich von ihm operiret und unter denselben einem Herren von 57. Jahren drey ziemliche Steine benommen worden. Sonsten lindert er auch alle Stein-Schmertzen in Nieren und Blasen / und hat eine Tinctur / daß Lebenslänglich beym Menschen kein Stein wachsen kan.

In

In gantz Teutsch-Land / Franckreich und Holland / ist noch von keinem Operatore dergleichen Methode observirer worden / als er sich bedienet / durch welche er auf neue Art / vermittelst einer kleinen incision fast ohne Schmertzen und Gefahr auch sine castratione alle Brüche innerhalb wenig Wochen ex fundamento curirt / und deren über 1000. an Vornehmen und Gemeinen / Mann und Weib / Jungen und Alten geschnitten / und hilffe auch vielen ohne Schnitt.

Krebs / Gewächse / Hadsen-Scharten / schneidet er ohne grosses Bedencken in geschwinder Zeit / so hat er auch viele an Kröpfen und dicken Hälsen / auch ausgewachsene Leiber curirt.

Benebst diesen äusserlichen Curen hat dieser Medicus auch vielen unzehlbahren Patienten von vielen gefährlichen innerlichen Kranckheiten abgeholffen / als solches von vielen Jahren her aus den Advisen bekandt ist. Denn aus des Menschen Urin erkennet er fast alle Kranckheiten / zumahlen wenn ihn der Mensch früh nüchtern auffänget und verdeckt zusendet, derselben er in mancher Stadt den Tag zu 100. und mehr besihet.

Die desperate Wasser-Sucht so dreyerley ist / curirt er durch ein rares Arcanum in drey Wochen gewiß / wo anders die innerliche Glieder unversehrt.

Vielen Schwindsüchtigen / Engbrüstigen / Melancholischen it. contracten Leuten / hat er zu ihren höchsten Vergnügen geholffen. Vor Schwindel Schlag-Flüsse und schwaches Gedächtnus / hat er treffliche Arcana. Morbum Gallicum curirt er auch durch ein rares Medicament / in geheim binnen 3. Wochen.

Epilepsiam schwehre Noth / sonderlich wann sie noch nicht lange gewehret und zu offt eingetreten / hat er vielen / so wol Alten als Jungen vertrieben / und curirt auch alle Fieber / innerhalb 4. Tagen.

Frauen-Zimmer so in Kindes-Nöthen verdorben / ihre Reinigung zu viel zu wenig oder gar nicht haben / oder flore albo laboriren / die Unfruchtbar seyn / finden bey ihm vortreffliche und vielmahl approbirte Medicamenta.

Haupt-

Vor Haupt-Schmertzen/ blödes Gesicht und Gehör hat er sonderliche gewisse und warhafftige Arcana. Item/ alle flüssige rothe und rinnende Augen/ wenn man auch viele Jahre damit beschwehret gewesen/ curirt er glücklich in kurtzer Zeit: Vertreibet auch äusserlich Fälle der Augen so in Blattern verdorben/ und hat vielen 100. Menschen rühmlichst geholffen. So jemand ein Auge verlohren/ setzt er künstlich von Gold und curieusen Schmeltz-Werck ein anders im Kopf ohne Incommodität/ also/ daß man keinen Unterscheid weiß/ zwischen den natürlichen und falschen Auge/ denn man kan es drehen und wenden/ hat vielen Graffen und andern wackern Leuten/ welche eingesetzt. Er setzet auch Zähne in den Mund/ daß man darauf kauen kan/ vertreibet stinckenden Athen/ Scharbock und Mund-Fäule und hat ein sonderbahres Kunst-Stück vor Finnen Sommer-Sprossen Leber-Flecke/ welches sehr rar und sonst bey keinen zu finden.

Wan demnach gebrechliche Patienten vorhanden/ so mit Blindheit/ Brüchen/ Krebs-Schäden/ Stein-Gewächse/ Hasenscharten und allerhand innerliche Defecten beladen sind; So gelanget an dieselben sein dienstliches Ersuchen/ sich seines Raths zu bedienen/ da er denn nicht manquiren wird/ wo Hülffe vorhanden dextre ihnen zum besten um billigen Preiß Christlich zu dienen. Denen Armen aber so blind gehörloß und gebrechlich seyn/ erbiethet er sich umsonst zu helffen. Denn er suchet nichts anders als GOttes Ehre zu befördern/ und nachgehends auch hier in dieser Kays. Freyen Reichs-Stadt Nürnberg seine Experience, wie in obgedachten Landen kund zu machen/ damit er bey der Nach-Welt in löblichen Andencken bleiben möge. Womit er sich nach Empfehlung Göttlicher Protection allen Hülffs-Begierigen bestens recommendirt zu bereitwilligen Diensten.

NB. Hoch-löbliches Frauen Zimmer/ die dero Gebrechen Scheu tragen zu entdecken/ können bey dessen Eheliebsten sich Raths erhohlen/ weilen sie vielen Frauen und Jungfrauen mit treuen Rath weiß zu begegnen/ doch alles in Verschwiegenheit.

Nürnberg/ den 8. Januarii 1702.

Johann Andreas Eysenbarth/ auf Fichtag/
Hoch-privilegirter Land-Artzt/ über viel
Fürstenthümer/ wohnhafft/ in Altenburg.

Logieret an Neuenbau in drey Königen.

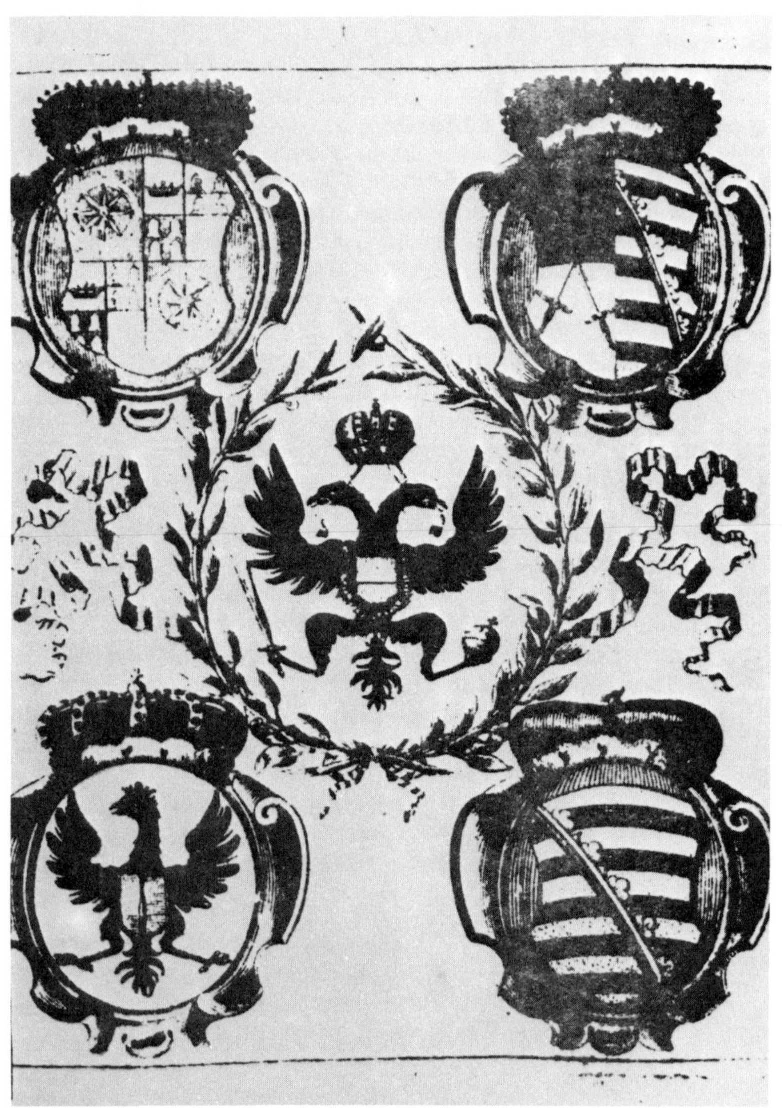

worden ist. So hat er über 500 Stock- und Starblinden, teils durch Medikamente, teils durch ein von ihm erfundenes unbekanntes und kurioses [seltsames] Augeninstrument wieder zu ihrem Augenlicht verholfen und nicht weniger den Schwerhörigen in großer Anzahl gedient. Und das berühmte Breslau wird die wunderbaren Augen- und Schnittkuren, die er meist an gräflichen und hochadeligen Standespersonen von großem Renomee kunstreich verrichtet, so bald nicht vergessen: vor allen Dingen, da er dort 25 Blinde, 9 Gehörlose und viele an desperaten [hoffnungslosen] innerlichen Krankheiten Leidende kuriert, auch 18 an Steinen und Brüchen in kurzer Zeit glücklich geschnitten hat. Dieses alles, wenn es Verständige in Erwägung ziehen und unparteiisch raisonieren, wird ihn hoffentlich von dergleichem Gesindel unterscheiden, das nur durch alle möglichen Betrügereien den Nächsten zu hintergehen sucht. Es wird nichts Neues sein, fremde Ärzte hier zu sehen, wohl aber etwas Seltenes, einem solchen Künstler zu begegnen, dessen Renomee und Geschicklichkeit mit Gottes Hilfe sich bald äußern sollen.

Denn er schneidet bei Mann und Frau, jungen und alten Menschen kunstreich schmerzhafte Blasensteine, so wie solche Patienten vor wenigen Wochen zu Gotha, Erfurt und Weimar glücklich von ihm operiert wurden, unter denen er einem Herrn von 57 Jahren drei ziemlich große Steine herausgenommen hat. Sonst lindert er auch alle Steinschmerzen in Nieren und Blasen und hat eine Tinktur, durch die dem Menschen lebenslänglich kein Stein wachsen kann.

In ganz Deutschland, Frankreich und Holland ist noch von keinem Operateur dergleichen Methode observiert [beobachtet] worden, deren er sich bedient, durch welche er auf neue Art – vermittelst einer kleinen Inzision [Einschnitt] fast ohne Schmerzen und Gefahr, auch sine castratione [ohne Entmannung] – alle Brüche innerhalb weniger Wochen ex fundamento [von Grund auf] kuriert und deren über 1000 er an vornehmen und einfachen

Leuten, Mann und Weib, jung und alt, geschnitten. Er hilft auch vielen Menschen ohne Schnitt.

Krebs, Gewächse, Hasenscharten schneidet er ohne großes Bedenken in geschwinder Zeit. So hat er auch viele Leute an Kröpfen und dicken Hälsen – auch ausgewachsene Leiber – kuriert.

Neben diesen äußerlichen Kuren hat dieser Medicus auch viele ungezählte Patienen von vielen gefährlichen innerlichen Krankheiten befreit, wie dieses seit vielen Jahren aus den Advisen [Zeugnissen] bekannt ist. Denn aus dem menschlichen Urin erkennt er fast alle Krankheiten, besonders dann, wenn ihn der Mensch frühmorgens nüchtern auffängt und ihm verdeckt zuschickt. Solche Proben er in mancher Stadt am Tag bis zu 100 und mehr besieht.

Die hoffnungslose Wassersucht, die dreierlei Ursprung hat, kuriert er durch ein seltenes Arkanum [Geheimmittel] gewiß in drei Wochen, wobei die innerlichen Organe unversehrt bleiben.

Vielen schwindsüchtigen, engbrüstigen, melancholischen und kontrakten [gelähmten] Leuten hat er zu ihrem höchsten Vergnügen geholfen. Gegen Schwindel, Schlagflüsse und schwaches Gedächtnis hat er treffliche Geheimmittel. Morbum Gallicum [Syphilis] kuriert er auch durch ein seltenes Medikament und verschwiegen innerhalb von drei Wochen.

Epilepsie oder „schwere Not" – besonders wenn sie noch nicht lange besteht und zu oft eingetreten ist – hat er vielen alten und jungen Menschen vertrieben. Auch kuriert er alle Fieber innerhalb von vier Tagen.

Frauen, die im Kindbett gelitten, ihre Monatsblutungen zu viel, zu wenig oder gar nicht haben oder flore albo laborieren [an Weißfluß leiden], die unfruchtbar sind, finden bei ihm vortreffliche und viele Male approbierte [zugelassene, staatlich genehmigte] Medikamente.

Gegen Kopfschmerzen, Augenleiden und Gehörkrankheiten hat er besondere und hilfreiche Geheimmittel.

Auch alle flüssigen roten und tränenden Augen – wenn man auch viele Jahre lang darunter gelitten hat – kuriert er glücklich in kurzer Zeit. Er heilt auch äußerliche Fälbe [weiße Vernarbungen] der Augen, die durch die Blattern gelitten haben, und hat vielen 100 Menschen rühmlich geholfen. Wenn jemand ein Auge verloren hat, setzt er künstliche von Gold und seltsamem Schmelzwert ein – ohne Inkommodität [Beschwerlichkeit] –, so daß man keinen Unterschied zwischen dem natürlichen und falschen Auge erkennt, denn man kann es drehen und wenden. Solche hat er vielen Grafen und anderen wakkeren Leuten eingesetzt. Er setzt auch Zähne in den Mund, so daß man darauf kauen kann, vertreibt üblen Mundgeruch, Scharbock und Mundfäule und hat auch ein ganz besonderes Kunststück gegen Finnen, Sommersprossen, Leberflecken, welches sehr selten und sonst bei keinem anderen zu finden ist.

Wenn es solche gebrechliche Patienten gibt, die mit Blindheit, Brüchen, Krebsschäden, Steingewächsen, Hasenscharten und allerhand innerlichen Defekten beladen sind, so gelangt an diese sein dienstliches Ersuchen, sich seines Rates zu bedienen und er nicht manquieren [verfehlen] wird, wo Hilfe möglich, ihnen dextre [geschickt] zum besten und billigen Preis christlich zu dienen. Den Armen, die blind, taub und gebrechlich sind, will er aber umsonst helfen, denn er sucht nichts anderes, als Gottes Ehre zu fördern und jetzt auch hier in dieser kaiserlichen freien Reichsstadt Nürnberg seine Erfahrung – wie in genannten Landen – bekannt zu machen, damit er bei der Nachwelt in löblichem Andenken bleiben möge. Womit er sich nach Empfehlung göttlicher Protektion allen Hilfsbegierigen bestens rekommandiert [empfiehlt] zu bereitwilligen Diensten.

NB. Hochlöbliche Frauenzimmer, die zu scheu sind, um ihre Gebrechen zu entdecken, können bei dessen Ehefrau sich Rat holen, da sie vielen Frauen und Jungfrauen mit treuem Rat hilft, natürlich alles in Verschwiegenheit.

Nürnberg, den 8. Januar 1702.

Johann Andreas Eisenbarth aus Fichtach, hochprivilegierter Land-Arzt über viele Fürstentümer, wohnhaft in Altenburg.

Logieret [wohnt] an Neuenbau in den drei Königen.

(Die sechste und letzte Seite zeigt fünf Wappen: In der Mitte das kaiserliche Wappen mit dem Doppeladler, links oben das Wappen des Erzbischofs von Mainz, links unten das preußische Wappen mit dem Adler, rechts oben und unten zwei sächsische Wappen.)

In diesem umfangreichen Flugblatt zieht Eisenbarth alle Register seines werblichen Könnens. Er beginnt mit dem üblichen Hinweis auf den allgewaltigen Schöpfer, der den Menschen die edle Medizin geschenkt hat. Geschickt bringt er wieder die göttliche Vorsehung ins Gespräch und vergleicht sich – nicht eben sehr bescheiden – mit den großen Ärzten der Antike.

Dann aber leitet er direkt zum Großangriff gegen seine Konkurrenten und die Nichtskönner in seinem Fach über, die dem Menschen nur schaden, kaum ausgebildet sind und keine Erfahrung besitzen – natürlich im Gegensatz zu ihm. Während jene zu den Gänsen gehören, zählt er sich zu den Schwänen. So würde er geradezu gegen das göttliche Gesetz verstoßen, wenn er nicht über seine Kunst reden und diese den hilfesuchenden Menschen anbieten würde. Er hat gleichsam die medizinische Wissenschaft mit der Muttermilch eingesogen – und sie ja auch tatsächlich von seinem zehnten Lebensjahr an erlernt. Er ist der gelehrte, erfahrene und weitgereiste Mann, den viele Fürsten mit Privilegien ausgezeichnet haben. Seine Kuren sind so außergewöhnlich, daß man solches seit Menschengedenken nicht gehört hat. Alle seine Arzneien sind nach geheimen Rezepten hergestellt. Dabei vergißt er nicht, das von ihm erfundene Augeninstrument zu erwähnen.

Seine Operationsmethode „auf neue Art“ macht ihm keiner nach, weder in Deutschland noch in Frankreich, noch in Holland. Er, der Auserwählte Gottes, heilt aber nicht nur äußerlich, sondern auch durch innere Medikamente – was er ja als Wundarzt eigentlich gar nicht darf. Hoffnungslose Fälle gibt es für ihn nicht, denn er kuriert sie alle, Grafen und Bürger, Alte und Junge, Männer und Frauen. Auch setzt er künstliche Augen, die beweglich sind, und Zähne, auf denen man sogar kauen kann, ein.

Wie üblich behandelt er die Armen umsonst, aber er stellt es so geschickt dar, als ob er dieses aus christlicher Nächstenliebe mache und nicht, weil das Gesetz es so verlangt. Das alles geschieht zur Ehre Gottes – und damit er bei der Nachwelt in löblichem Andenken bleiben möge.

Damit auch die besonders schamhaften Frauen nicht auf seine Behandlung verzichten müssen, legt er ihnen nahe, zu seinem Eheweib zu gehen und sich ihr zu entdecken, damit diese Rat, Arznei und Diskretion gegen bares Geld eintausche.

Anfang November 1716 zieht Johann Andreas Eisenbarth mit großem Gefolge in die pommersche Landeshauptstadt Stettin ein und läßt folgende Reklamezettel verteilen, den Arthur Kopp in seiner Eisenbarth-Studie (1900) wiedergegeben hat und den wir unverändert nachdrucken:

Dienstliches Memorial.

Es ist zum Trost deren Patienten allhier angelanget der hochberühmte Medicus Johann Andreas Eysenbarth, kommet aus Stargardt, allwo er abermahl grosse Wunder-Curen an allerhand Kranckheiten glücklich verrichtet, in specie hat er viele Stockblinde und noch kürtzlich den 5. Septembr. eine Frau von Landsberg, welche 15. Jahr stockblind gewesen, wiederum sehend gemacht, unterschiedene an grossen Leibes-Brüchen geschnitten, auch einer ehrbaren Frau von Berlin eine Brust wegen fressenden Krebs mit wenig Schmertzen abgelöset, die nunmehro auch Gottlob wieder gesund ist, andrer innerlichen und äusserlichen Kranckheiten, die er in abundance [Überfluß] curiret, zu geschweigen. Und weilen dessen Nahme und gute renommé weltkündig ist, als er von vielen hohen Häuptern als Ihro Kays. Majest. in specie von Ihro Kön. Maj. von Preussen, Kön. Maj. von Engeland und Churf. Durchl. zu Braunschw. Lüneburg, mit trefflichen privilegiis begnadiget und als würckl. Land-Artzt auf- und angenommen. Ferner ist er von Sr. Churfürstl. Gnaden zu Mayntz, auch allen Durchl.

Sächsischen Fürsten, Fürstl. Durchl. von Hessen-Cassel mit guten privilegiis versehen, wie er dann auch von verschiedenen Medicinischen Facultäten und vielen berühmten Städten herrliche attestata produciren kan, woraus zu ersehen, daß er im gantzen Römischen Reich vortreffliche Proben seiner Künst und Wissenschafften an den Tag geleget, auch nur ein Eysenbarth ist, solange ihm Gott sein Leben gönnen wird; Er hat schon 31. Jahr practicirt und von Gott sonderliche Gnade vielen verlassenen Patienten zu dienen.

Damit aber der geneigte Leser seine Wissenschafft und Kunst wissen möge, als werden nur etliche Kranckheiten, die er nächst Gott vielfältig curiret hat, hiermit angeführet:

Als die mit langwierigen Haupt-Schmertzen, Schwindel und Schlag-Flüssen behafftet, auch würcklich am Schlage gerühret; Item [ebenso] die des Gehörs beraubet, blöde Augen [Augenkrankheiten], schwaches Gedächtniß haben, hilfft er durch Gott und seine Medicin gar glücklich.

Stock und Stahr Blinde oder die mit allerhand Flüssen incommodirt gewesen, hat er unzehlig zum Gesicht [Augenlicht] verholffen; darunter verschiedene, die Stahr-blind von Mutter-Leibe gebohren.

Die melancholisch, traurig seyn, mit schwermüthigen bösen Gedancken geqvälet oder gar unsinnig und närrisch gewesen, seynd durch dessen höchstberühmte Wissenschafft vieler Orten gesund worden.

Ingleichen Schwind- und Lungensüchtige, die gantz ausgezähret von allen Kräfften kommen, Tag und Nacht gehustet, ausgeworffen [Schleimauswurf hatten] und kurtzen Athem, Blut-Stürtzungen gehabt.

Item Wassersüchtige, geschwollene Patienten, so oft incurable [unheilbar] gehalten worden, hat er wunderbarlich vielfältig curirt, ingleichen allerhand gefährliche langwierige Fieber.

Er hat eine gar rare und in Teutschland unbekante Medicin und Wissenschaft vor Frauen so unfruchtbar sind, welche bestehet in Reinigung, Erwärmung und Stärckung, solche Cur ist viel 100. mahl approbiret worden.

Was Manual-Operationes betrifft, so muß sich deren kein Artzt in Teutschland rühmen, sonderlich in Stein schneiden, deren er etliche 100. geschnitten, Steine von 10. bis 14. Loth schwer, aus menschlicher Blasen bey Alten und Jungen mit wenig Schmertzen.

Alle Leibes-Brüche, sie mögen Nahmen haben, wie sie wollen, ob solche gleich mit zur Welt gebracht. Kinder und Männer von 60. Jahren hat er Zeit seiner experience über 2000. geschnitten, ohne die er aller Orten ohne Schnitt glücklich curiret.

Krebs an Brüsten, fressende Schäden am Munde, Fistuln oder andere offene Schäden am Leibe, curiret er theils durch Schneiden, theils auch innerliche und äusserliche Medicamenten.

Schneidet künstlich Hasenscharten, Mißgewächse, Muttermähler, vertreibet Kröpffe und dicke Hälse, samt andere innerliche und äusserliche Kranckheiten in Abundance.

Hat curiöse Medicin und Kunstücke, das Gesichte bis ins Alter weiß und wol gestalt zu erhalten, ohne Runtzeln, vertreibet Finnen, Röhtigkeit, Kupffer-Handel, auch Sommer-Sprossen und Leber-Flecken aus dem Grunde.

Setzet emailirte Augen in den Kopff wo eines manqviret, gleich denen natürlichen, ohne Schmertzen.

Er setzet Zähne in den Mund, wie angewachsen, daß man darauf kauen und essen kan ohne einige incommodität, welche nicht zu sehen seyn gegen denen natürlichen. Vertreibet den übeln Geruch, Scharbock und Mundfäule, hat Remidia [Heilmittel], daß kein Zahn nicht faulet oder wackeligt wird, hat auch gute Zahn-Pulver.

Aus des Menschen Urin erkennet er fast alle Kranckheiten, wann solcher früh nüchtern gefangen, und in

sein Qvartier gesendet wird, saget es auch gleich, ob einem Patienten zu helffen ist oder nicht.
Solche Steine in gegenwärtiger Größe von 8. 12. bis 14. Loth schwer hat dieser Medicus auf die

[an dieser Stelle sind im Text zwei große Blasensteine bildlich im Durchschnitt dargestellt: der eine ist etwa 7 cm lang und 5,5 cm breit, der andere 5 cm lang und 4 cm breit]

vierdthalb hundert aus der Blasen geschnitten, auch viel ohne Schnitt curirt. Absonderlich zu Berlin, Magdeburg und der Landen, in Chur-Sachsen und Nieder-Sachsen, Hannover, allwo er 14. am Stein geschnitten, viele Blinde an anderen desperaten Kranckheiten curirt, weswegen er von Sr. Maj. von England und Churf. Durchl. über dero Churfürstl. Königl. Lande allein zum Land-Artzt angenommen.
Er offeriret sich allen und jeden nach Vermögen aufrichtig zu dienen, auch denen gar armen Blinden und Gebrechlichen umb Gottes Willen zu helffen, wenn sie sich gleich anfangs melden. Er recommendiret auch anbey seinen vortrefflichen Haupt-Augen- und Gedächtniß-Spiritum welcher nicht besser in der Welt zu finden ist, das Loht vor [für] einen halben Rthlr. Imgleichen seine approbirte Stein-Tinctur, so vor alle Stein-Schmertzen, Glieder-Reissen, Scorbut nützlichen zu gebrauchen das Loth vor 8 Gr.

Johann Andreas Eysenbarth, aus Fichtag.
Wohnhafft zu Magedeburg im güldenen Apffel.
Voritzo in Stettin in . . .

Eisenbarth hatte offenbar den Zettel in Stargrad drucken lassen und zu dem Zeitpunkt noch nicht gewußt, wo er in Stettin Quartier nehmen würde, da die Wohnungsangabe nicht eingedruckt ist. Dieses wird er wohl später handschriftlich – wie beim Altenburger Flugblatt – nachgeholt haben. Er hat erreicht, was er immer gewollt hat, und steht auf der Höhe seines Ruhms.

Überall bekundet man ihm seine Fähigkeit. Was Wunder, daß er nun sich selbst in einer Weise herausstellt, die für unsere

Ohren eher peinlich klingt: Es ist „nur ein Eysenbarth, solange ihm Gott sein Leben gönnen wird“.

Auf einem besonderen Blatt preist Eisenbarth seine speziellen Arzneien an, wobei er nun wieder den Text mit lateinischen Bezeichnungen und Wendungen durchsetzt, um zu beweisen, wie gelehrt er ist. Auch diesen Text hat Arthur Kopp auszugsweise abgedruckt:

Balsamischer Haupt- Augen- und Gedächtniß-Spiritus

Demnach ich die Zeit meiner 32. Jährigen Praxi mit diesem köstlich-approbirten Spiritu an unzählich-Menschen Hohen und geringen Standes, herrlich- und wunderns-würdige Proben erwiesen, sonderlich an denen so vom Schlag gerühret, die mit Schwindel, Kalten-Flüssen, Kopff-Schmertzen, Ohren-Sausen, blöden dunckeln Augen, schwachen Gedächtniß beladen gewesen, daß er auch bis dato weit von verschiedenen Landen in Abundanz verschrieben, ja mit grossen Nutzen gebrauchet wird, und also mit Recht Balsamus-Vite, oder Lebens-Balsam, zu nennen ist; Als habe solchen aus Christlicher Liebe und Schuldigkeit, weil dadurch, nächst Gott! viel Menschen geholffen wird, aufs beste recommandiren wollen:

1. Dient er zur Stärckung des Gedächtnisses, welches etwa nach einer Kranckheit, geschehenen Fall oder schweren Schlag des Kopffs, auch unordentlichen Lebens Schaden gelitten, welches denn vermittelst des Anriechens und äusserlichen Anstreichens des Wirbels und Genicks ziemlich renoviret wird.

2. Dienet er denen mit dem Schwindel behafften Personen, oder die eine Schwachheit des Haupts haben, oder auch mit Kopff-Weh beladen seyn . . .

3. In Blödigkeit des Gesichts, ist er eine sonderliche Conservirung und Stärckung, so man frühe Morgens mit etlichen Tropffen die Augen oben und unten äusserlichen bestreichet, daß nichts in die Augen komme, womit man dann etliche Wochen continuiren muß, wenn aber die Augen roht und hitzig seyn, darff solcher Spiritus nicht offt gebrauchet werden.

4. In Cartharrhen und Schwerigkeiten des Haupts befördert solcher Spiritus deren Resolvirung, und machet das Haupt wiederum leicht. Auch ist er ein sonderbahres Praeservativ vor den Schlag-Fluß, und dienet vom Schlag gerührt- und lahmen Gliedern, daß sie wieder ziemliche Krafft, wenn sie äusserlich damit geschmieret werden, erlangen.

5. In Sausen und Klingen der Ohren kan nichts köstlicheres gefunden werden . . .

6. Vor Mund-Fäule, Scharbock der Zähne, dieselben zu erhalten, nicht auszufallen oder hohl zu werden, kan man von diesem köstlichen Balsam in frisch Wasser etliche Tropffen giessen, und den Mund damit ausgespület, ist auch gut für den übelen Geruch.

7. In allen so wohl innerlich- als äusserlichen Ursachen, zustossenden Abkräfften, Ohnmachten, Hertzens-Aengsten etc., ist er durch Anriech- und Anstreichen sehr würcksam zur Erquick- und Recolligirung der Lebens-Geister und Kräfften.

Weilen denn nun dieser Spiritus wegen seiner bey sich führenden volatisch-aromatisch und Balsamischen Particularum die Visciditāt-Feuchtigkeiten zertheilet, . . . sanguinem gleichsam balsamiret, und die Lebens-Geister confrontiret; Als kan man neben den äusserlichen Gebrauch, solchen auch innerlich in Schmertzen des Magens, in Grimmen, in Durchlauff, und anderen Accidentien von 7. 10. à 30. Tropffen in Wein oder anderen bequämen Vehiculo einnehmen.

Tinctura contra Calculum & morbum scorbuticum.

Solche Tinctur wird von mir in grosser Quantität gerecht und mit grossem Fleiß laborirt, und bestehet in folgender Krafft:

1. Ist sie eine vortreffliche Reinigung des menschlichen Geblüts, erwärmet und macht subtil das verstockt- und kalte Geblüt . . .

2. In allen Stein-Schmertzen, in Nieren, Lenden und Blasen thut diese Tinctur Wundersame Proben . . .

3. Kan auch diese köstliche Tinctur bey kleinen Kindern von 1. 2. bis 3. und mehr Jahren zur Vorsorge gebraucht werden, zumahl, wenn Eltern mit dem Stein behafftet sind, deren Kindern gleichsam ein Scorbut- und Tartarisches Geblüt eingepflantzet wird.

4. In obstructione mensium, fluxu albo . . . ist sie sonderlich probat . . .

5. In Brust- und Magen-Schmertzen, Colica und Mutter-Beschwerung können 20. bis 30. Tropffen in Kümmel-Wasser oder Wein genommen und einige Tage damit angehalten werden. Das Loth von dieser Tinctur wird vor 8 Gr. verkauffet.
Es wird auch hiebey ein Balsamisches Pflaster recommandiret. Solches dienet in allen offenen Wunden, in verbrandten oder erfrornen Gliedern . . . Es zertheilet auch das geronnene Geblüt, verhütet Apostemata und kan auch mit guten Success vor das Schwinden der Glieder gebraucht werden.

Johann Andreas Eysenbarth
Anjetzo in Stettin, logiret auf dem Raths-Wein-Keller, am Kohlen-Marckt.

*

Die Arzneimittelfabrik „Zum goldenen Apfel“

Eisenbarth ist inzwischen ein wohlhabender Mann geworden. Mit seiner Familie und seinem großen Gefolge sieht er sich nach einem geeigneten Stammquartier um, wo er auch seine Arzneimittel in größerem Umfang herstellen kann. Sein Ehrgeiz zieht ihn in das junge, aufstrebende Preußen. Die Stadt Magdeburg scheint ihm ein für seine weiteren Ziele günstiger Ort zu sein. Dort bietet sich ihm die seltene Gelegenheit, ein geeignetes Haus zu erwerben. Es ist das Wohn- und Brauhaus „Zum goldenen Apfel“, das den Gebrüdern Hoffmeister gehört. Nach längeren Verhandlungen wird man sich über den Kaufpreis einig.

Am 26. November 1703 wird der Kaufvertrag zwischen Ernst Friedrich, August Friedrich und Joachim Friedrich Hoffmeister als Verkäufer einerseits und dem „Medicus und Operator“ Johann Andreas Eisenbarth als Käufer anderseits unterschrieben. Die gesamte Kaufsumme beträgt 3100 Thaler. Da aber noch Schulden auf dem Haus lasten, erhalten die Brüder Hoffmeister nur 2890 Thaler, während 150 Thaler der Kirche Sankt Johannis Baptist und 60 Thaler dem Augustinerkloster direkt gezahlt werden. Es heißt da:

> *Es verkauffen erstgemeldete Herren Gebrüder die Hoffmeistere ihr am Veinen Wege gelegenes, Zum güldenen Apfel genantes Wohn- und Brau Hauß samt den dabey befindtlichen Hoff-Raum, Ställen Brandtwein Blase, Garten, Braugeräthe und allen waß darinnen Erdt- Niedt- und Nagelveste ist.*

Das Wohn- und Brauhaus „Zum goldenen Apfel“ ist eines der größten Häuser Magdeburgs. Eisenbarth weiß, warum er gerade dieses Haus gekauft hat: Hier bietet sich ihm die Möglichkeit der eigenen Destillation seines „Haupt-, Augen- und Gedächtnis-Spiritus“ und die Herstellung der anderen Medikamente, die er auf den Jahrmärkten anpreist und in größeren Mengen verkauft. Eine komplette Destillationsanlage ist vorhanden.

Das Haus ist noch nicht sehr alt, da es erst 1671 erbaut worden war. Es liegt an der späteren Brand-, dann Apfelstraße Nr. 9. Im Jahr 1895 wird es abgebrochen und dann völlig neu errichtet, wobei nur das alte Wahrzeichen, ein Zweig mit goldenem Apfel und der Jahreszahl 1671, in den Neubau eingemauert wird. Heute steht auf dem Grundstück das Haus des Rates der Stadt Magdeburg.

Der Vertrag ist geschlossen, doch Eisenbarth hat die ganze Kaufsumme noch nicht gezahlt und läßt sich auch noch ein wenig Zeit damit. Da der Erwerb des Hauses einige notarielle und rechtliche Konsequenzen nach sich zieht und Eisenbarth nach Altenburg zurückkehren will, um seinen dortigen Hausstand aufzulösen und mit seiner Familie und seinem gesamten Hab und Gut nach Magdeburg überzusiedeln, sucht er sich in Magdeburg einen Anwalt, der seine Interessen auch bezüglich des Hauskaufs während seiner Abwesenheit vertritt. Er findet diesen in Dr. Johann Tobias Nappius, den er am 20. Dezember 1703 mit einem Schreiben bevollmächtigt, nachdem er am 1. Dezember das Bürgerrecht in Magdeburg erworben hat.

Am 3. Mai 1704 ist dann der Handel perfekt. Verkäufer und Käufer treffen sich mit dem Anwalt im Rathaus zu Magdeburg, wo sie vor dem Bürgermeister Peter Neukrantz den üblichen Handschlag leisten, der einen solchen Hauskauf besiegelt und rechtskräftig macht. Die gesamte Kaufsumme ist aufgebracht und bezahlt. Damit ist Johann Andreas Eisenbarth Besitzer des Wohn- und Brauhauses „Zum goldenen Apfel“, Bürger der Stadt Magdeburg und Untertan seiner Majestät des Königs von Preußen. Hier wird er bis zu seinem Tod von seinen Wanderfahrten, die er auch weiterhin unternehmen wird, ausruhen und seine Arzneimittelfabrik installieren. In dieser Stadt ist er in den Jahren 1708 und 1709 Schützenkönig: eine weitere Möglichkeit der persönlichen Imagebildung. Allerdings wird es ihm nicht vergönnt sein, in diesem Haus auch seine letzten Tage zu beschließen.

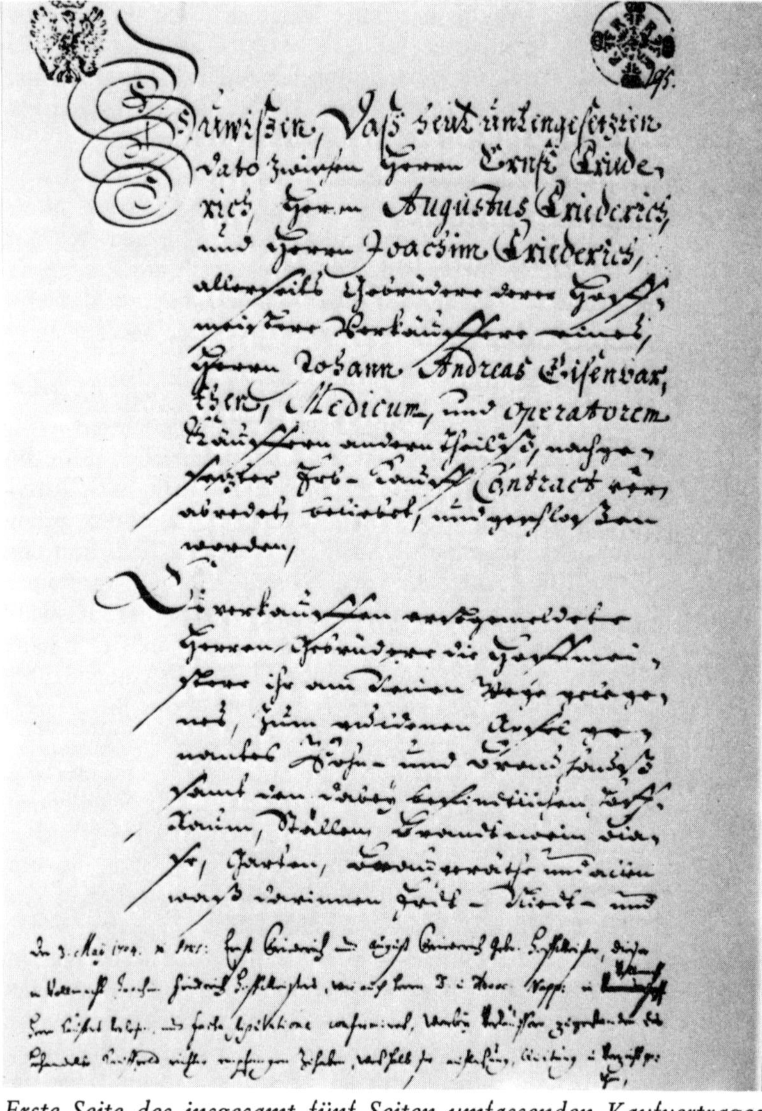

Erste Seite des insgesamt fünf Seiten umfassenden Kaufvertrages für das Haus „Zum goldenen Apfel" in Magdeburg zwischen den Brüdern Hoffmeister und Eisenbarth vom 26. November 1703.

Werner Priegnitz vom kunsthistorischen Institut in Magdeburg ist es 1963 gelungen, das Magdeburger Eisenbarth-Haus nach alten Unterlagen und Ausgrabungsergebnissen restlos zu rekonstruieren. Danach baute Dr. Hasenbach aus Oberviechtach ein Modell.

Der zweigeschossige Fachwerkbau lag mit der Längsseite zur Straßenfront. Dieser Teil des Anwesens bildete das Wohnhaus. Eine breite Durchfahrt ermöglichte den Zugang zur Hofseite. In den sich in den Hof erstreckenden Seitenflügeln waren das eigentliche Brauhaus, eine Krankenstube, das Laboratorium, die Ställe und die Zimmer für die Gesellen untergebracht.

Das Wohnhaus war zur Straßenseite 18,30 Meter lang und 8,20 Meter tief. Das sich zur Gartenseite verbreiternde Grundstück mit den beiden Seitenflügeln war insgesamt 32,20 Meter tief, die hintere Gartenseite 25 Meter lang. Im Erdgeschoß des Wohnhauses befand sich links von der Durchfahrt eine Stube mit anschließender Küche zur Hoffront. Im rechten Teil lag ein größeres Zimmer mit zwei Zugängen, der eine in der Durchfahrt, der andere zur Hoffront. Es gilt zu vermuten, daß dieser Raum zur Behandlung der Kranken eingerichtet war. Daran schloß sich eine kleinere Stube und eine Kammer an.

In der Durchfahrt zum Hof führte eine hölzerne Treppe in das Obergeschoß. Diese Treppe mündete in einen Vorsaal mit zwei offenen Kaminen. Vor hier führte eine weitere Treppe auf den Dachboden. Die dort gelagerten Vorräte konnten durch einen auf der Straßenseite befindlichen Lastenzug eingefahren werden. Im Obergeschoß selbst lagen drei Stuben und drei kleinere Kammern. Eine überdachte Galerie schloß sich zur Hofseite an.

1717 beklagt sich Eisenbarth bei Bürgermeister und Rat der Stadt Magdeburg über seinen Nachbarn, den französischen Rat Pierre Vossin. Es geht um eine Mauer auf Eisenbarths Grundstück. Nach einem Lokaltermin kommt die bestellte Kommission am 5. Mai 1717 zu der Ansicht, daß diese „Mauer von der Straße des güldenen Apffels an, hindurch biß an des Strumpfstrickers Elias Schiefens Mauer, gantz alleine Herrn Eisenbarthen gehöre". Die Akten über diesen Mauerstreit geben Aufschluß über Abmessungen und Gestaltung des Gartens.

Das Wohnhaus „Zum goldenen Apfel“ von der Straßenfront her gesehen.

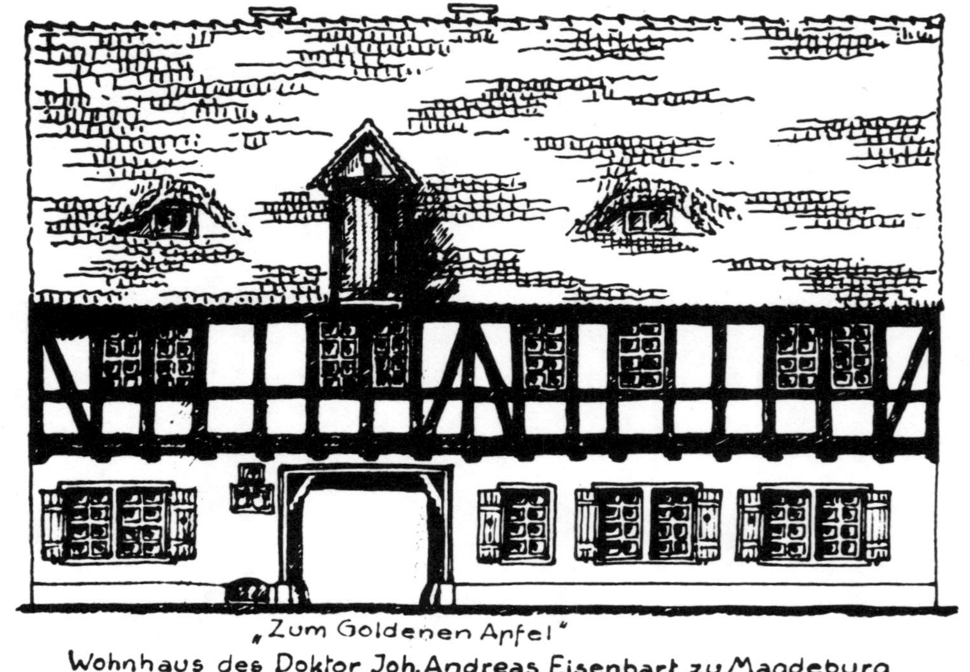

„Zum Goldenen Apfel“
Wohnhaus des Doktor Joh. Andreas Eisenbart zu Magdeburg.
Apfelstraße 9. - 1703-1727.
Rekonstruktion nach den Bauakten von W. Priegnitz, Magdeburg.
M=1:100

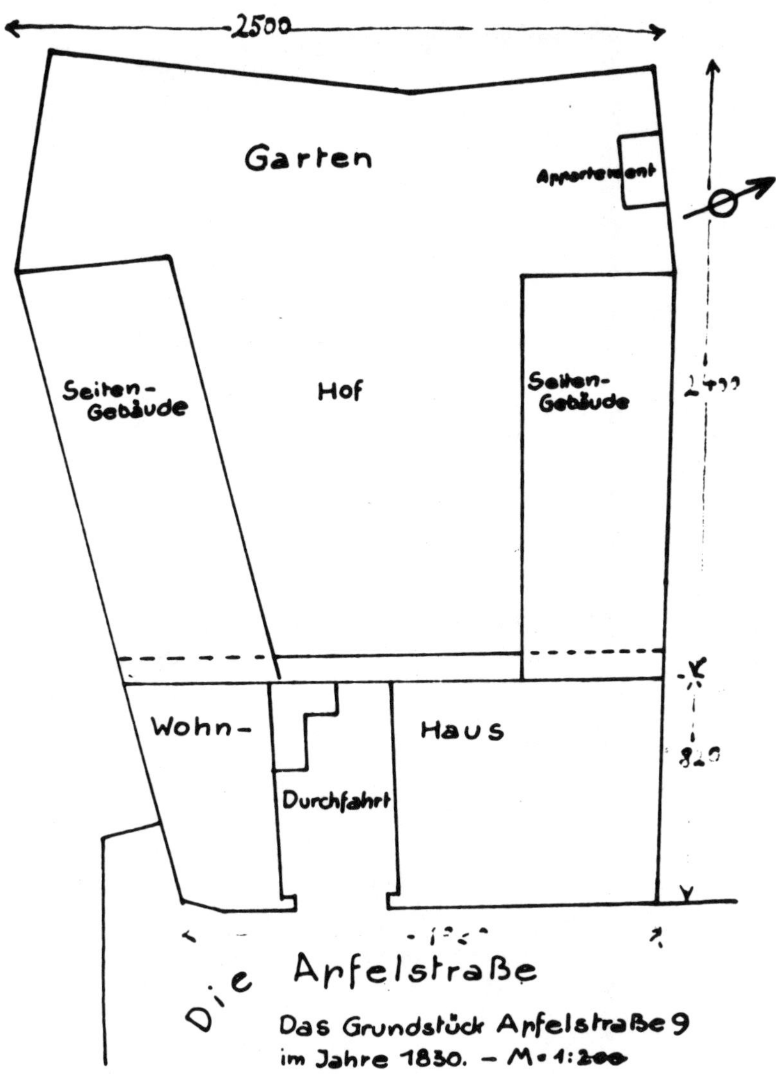

Die Lage der Gebäude auf dem Grundstück Apfelstraße 9.

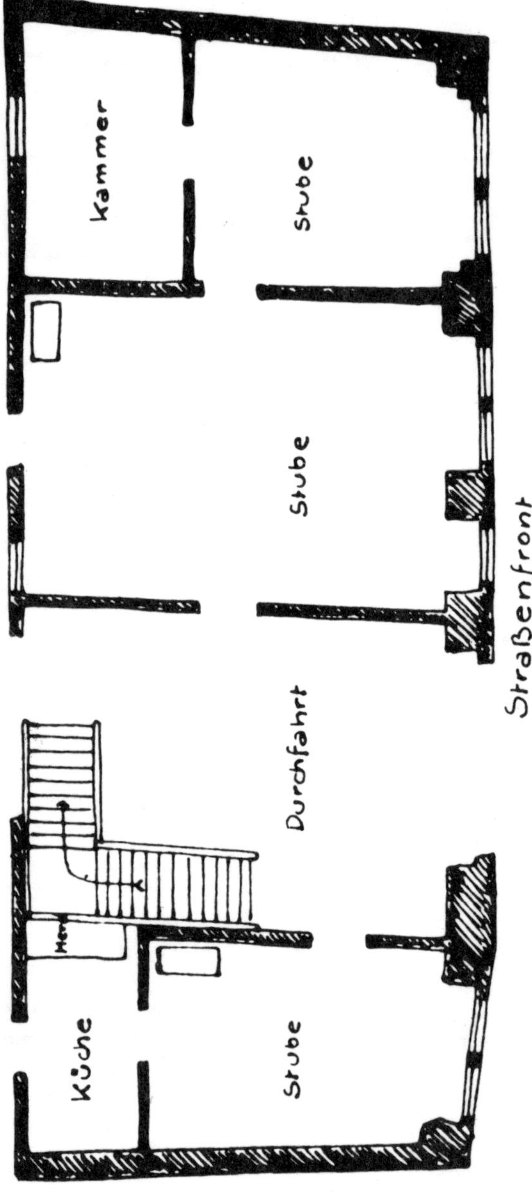

Eisenbarths Haus in Magdeburg in der Apfelstraße, Erdgeschoß; Rekonstruktion: Kunsthistorisches Institut Magdeburg (Priegnitz).

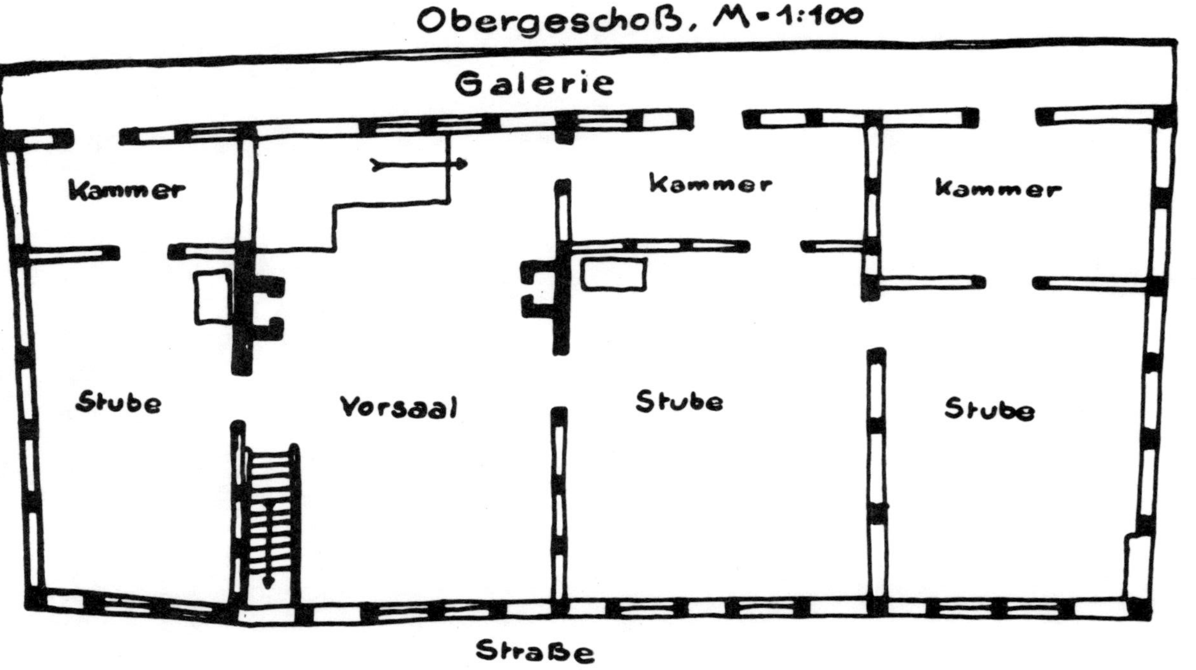

Eisenbarths Haus in Magdeburg in der Apfelstraße, Obergeschoß; Rekonstruktion: Kunsthistorisches Institut Magdeburg (Priegnitz).

Isometrische Projektion des Wohn- und Brauhauses von der Gartenseite. Rekonstruktion nach Werner Priegnitz. Blick in den Hof von Westen. 1 Das Wohnhaus. – 2 Wagenremise, Pferdestall und oben offene Bühne zum Lagern von Holz u. a.; in der Durchfahrt warten die Patienten. – 3 Das Hinterhaus: Im Erdgeschoß das Laboratorium, oben die Zimmer für die Gesellen, Lehrlinge und Bediensteten. Eisenbarth läßt seinen Reisewagen anspannen. – 4 Das Lustgärtlein mit Weinlaube und einem Amor darauf. Im Beet eine Statue des Äskulap. – 5 Die Abfallgrube. – 6 Das „Appartement“ mit einem Patienten. – 7 Das Brauhaus als Arzneimittelfabrik.

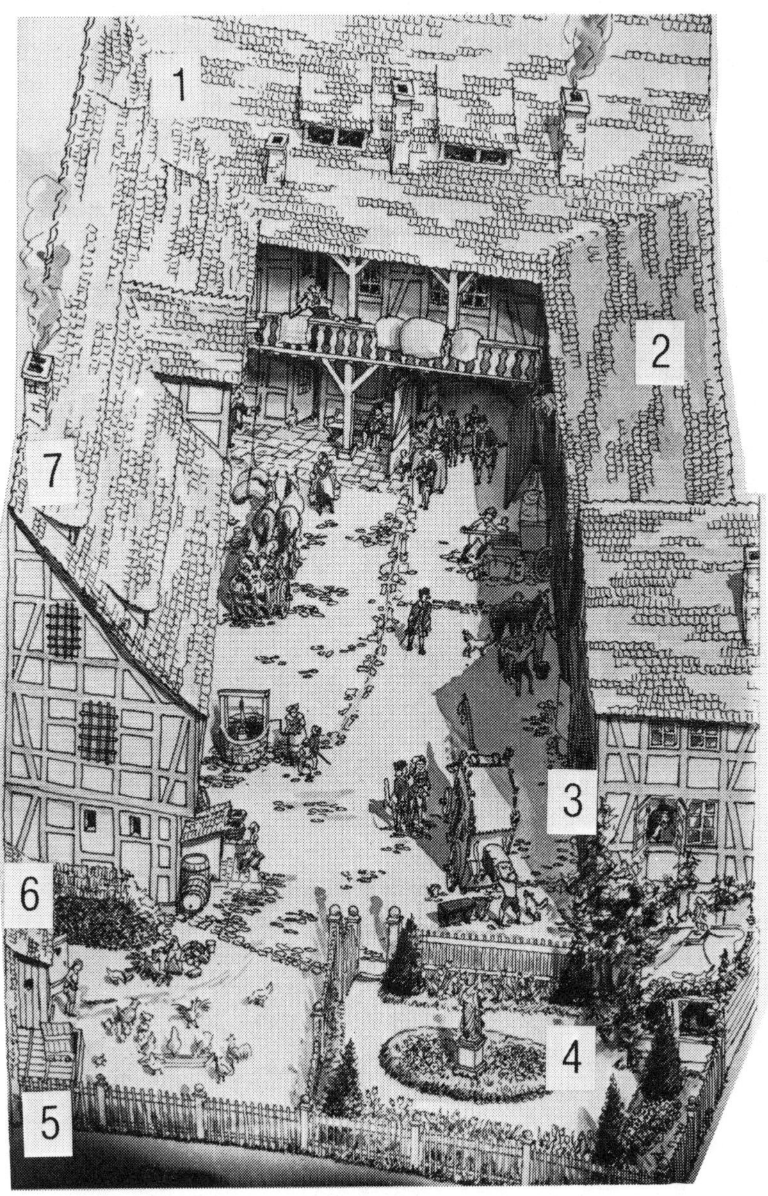
1
2
7
3
6
4
5

In Magdeburg verlegt Eisenbarth nun seine Tätigkeit vom Marktplatz in das Ordinationszimmer und die Chirurgenstube seines Hauses. Hier werden die Kranken versorgt, werden Arzneimittel verabreicht und Operationen durchgeführt. Eisenbarth praktiziert in seinem Haus wie jeder andere seßhafte bürgerliche Wundarzt. In seinem Laboratorium führt er die Versuche zur Verbesserung seiner Medikamente durch, während im gegenüberliegenden Brauhaus das Feuer unter den Destillierkolben geschürt wird und seine Gehilfen die fertigen Arzneien in Flaschen und Salbentöpfe abfüllen. Eisenbarths Arzneimittelfabrik „Zum goldenen Apfel" ist Grundlage seines weiteren Wohlstandes.

Über das Destillationsverfahren zu jener Zeit berichten u. a. der Frankfurter Arzt Dr. Adam Lonicerus in seinem *Kreuterbuch* (Ulm 1679) und Zedlers *Universal-Lexikon* (7. Band, Halle und Leipzig 1734) sehr ausführlich. In den allgemeinen Anweisungen heißt es:

1. Die Destillationsgeräte sollen nicht aus Blei bestehen, da sonst Vergiftungsgefahr besteht.

2. Die Gläser zum Destillieren sind je höher desto besser. Nur bei leicht flüssigen Substanzen müssen diese nicht so hoch sein.

3. Die Gefäße sollen nicht zu hoch angefüllt werden. Besonders günstig ist es, den Kolben zu einem Viertel, die Retorten zur Hälfte, die Kupferblase aber zu einem Drittel zu füllen.

4. Von schnell flüchtigen Substanzen soll nur wenig in weite Gläser gefüllt werden. Damit der Siedepunkt besser gesteuert werden kann, sollen z. B. Wachs und Harz mit Asche, Sand, Ziegelmehl oder kalziniertem Bernstein vermischt werden.

5. Bei der Destillierung von Wermut, Salbei und Rosmarin soll das Feuer nicht zu gering sein, während bei anderen Kräutern gemäßigte Wärme angebracht ist.

6. Durch die Blase werden aber auch Substanzen von größerer Dichte destilliert, nachdem sie vorher eingeweicht worden sind.

7. Aus der Retorte werden sowohl mineralische als auch andere Substanzen aus Hölzern, Samen, Wurzeln, Harzen etc. getrieben.
8. Die Destillation durch Asche oder Sand ist bei festeren Substanzen, wie Samen, Hölzern oder Wurzeln, angebracht.
9. Ehe frische und saftige Kräuter destilliert werden, sind sie zu stoßen, wobei der Saft ausgepreßt wird. Dieser wird sodann in einem hohen Kolben durch ein Wärmebad destilliert.
10. Trockene Kräuter werden gestoßen und mit „schlechtem Wasser", Maientau oder Wein angefeuchtet. Auf jedes Pfund Kräuter kommen sechs Pfund Wasser.
11. Alle aromatischen Wurzeln, Rinden, Hölzer oder Samen, Blätter und Blüten werden durch die Blase destilliert; auch die Öle werden zugleich mit Wasser abgezogen.
12. Bei allen Destillationen muß vorher ein schwaches, später dann ein etwas stärkeres Feuer angefacht werden. Je flüchtiger eine Substanz, die destilliert werden soll, desto schwächer das Feuer. Will man aber eine möglichst konzentrierte Essenz erhalten, so ist eine größere Hitze notwendig.

Bei leicht flüchtigen Substanzen ist das Dunstbad zu bevorzugen, womit der Wohlgeruch und die balsamische Kraft erhalten bleiben. Kräuter werden zuerst klein gehackt, nachdem sie vorher ein wenig getrocknet worden sind. Dann werden sie mit heißem Wasser übergossen. Dieser Aufguß bleibt nun ein paar Tage stehen, um dann bei gelindem Feuer durch die Blase in ein Kühlfaß destilliert zu werden. Faß, Destillierhelm und Röhren sollen inwendig verzinnt sein, „damit das Wasser nicht etwas Widriges an sich ziehen" soll. Wie aus dem Erfurter Flugblatt hervorgeht, füllte Eisenbarth seinen „wohlriechenden Haupt- und Schlagbalsam" ebenfalls in Gefäße aus Zinn.

Über die Gewinnung des Balsams heißt es bei Zedler:

> *Aus denen Hartzen werden auch Oele bereitet, als aus Terpenthin und dergleichen; Nehmet von einem Hartz,*

> *welches beliebig, 3 Pfund, gießet eine gute Menge Wasser daran und destilliret es durch die Blase, so gehet das Oel gantz klar herüber und schwimmet auf dem Wasser. Dieses nennet man insgemein einen Spiritum. Dann fänget es an nach und nach gelb zu werden, drum leget einen andern Recipienten [Vorlage des Destilliergefäßes] vor, und empfanget das Oel, fahret mit der Destillation fort, biß gar kein Oel mehr gehet, (und dieses nennet man eigentlich das Oel), denn nehmet die hinterbliebene Materie aus der Blase, welche man Colophonium [Pech, bekannt als Geigenharz] nennet, destilliret selbige im Sande aus der Retorte, so wird ein grobes, dickes Oel herübersteigen, welches man den Balsam nennet.*

Eisenbarth stellt nahezu zwanzig verschiedene Arzneien her, von denen wir einige näher beschreiben wollen.

Balsamischer Haupt-, Augen- und Gedächtnisspiritus

Im Erfurter Flugblatt auch als „Haupt- und Schlag-Balsam“ bezeichnet und angepriesen, verkauft Eisenbarth seine Arznei 1692 für zwei Thaler das Loth und verordnet sie bei Schlaganfall, Epilepsie, Magenbeschwerden und Gliederschmerzen, zur Stärkung des Gedächtnisses, von Hirn und Herz, gegen Kopfschmerzen und Vertreibung von Ohnmachten und Frauenkrankheiten.

Den Spiritus bietet er 1716 in Stettin und 1724 in Berlin das Loth für einen halben Thaler bzw. zwölf Groschen an, wobei er ihn als „Lebens-Balsam“ bezeichnet. Er ist innerlich und äußerlich anwendbar, sowohl unverdünnt als auch in Wein gemischt (7 bis 30 Tropfen auf ein Glas Wein). Er bringt die Lebensgeister zurück und hilft bei folgenden Beschwerden und Krankheiten:

Schwaches Gedächtnis, Rücken- und Kopfschmerzen, Schwindel, schwachen und tränenden Augen (oberhalb und unterhalb der Augen eingerieben, so daß aber nichts von der Flüssigkeit selbst in die Augen gelangt!), Schlaganfall, Gliederschmerzen, Ohrensausen, Mundfäule, Scharbock der Zähne, Ohnmacht, Herzbeklemmungen (dagegen ist der Geruch des Spiritus hilfreich), Magenbeschwerden und Durchfall (innerlich verdünnt).

Der aufmerksame Leser, der von diesem so gepriesenen Hauptarzneimittel Eisenbarths hört, wird unwillkürlich an den

Von der Kunst

Ein andere Kühlung zur Serpentin.

Folgender Weise gebrauchen die Welsche ihre Serpentine neben zu / stellen den Destillierkessel allein auf einen Dreyfuß / dieser Form und Gestalt / wie du hie verzeichnet sihest.

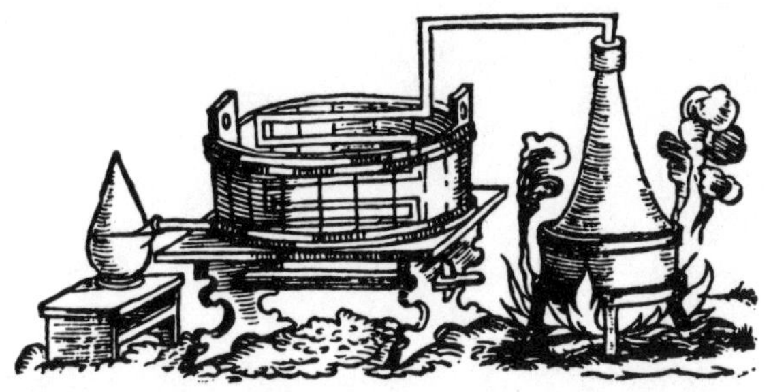

Ein andere Art eines Destillierofens / mit einem irrdinem Helm / und Kübfferinen Kühlkesselin / fast gebräuchlich / den man auch mit Holtz anwärmen mag.

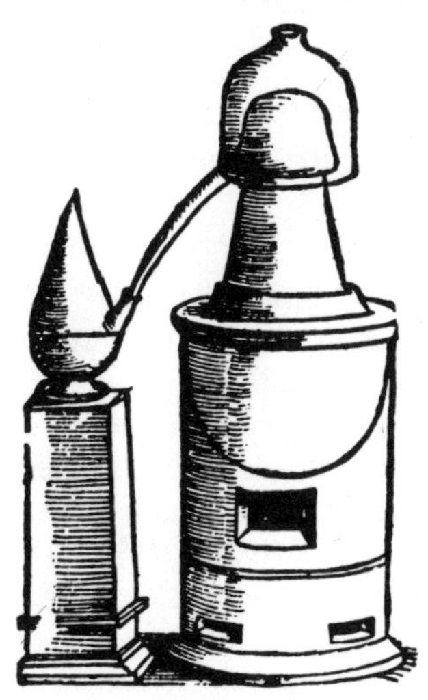

Folget ein gemeine Art der Weinbrenner Küllung / der Spiritus deß Weins. Es ist aber solche Kühlung durch zwo kleine Röhren stracks untersich gericht / viel zu schwach / nach dem sie grosse Kessel / viel Massen inhaltende / einsetzen.

Destillationsöfen aus Adam Lonicerus' „Kreuterbuch" (Ulm 1679).

heute noch so gebräuchlichen Melissengeist erinnert. Dieser Spiritus wird aus den Blättern der Melisse (Melissa officinalis), die zu der Familie der Labiatae gehört, hergestellt bzw. destilliert. Wirksamer Bestandteil ist ein ätherisches Öl mit ungesättigten Aldehyden. Melissengeist ist ein bewährtes Beruhigungsmittel bei Herzangst, Abgespanntheit und Kopfschmerzen; er wird auch bei Schlaflosigkeit und Erkältungskrankheiten empfohlen. Im Sommer findet man den Lippenblütler in Wäldern. Die Pflanze hat weiße oder rosarote Blüten und besitzt eiförmige und gezähnte Blätter. Im Geschmack und Geruch ähnelt die Melisse der Zitrone. Im Volksmund wird sie auch Zitronen-, Frauen-, Bienen-, Pfaffen-, Herz- oder Trostkraut genannt.

Augenstein und *Augentropfen* sind weitere begehrte Heilmittel, die reißenden Absatz finden und die Eisenbarth auch zur Nachbehandlung bei Staroperationen verordnet.

Schnupfpulver

„In die Nase gezogen", dient es gegen Flüsse des Hauptes, Ohrensausen, Schwindel, Schlaganfall, Zahn- und Kopfschmerzen. 1692 wird das Loth für einen Thaler verkauft.

Korallenpflaster

Es dient zur Wundheilung und wird bei Erfrierungen, Verbrennungen, Rückenschmerzen und verstauchten Gliedern aufgelegt. Korallenringe und Korallenamulette (zu je vier Groschen) werden als sympathetische Schutzmittel angeboten. Noch nach John F. Thompson (*Neuentdeckte Wunderkräfte der Amulette,* Scholz Druckerei und Verlag, Dortmund 1976) schützt die Koralle vor dem bösen Blick, vor Dürre und Hagelschlag, wie die magischen Bücher des Mittelalters schon zu berichten wußten. Nach Eisenbarth hilft dieses Amulett auch bei Flüssen, Krämpfen, Gliederreißen; es sorgt für eine leichte Geburt und ist ein Glückstalisman bei Pferden. Später bietet er das Amulett nicht mehr an, da er wohl mehr Zutrauen in seine natürlichen Arzneimittel setzt, als sich auf die magischen Zauberkräfte eines Amuletts zu verlassen. *Wundpflaster* und *Wundbalsam* gehören zu Eisenbarths festem Arzneimittelbestand.

Mithridat

Dieses Mittel wird von Eisenbarth auch als „Orvietan oder Gift-Electuarium", das Pfund für zwei Thaler und zwölf Groschen, verkauft. Er preist es als Gegengiftmittel und verordnet es bei Magenbeschwerden, Husten, Brustschmerzen, gegen Leberflecken und Scharbock, als schweißtreibendes Mittel gegen Fieber, als Vorbeugungsmittel gegen Seuchen, zur Vertreibung von Koliken, Seitenstechen und Frauenkrankheiten, bei Schlaflosigkeit und Wurmkrankheiten. Zedler gibt im 21. Band seines *Universal-Lexicons* folgendes Rezept zur Herstellung dieses vielgerühmten Heilmittels an:

> *Man nehme Myrrhen 11 Unzen, guten Zimt, Spicanard, von jeden 10 1/2 Untze, von besten Saffran, guten Lerchen-Schwamm, Ingber [Ingwer], Weyrauch, Bauren-Senff, Terbenthin, von jeden 10 Quentgen, Cameel-Stroh 9 Quentgen, Sesel, ausgeprestes Muscaten-Oel, an statt des rechten Orientalischen Balsams, Stöchas-Blumen, Zittwer, Galbanum [Galbensaft, eine Gummiart, die aus den aufgeritzten Wurzeln des Galbankrautes gewonnen wird], langen Pfeffer, Bibergeil, Angelic-Safft, Indianisches Blatt, ausgelesenen Storar, Hypocistis-Saft, von jeden 1 Untze, Caßien-Rinde, Bdellium, von jeden 7 1/2 Quentgen, Zibeben an statt des rechten Orientalischen Balsams, weißer Pfeffer, Poley, Cretischer Möhren-Saamen, Scordien, von jeden 7 Quentgen, Callmus, Cardamomen, Enzian, rothe Rosenblätter, Cretischer Dictam, Welschen Spic, Petersilien-Saamen, Egyptischen Mohn-Safft, von jeden 5 Quentgen, Anië, runde Oster-Lucey, Angelick, Bärwurtzel, wilde Eppich-Wurtzel, gemeinen Baldrian, Schlehendorn-Safft, Sagapen, die Spitzen von Johannis-Kraut, Erd-Crocodille, von jeden 2 1/2 Quentgen, Wacholderbeeren, Cubeben, von jeden 2 Qu., Cyper-Wurtzel, Rhodiser-Dorn, von jeden 1/2 Qu., drey Theil Honig, oder ohngefehr 10 alten weissen Wein, so viel als es genug ist. Alles dieses zerreibet man und mischet es untereinander, und machet daraus gehöriger massen eine Latwerge.*

Krafft / Tugend / und Gebrauch des Teutsch-genannten Theriac / Gifft-Latwergen / oder gerechten Medritats / als solcher von einer Hochlöbl. Medicinischen Facultät der Kayserlichen Haubt- und Residentz-Stadt Wienn examiniret / approbiret und nutzlich zu gebrauchen für gut befunden worden.

ERstlichen dienet der gerechte Theriac / oder Medritat allen denen / welche mit unverhofften Schauer und Frost angegriffen werden / einer Zwöspen groß (mehr oder weniger / nachdem die Person ist) darvon in warmen weissen Wein / Bier / oder gemein Essig / Holder-Attich- oder Kränewcht-Saltzen / Cardobenedict / Holder-Bluhe / oder andern bequemen außgebrennten Wasser vermischt / eingenommen / anderthalbe Stund lang darauf geschwitzet / warm abgetrücknet / und nit geschwind in den Lufft gangen / ist höchst bewährt.

2. Ist diser gerechte Theriac / Latwergen / oder Medritat sehr gut und anständig in vergifften Neblen / faulen Erd-Dämpfen / ungesunden Lufft / absonderlich aber zu Pest-Zeiten / da man Morgens und Abends nüchter außgehet / vorhero einer Muscat-Nuß groß eingenommen / auch wohl ein wenig die Naß-Löcher gestrichen / ist gut.

3. Zum Fall aber eine Persohn mit der Pest angefallen würde / solle dise in obbemelten Essig oder Säfften den Theriac einer grossen Zwöspen gleich warm vermischter einnemmen / zwey Stund lang wohl schwitzen / und dises alle siben Stund mit Schwitzen widerholen / dieselbe Persohn wird sich mit GOttes Hülff bey den dritten und vierdten Einnehmen besser befinden.

4 Ist auch diser Medritat oder Theriac in all und andern vergifften Fiebern / Petetschen / Ungerischen Kranckheiten / und andern gemeinen Fiebern oder Quartanen gut / in denen obbenannten Wässern oder Säfften eingenommen / nachdem die Natur der Persohn / wenig oder mehr / als einer Zwöspen groß / vertreibt das Fieber ohnfehlbar.

5 Ist diser mein gerechter Theriac / oder Medritat sehr gut wider alle giffiige Thier / als Schlangen / Krotten / Scorpionen / Wißl / oder Harmel / und wüttiger Hunds-Biß / auch allerhand vergifften Anblasen / wan alsobald 2. Quintel schwer von disen meinen Medritat in denen vorigen Wässern / oder Säfften eingenommen / es treibt das Gifft alsobald auß dem Leib / ingleichen auch / wan einer in einem Trunck Gifft bekommen

Theriak-Anpreisung und -Beschreibung des Bartholomäus Hauser aus dem Zillertal in Tirol.

men hätte/ der nemme alsobald auf obbeschribene Weiß 2. oder 3. Quintel ein/ widerhole die Medicin mit Schwitzen/ es treibt das Gifft auß denen Glidern/ wan einer auch schon aufgeschwollen wäre.

6. Welcher Mensch auf der Brust / oder Lungen vil zäh=kalte Schleim / oder Flüssigkeit verspühret / auch Cathar / rauche Husten / Keuchen / oder schwären Athen hat/ diser nemme meinen gerecht=befundenen Theriac/ mit Wachholder=Entzian=oder Meisterwurtz=Brandwein vermischt ein/ es benimmt mit gutem Effect den zähen Schleim/ und stillet das Keuchen/also auch/ wan einer von kalten Flüssen/ oder Wehetagen deß Haupts angefochten wird/ bediene man sich dises meines Theriacs/ Pflaster=weiß auf das Haupt oder Schläff gelegt/ es hilfft.

7. Benimmt auch dise köstliche Medicin / oder Artzney das Grimmen oder Reissen im Bauch/ sonderlich das von kalten oder verschlagenen Winden herkommet / 2. Quintel in einem warmen weissen Wein/ Kümm-Anneiß/ oder Fenichl=Wasser vermischt eingenommen/ und zugleich äusserlich überlegt/ es vertreibet auch dise Latwergen die Wehetum der verkälten Mutter / überlegt und eingenommen: Item / so hilfft sie auch für den verkälten Magen/ bringet Lust zum Essen/ stärcket den Magen / und das Hertz/ und machet den Leib eine gute Farb.

8. In Seiten=Stechen anfänglich eingenommen / und überlegt / also auch in vergifften Ruhren / Kinder=Blattern/ und derer Flecken/ in einen Kinder=Meth eingeben/ ist nutzlich / wie auch in vilen anderen Zuständen/ so die Schwitzung erfordern.

9. Wan ein Vieh etwas gifftiges genossen / oder vergifft worden / daß dises sich aufbläet/ und geschwillt / dem gebe man alsobald in einen Einguß / oder auf einer Schniden Brod dise Gifft=Latwergen mit einem wenig Dürsten=oder Stein=Oel vermischt/ anderthalb oder gar 2. Loth / es wird bald besser werden.

10. Letzt=und sonderlich ist diser vortreffliche Theriac oder Medritat sehr nutzlich im Frühling / wan man erstens das Vieh / Schaaf / und Gaiß zum erstenmahl auf die Wayd treibet/ damit sie von der Wayd umb so weniger erkrancken / oder (wan sie schon kranck worden) einen Schaaf oder Gaiß ein halbes/ dem Rind aber anderthalb oder 2. Loth gegeben / solches erfrischet sich alsobald widerumb/ und ist höchst bewährt.

Diser examinirte und approbirte gerechte Medritat / Theriac / oder Latwerg/ wie man ihme nennen will/ auch andern guten gerechten Oel / so mit obgehörten Medritat verkauffet wird/ ist von mir Barthlme Hauser/ Mit=Nachbar zu Stumb im Zillerthal/ der Ertz=Fürstlichen Graffschafft Tyrol gemacht/ und kan mit Allerhöchst=erlangten Kayserlichen Erlaubnuß verkauffet werden.

Orvietan

Dieses Mittel ist eine besondere Art von *Theriak*. Es wird aus nicht weniger als 20 verschiedenen Kräutern und Wurzeln hergestellt. Zedler bezeichnet ihn als ein allgemeines Hilfsmittel

> *für böse Lusst, Gifft und Pest, Schlangen- und tobender Hunde Bisse (Tollwut). Er thut gut, bey den Masern, Blattern, giftigen Fiebern, Schlag, Schlaffsucht, schwerer Noth, und allem kalten Gebrechen des Hirns. Man kan ihn unter die Brusttrăncke mit Nutzen gebrauchen. Er wird mit Scorzoneren- oder Cardobenedicten- oder einem andern Hertzstärckenden Wasser, von einem Drittel, bis zu einem gantzen Quentgen, und drüber, nachdem die Person starck und das Uebel bessrig ist, eingenommen. Aeusserlich heilet er die Pest Beulen und Carbunckeln, den Kindern über den Nabel und Bauch Pflasterweise gelegt, vertreibt er die Würmer ...*

Weiter heißt es, daß es nichts Heilsameres gibt, alte Leute zu erwärmen

> *und die Glieder zusammt der gantzen sinnlichen Krafft des Hirns zu stärcken, als der Theriak, davon zwantzig bis dreysig Gran im Herbste und Winter zweymahl, im Frühling und Sommer aber nur einmahl wöchentlich, mit wenigen Weine, und bey warmer Jahreszeit in einem Trüncklein Rosenwassers, des Morgens sechs Stunden vor dem Mittagsmahle eingenommen, doch daß man sich desselben Tages vor hitzigen Sachen hüte.*

Ein altes Rezept zur Herstellung von Theriak-Spiritus lautet folgendermaßen:

> *Rec. Radic. Zedoar, Petasitid, Imperator, Levistic. Chelidon. maj. Enulae, Anchorae, Vincetoxic. Scorzon. Angelic. Contrayer v. aa. 1/3 j, Valerian, Calam. aromatic. Illyric. aa. 3 ß.*
>
> *Sem. Ammios, Nasturt. Thalsp. Petrosel. macedon. aa. zij.*
>
> *Herb. Scord. Dict. cretic. Calaminth. mont. Polii mortan. Abrotan, Chamaedr. Marrub.*

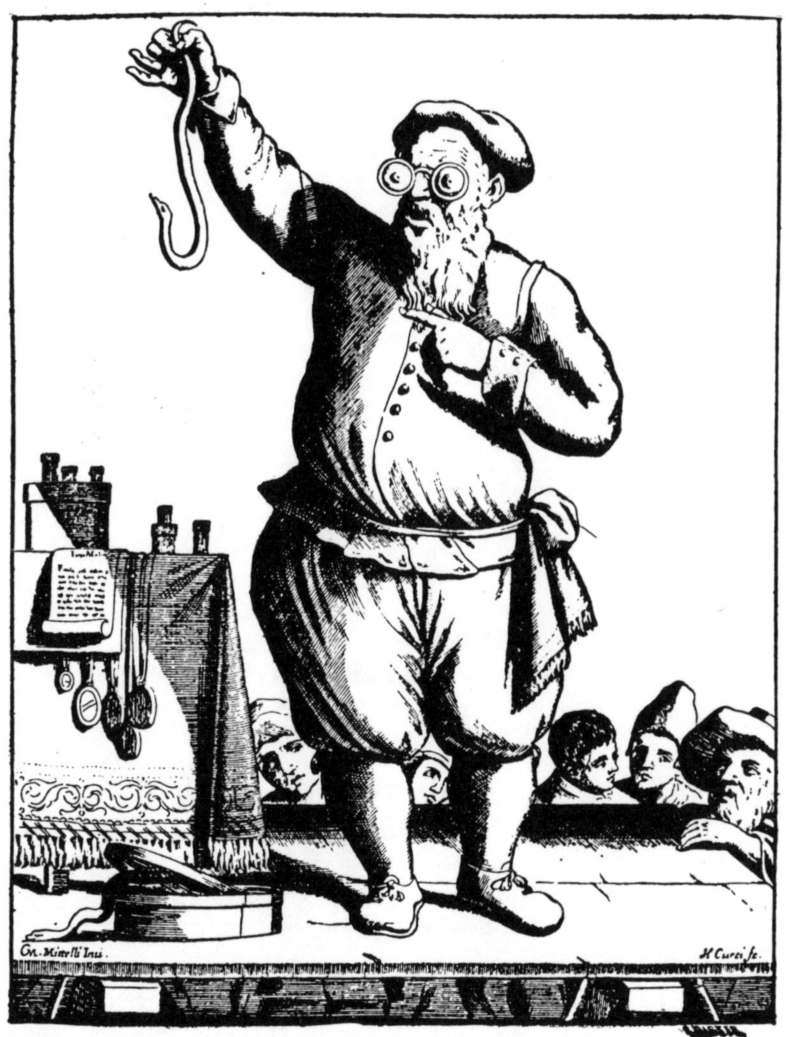

Theriakhändler, der die Giftigkeit seines Mittels an einer Schlange erprobt. Vom Tischrand hängen seine besiegelten Attestate und Privilegien. Kupferstich von H. Curti nach G. M. Mitelli (1634 – 1718).

Chamaepith. Nardi indic. Origan. cretic. Stoechad. arabic. Rutae, aa. Mj.

Flor. Anthos, Hyperic. Salviae hortens. Lavendul. Centaur. min. Acaciae, aa. Mß.

Nucit Moschat.
Cardamom.
Cubeb.
Costis Arabic.
Caryophyll.
Cinamomi elect. aa. zvi.
Cortic. Citri, 3 iij.
Bacc. Junip. 3 j.

Schneidet und stoßet alles, denn gießet vier Kannen Hollunderbeer-Geist darauf, und lasset es in einem verschlossenen Gefässe einen Monat in der Digestion stehen; hernach destillirt die abgegossene Essentz über gelindem Feuer durch das Frauenbad, das Destillat aber gießet zweymahl auf die ersten Specien, und ziehet auch wieder so offte davon: Solcher gestalt werdet ihr einen Theriakgeist bekommen, zu welchem man eine Untze Campher thut, damit er campherirt werde. Will man daraus eine Theriak-Essentz, anstatt der Bezoar-Tinctur, bereiten, so giesset man ihn auf den von der ersten Destillation zurückgebliebenen dicken Extract, und thut dazu den mit Branntewein bereiteten flüßigen Myrrhen-Saffran- und Galban-Extract.

In jedem Fall ist die Herstellung eine recht mühselige und aufwendige Arbeit.

Eisenbarth bietet ferner in Nürnberg Arzneien gegen *Wassersucht,* womit er die Kranken innerhalb von drei Wochen heilen will, und gegen *Syphilis* (Morbum Gallicum) an. Da gibt es Arzneien gegen *Unfruchtbarkeit* der Frau, *Impotenz* des Mannes und „gegen fressende *Runzeln, Finnen, Sommersprossen* und *Leberflecken*“. Bei Zahnschmerzen wird ferner ein *Zahnpulver* empfohlen.

Steintinktur

Diese Tropfen sollen die Steinbildung und Skorbut verhüten. Sowohl 1716 wie noch 1724 kostet das Loth acht Groschen. Es reinigt das Blut, hilft bei allen Stein-, Nieren-, Lenden- und Blasenschmerzen, soll schon den kleinen Kindern als Vorbeugungsmittel verabreicht werden, ist bei Frauenkrankheiten, Weißfluß, Koliken, Brust- und Magenschmerzen angezeigt.

Schließlich handelt er noch mit *Bruchbinden* und setzt goldene und emaillierte *Augen* wie auch *Zähne* ein. Das Angebot der Arzneimittel ist so reichhaltig, wie die Nachfrage danach groß ist. Berücksichtigt man die zeitgenössische Medizinalgesetzgebung und Apothekerordnung, so hat Eisenbarth in die Rechte sowohl der ortsansässigen Ärzte als auch der Apotheker erheblich eingegriffen, um sich dann aber andererseits wieder auf den landesherrlichen Schutz, der ihm durch die Privilegienbriefe garantiert wurde, zu berufen. Kein Wunder also, daß Ärzte, Bader, Wundärzte und Apotheker auf den Erfolg des Wanderarztes neidisch sind und immer wieder versuchen, ihm Schwierigkeiten zu bereiten.

Der furchtlose Komödiant

Das neue Jahrhundert hat Europa nicht zur Ruhe kommen lassen. 1700 beginnt der „Nordische Krieg“ Rußlands, Dänemarks, Polens und Sachsens gegen Schweden. Die kriegerischen Auseinandersetzungen dauern bis 1721. Von 1701 bis 1713 wird der „Spanische Erbfolgekrieg“ zwischen England, den Niederlanden und Österreich gegen Frankreich, Bayern und Köln um die französische Vorherrschaft in Europa geführt. Wieder marschieren die Soldaten. Die Luft ist erfüllt von Kanonendonner. Inmitten dieser Wirren erscheint nur Preußen noch friedlich. Kurfürst Friedrich III. von Brandenburg krönt sich 1701 gegen den Einspruch des Papstes als Friedrich I. zum König von Preußen. Zu dieser Zeit gibt es in Deutschland etwa 100 Reichsfürsten und 1500 kleine selbständige Herrschaftsgebiete.

Die unsicheren politischen Verhältnisse haben sicher zu Eisenbarths Entschluß beigetragen, 1703 in das preußische Magdeburg überzusiedeln. Dennoch scheut er sich nicht, auf seinen weiteren Wanderwegen durch die kriegführenden Länder mit seinem aufwendigen Troß mitten durch die marschierenden Soldatenkolonnen zu ziehen. 1704 besiegen Prinz Eugen und Marlborough die französisch-bayrischen Truppen in Bayern, das von Österreich besetzt wird. In diesem Jahr spannt Eisenbarth seine Reisewagen an und besucht im Frühjahr Berlin und im Mai/Juni die hessische Residenzstadt Kassel. Hier muß er das Hessen-Kasselsche Privilegium von Landgraf Carl von Hessen-Kassel (1654 bis 1730) erhalten haben, das er später präsentieren kann. Die freie Reichsstadt Wetzlar scheint ihm die nächste günstige Station zu sein, um seine Bühne aufzuschlagen. Im Juni schickt er zwei Diener nach Wetzlar, um die Genehmigung vom Stadtrat zu erhalten, während

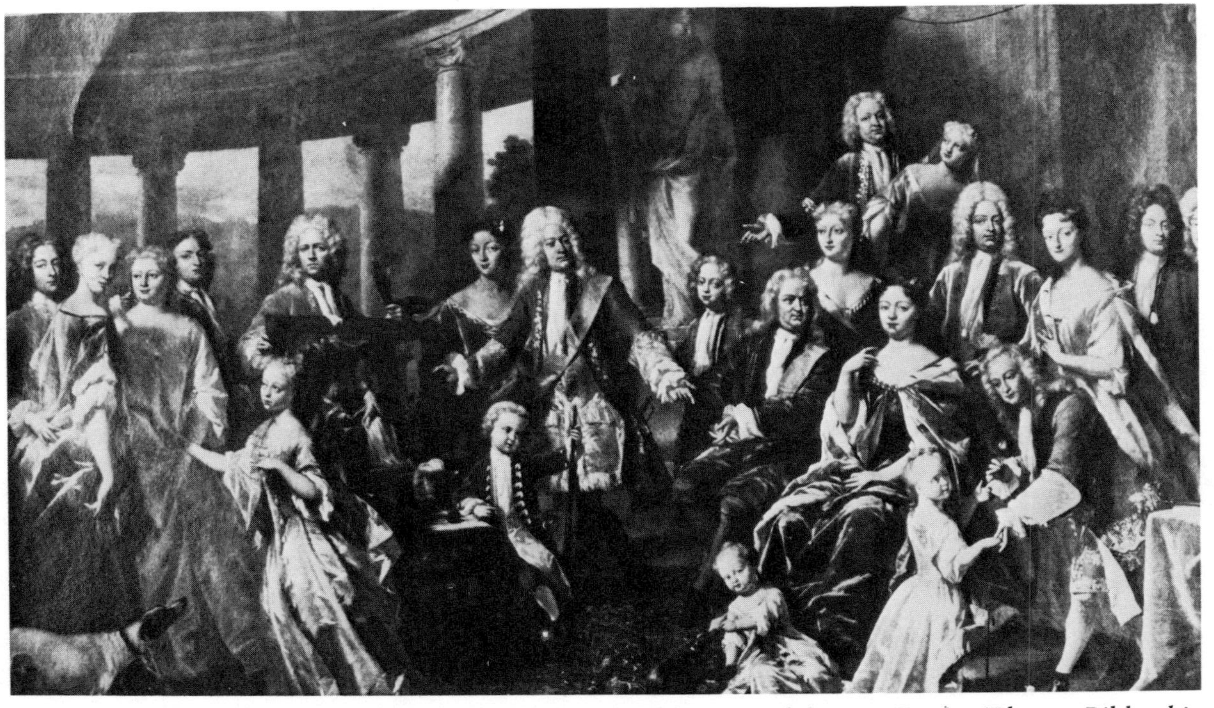

Landgraf Carl von Hessen und sein Hofstaat, Gemälde von Phil. van Dyck. (Photo: Bildarchiv Preußischer Kulturbesitz.)

des Johannis-Marktes seine Bühne aufschlagen zu dürfen und das Publikum auf sein Kommen durch Verteilung von Handzetteln gehörig vorzubereiten.

Wie bei solchen Gelegenheiten üblich, läßt sich Eisenbarth über die derzeitigen Tagesereignisse informiern und hört dabei von einem seltsamen Streit der beiden Präsidenten des Wetzlaer Reichskammergerichts. Der eine befindet sich gerade auf einer Kurreise, der andere ist in der Stadt. Das ist Eisenbarth eine willkommene Gelegenheit, die Schildbürgerei dieser kleinlichen Händel auf der Bühne durch seine Komödianten verspotten zu lassen. Schließlich weiß er aus Erfahrung, wie er seine Zuschauer anlocken und fesseln kann.

Auf dem Buttermarkt vor dem Reichskammergericht wird die Bühne aufgeschlagen und das Gerüst für die Seiltänzer, die Eisenbarth mitführt, befestigt. Was nun über die Bretter geht, die die Welt bedeuten, hält die streitenden Parteien in Atem, beschäftigt den Kaiser und den Reichstag in Regensburg, belustigt das Volk und füllt Eisenbarths Taschen, bis schließlich ganz Deutschland über die Posse lacht, die dort auf dem durch vier Fässer erhöhten Bühnenboden als gewichtige Haupt- und Staatsaktion von Eisenbarth inszeniert wird. Vorgestellt wird eine Komödie mit einem bestechlichen Richter, der Richtstuhl und Kleidung mit Harlekin tauscht und so das Gerichtswesen verspottet. Eisenbarth hat die Lacher auf seiner Seite, die Patienten im Zelt, das Geld im Beutel und dazu noch eine Werbung, wie er sie sich besser nicht hätte wünschen können. Sein Name ist in aller Munde.

Über die Vorgeschichte dieses ergötzlichen Eklats berichtet A. Kopp nach den Unterlagen von R. Koser:

„Erst kurze Zeit barg Wetzlar in seinen Mauern das hochlöbliche Reichskammergericht, nachdem dasselbe aus Furcht vor den Franzosen Speyer, seinen früheren Sitz, geräumt hatte, und nun mußte die gute Stadt durch die Aufführung ihrer neuen Gäste, der Herren Präsidenten und Assessoren des höchsten Gerichts, der Schauplatz der ärgerlichsten Auftritte werden. Zwischen den beiden Präsidenten war die bitterste Feindschaft ausgebrochen.

Im Jahr 1700 war von Kaiserlicher Majestät ein Baron von Ow als Assessor beim Kammergericht vorgeschlagen worden; da

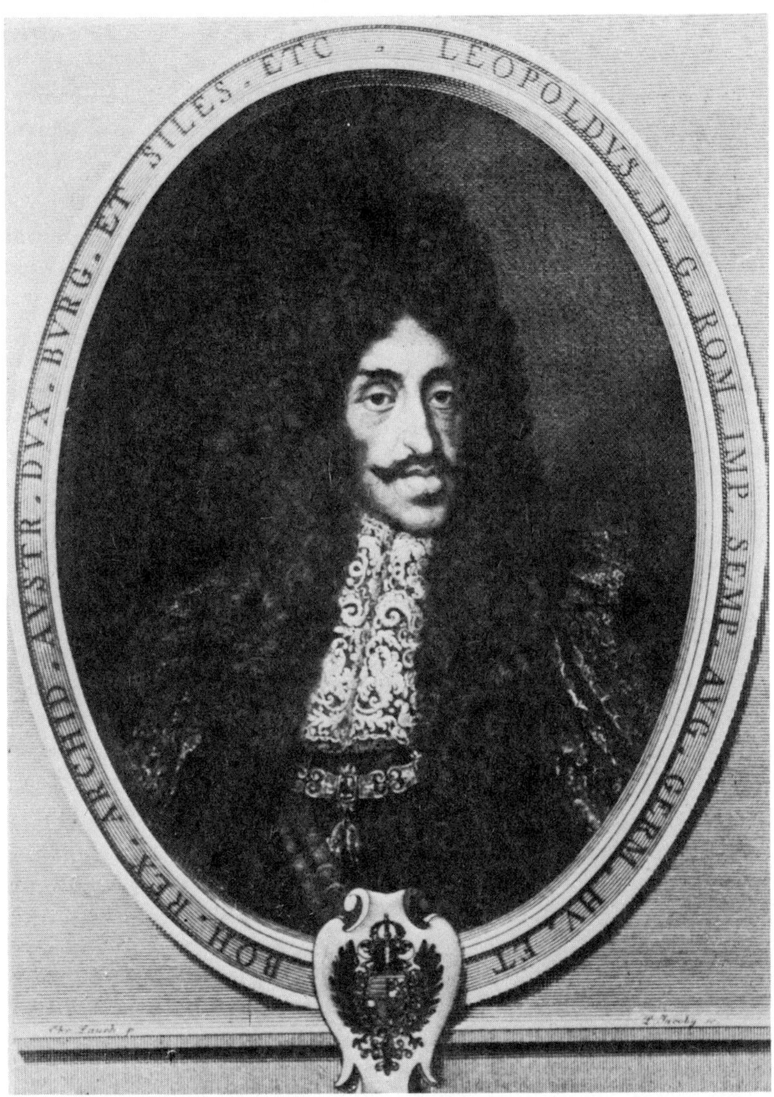

Leopold I. von Habsburg (1658–1705), deutscher Kaiser, Gemälde von Christian Lauch. (Photo: Bildarchiv Preußischer Kulturbesitz.)

derselbe den ihm gestellten Bedingungen in mehr denn Jahresfrist nachzukommen keine Anstalten machte, so wurde im Jahr 1701 von bayrischer Seite ein Graf Nytz von Wartenburg empfohlen, und da der gegnerische Bewerber auch ferner noch auf seinem Stücke blieb, so wurde am 14. Juni 1702 der bayrische ‚Praesentatus' durch Mehrheitsbeschluß zum Assessor ernannt.

Nun traten sich zwei Parteien gegenüber, eine scheinbar bayrische mit dem älteren, seit 1698 amtierenden Präsidenten Freiherr Franz Adolf Dietrich von Ingelheim an der Spitze, und eine vorgeblich allein und wahrhaft kaisertreue, die von dem erst 1699 als Präsident vereidigten Grafen Friedrich Ernst von Solms-Laubach (1671 bis 1723) angeführt wurde. Freiherr von Ingelheim hatte die Mehrheit des Kollegiums für sich, mit ihm hielten es außer dem bayrischen Vertreter, dem Grafen von Nytz, noch die Herren von Friesenhausen, Frh. von Ritter zum Grünestein, von Brinck, Wigand, von Bernstorff.

Gegen die Wahl des Grafen von Nytz legten Verwahrung ein unter Mitwissen und Bewilligung des Grafen Solms: ‚Matthias Zerneman, wegen der Chur Brandenburg verordneter Assessor; Johann Adam Ernst von Pyrck, wegen des Löblichen Schwäbischen Creyßes Catholischen Theils; Fridericus Schrag, wegen des Löblichen Schwäbischen Creisses Evangelischen Theils verordneter Assessor; Philip Helfrich Krebs, wegen des Nieder-Sächsischen Creysses verordneter Assessor.'

Schrag aber trat noch im Lauf des Jahres 1702 von dieser Gemeinschaft zurück und schlug sich dann auf die gegnerische Seite. Getreu zur Fahne des jüngeren Präsidenten hielten nun Zerneman, Krebs und von Pyrck, dazu mehr schwankend auch von Lauterbach. Graf Solms beschwerte sich über seinen älteren Kollegen beim Kaiser Leopold und intrigierte insgeheim gegen denselben nach allen Seiten; sein eifrigster Helfer war von Pyrck, der seine satirische Ader zu boshaften Schmähschriften mißbrauchte, deren eine, das zwar nicht von ihm selbst, aber doch unter seiner Beihilfe verfaßte und veröffentlichte, sodann von ihm verteidigte und beschönigte *Diarium Obsidionis Wetzlariensis* – nach unseren Begriffen ein sehr harmloses, ungefährliches Machwerk – besonders viel böses Blut verursachte.

Bald flogen Schriften und Gegenschriften herüber und hinüber, die Aufregung und Erbitterung erreichte eine bedenkliche Höhe, der Kaiser, der Kammerrichter in Gestalt des Kurfürsten von Trier und später der Reichstag zu Regensburg, insbesondere die zur Untersuchung der bösen Händel eingesetzte Visitations-Deputation wurden mit endlosen Eingaben bestürmt. Die Waage neigte sich bald nach der einen, bald nach der anderen Seite, anfangs eigentlich sehr zuungunsten der Mehrheit.

Am 13. Dezember 1703 gingen aus der Kaiserlichen Kanzlei mehr als ein Dutzend Schreiben ab, worin unter anderem von Ingelheim und von Nytz auf Anschuldigung von Pyrcks wegen versuchter Zeugenbestechung für so lange, bis sie sich von diesem Vergehen gereinigt haben würden, ihres Amtes enthoben wurden."

Damit war natürlich der Streit in Wetzlar noch nicht beigelegt. Die ganze Rechtspflege war lahmgelegt, denn die Mitglieder des höchsten Gerichts waren viel zu sehr mit sich und ihren Gegnern beschäftigt, als daß sie sich mit den Belangen irgendwelcher rechtssuchender Parteien hätten beschäftigen können.

„Es war ein juristisches Labyrinth entstanden, aus dem sich herauszufinden unmöglich schien. Das Reichskammergericht gab nur ein getreues Spiegelbild von dem gleichzeitigen Kriege und den damaligen Zuständen Deutschlands. Im Kriege standen sich der Kaiser und Bayern gegenüber, Deutschland war wie gewöhnlich zwiespältig – wie sollten sich die Vertreter kriegführender Parteien innerhalb desselben Kollegiums einträchtig zusammenfinden?

Freilich, bei den innerhalb einer kleinen Stadt zusammengedrängten Juristen mußten die Feindseligkeiten kleinlicher Art sein; aber kleinlich und engherzig war damals alles in Deutschland, auch an den Höfen, auch im Kriege. Bayern war mit seinen Beiträgen zur Unterhaltung des Reichskammergerichts, den sogenannten Kammerzielen, rückständig und zahlte trotz mehrfacher Mahnungen nicht; der König von Preußen nahm sich seines Assessors Zerneman in einem sehr nachdrücklichen Schreiben gegen den Freiherrn von Ingelheim an, ebenso der Kurfürst von Hannover des Assessors Krebs, der in seinen Diensten gestanden hatte, nebenbei auch des von Pyrck, und so mischten sich auch die anderen Stände mehrfach hinein, ohne daß dadurch etwas gebessert wurde.“

Möglich, daß erst durch den Wetzlaer Streit der preußische König und der Kurfürst in Hannover auf den Namen Eisenbarth aufmerksam gemacht worden sind. Beide verleihen ihm auf jeden Fall später ein Privilegium.

Die Gemüter der beiden in Wetzlar streitenden Parteien sind erhitzt. Die Auseinandersetzung bewegt sich auf ihren Höhepunkt zu. Da erscheint nun Eisenbarth und läßt die Bombe in dem gewitterschwülen Hochsommer des Jahres 1704 platzen. Als Graf Solms von seiner Kurreise wieder in Wetzlar eintrifft, ist der ganze Spuk, d. h. Eisenbarths Gastspiel, schon vorüber, denn der Streit geht nun erst recht in unverminderter Heftigkeit weiter. Natürlich wird dem Grafen von seinen Anhängern berichtet, was sich während seiner Abwesenheit auf dem Buttermarkt zugetragen hat. Außer sich vor Wut schreibt er folgenden Brief an den Kaiser:

> *Allerdurchleuchtigster, Großmächtigster, Unüberwindlichster Römischer Käyser. Allergnädigster Käyser, und Herr Herr.*
>
> *Euer Käyserl. Majest. soll hiedurch aus allerunterthänigst- und schuldigster Treu nicht verhalten, was gestalten, nachdem ich vor einiger Zeit nach gebrauchter Brunnen-Cur, wiederum allhier angelanget, mit nicht geringer Alteration [Aufregung] ersehen müssen, das ein Theatrum vor und an demjenigen Rath-Hauß allhier, worauff das Cammer-Gericht gehalten wird, auffgeschlagen gestanden, auch auff geschehene Nachfrage vernommen, daß gedachtes Theatrum schon fünff Tage vorher, seither dem 24. passato [vergangenen Monats], als an welchem Tag ein Jahr-Marckt allhier gewesen, auffgerichtet sich befunden, worauff ein Marck-Schreyer nicht nur Artzney verkaufft hätte, sondern auch fast alle Tage Comoedien daselbst gespielet, und auff dem Seil getantzet worden wäre, ja es seye bey der ersten Comoedie oder Schau-Spiel ein Gerichts-Process, und andere dergleichen Dinge, vorgestellet worden, dabey der Richter mit einem Scepter gesessen, sich corrumpiren lassen, mit dem Harlequin den Richter-Stuhl und Kley-*

dung verwechselt, und endlich, den Harlequin zu hencken, das Urthe[i]l gefällt; Worüber das gemeine Volck und Ausländische zum Theil sich geärgert, theils aber zu nicht geringem Despect [Verachtung] dieses Höchsten Gerichts, sich damit gekitzelt, als ob man bey dermahligen Justitio, an Statt der sonsten bevorstehenden Publication [die Gerichtsbeschlüsse wurden veröffentlicht], solche mit Narren-Händeln und Schau-Spiel ersetzte, und diese in loco Judicii [am Gerichtsort] praesentirte, zu geschweigen, was über das Suspensions-Urtheil [die vorläufige Amtsenthebung des von Ingelheim] für Glossen gemacht worden; Welches alles um so viel anstößlicher und bedencklicher war, als der ohnfern davon an dem Kirchhoff stossende Marckt groß und weitläufftig, auch daselbsten, als an dem eigentlichen Marckt-Platz jederzeit dergleichen Theatra, und niemahls vor dem Cammer-Gericht, so lange ich allhier bin, bißher sind auffgerichtet gewesen, da hingegen der Platz vor der Cammer so klein und eng, daß man aus des Freyherrn von Ingelheim seiner Wohnung, welche derselben gegen über ist, ohne Beschwerde hinüber reden kan. Ich muste auch noch ferner vernehmen, daß so gar die Balcken des Theatri an und in die Mauer des Cammer-gerichtlichen Rath-Hauses fest gemacht, auch der eine Pflock des Seil-Täntzers fast gantz vor die Thür geschlagen, mithin der Eingang zu der Cammer mit Stricken, und sonsten also beschwerlich gemacht gewesen, daß mit Kutschen an die Cammer zu fahren, allerdings nicht practicabel, auch sonsten das Rath-Hauß durch das Theatrum grösten Theils verdeckt war. Ob nun zwar anbey feste geglaubet, daß ex parte Collegii Cameralis [von seiten des Kameral-Kollegiums] samt oder sonders eine behörige A[h]ndung dagegen würde vorgekehret worden seyn, so vernahme im Gegentheil, mit noch viel grösserem Verwundern, daß der Freyherr von Ingelheim, welcher, wie oben gedacht, gantz nahe an und dem Theatro gegen über wohnete, und diese Tage zugegen gewesen, so wohl als einige

Assessores, in des Herrn von Ingelheim Behausung diesem Schau-Spielen nicht nur zugeschauet, sondern gedachter mein Collega solle, dem Vernehmen nach, und verschiedene Persohnen, zu solcher Schau, in seiner Kutsche abholen lassen.

Wann nun diese disreputirliche Conniventz [unehrbare Begünstigung], falls auch alles von ohngefehr geschehen wäre, in Ansehung dessen, was eine Zeithero allhier passirt, so viel weniger länger zu dulden gewesen, mithin bey solcher der Sachen Bewandnüß, und verschiedener Umstände wegen, eine prompte Enderung vonnöthen war, so schickte, nachdem der Artzt, auff Befragen, sich damit entschuldigen lassen, daß er von denen beeden Burgemeistern auff den Platz angewiesen worden wäre, zu gedachten Burgemeistern, mit dem Bedeuten, das Theatrum alsofort wegzuschaffen, liesse sie auch dabey befragen: Wer eigentlich, das Theatrum an diesen Ort zu setzen, permittirt [gestattet] habe? Da sich dann der ältere Burgemeister, Namens Siebenbürger, dahin entschuldigte, daß er gar nichts davon wüste, der jüngere, Namens Marckthaler, aber bezog sich auff den Rath, daß, im Beyseyn beeder Burgermeistere und verschiedener Raths-Herren, als benanntlich: Heerdt, Schuler, Büsser, Hoffmann, und andere, dem Artzt die Erlaubnuß, ein Theatrum auffzurichten, gegeben worden seye, wovon sich doch nachgehends der jüngere Burgemeister, Marckthaler, nebst dem Stadt-Schreiber, dergestalt entschuldigen wollten, daß der Platz von dem Rath nicht angewiesen, sondern von dem Artzt selbsten solcher ausgesucht worden wäre. Welches aber um so unglaublicher, als der Rath nicht auf einerley Rede bestehet, auch in keinem wohl verfassten Stadt-Wesen, dergleichen willkührliche Occupirung eines solchen Platzes, zumahl bey hiesigen Umständen, erlaubet wird, und dann dieses Schau-Spiel nicht einen, sondern viele Tage, mit aller Welt Aergernuß, continuirt [fortgedauert], mithin eine Aenderung erfordert hätte. Eu. Käyserl. Majest. werden aus diesem, der Sachen Verlauff, nach Dero hocherleuch-

tetem Gemüth, allergnädigst ermessen, in was vor eine deplorable Verachtung dieses Höchste Gericht von Tag zu Tag immer mehr komme, und durch dergleichen Prostitutiones [Preisgebungen] die ehemals erlangte Gravität und Authorität fast gäntzlich verliere, und ob auff das gegebene öffentliche Scandal, oder dessen eigentlichen Authorem [Urheber] weiter nachzufragen, oder auff was Weise sonsten in hoc emergenti [in dieser Sache] gegen den hiesigen Stadt-Magistrat zu verfahren seye. Ich aber lebe unterdessen des allerunterthänigsten Vertrauens, Eu. Käyserl. Majest. werden meine hierinnen gethane allergehorsamste vorlauffige Verordnungen in keinen Ungnaden vermercken, inmassen ich geglaubet, daß Dero dabey versirende [umdrehende] allerhöchste Authorität, Respect, und mir obliegende schuldigste Devotion [Unterwürfigkeit] ein solches, was ich gethan, von mir erfordert. Womit zu Eu. Käyserl. Majest. allerhöchsten Hulden mich in Unterthänigkeit empfehle, und in allerunterthänigsten Gehorsam ersterbe, Eu. Käyserl. Majest.

Wetzlar, den 10. Jul. 1704

Allerunterthänigster-Treu-gehorsamster Friedrich Ernst, Graff zu Solms.

Der arme Kaiser! Womit muß er sich da nur befassen! Wen wundert es noch, daß bei solchen Zuständen keine Zeit für die eigentliche Politik bleibt? Natürlich hat Eisenbarth den Platz vor dem Kammergericht für die Aufführung seiner Stegreifkomödie mit Bedacht gewählt. Selbstverständlich hat er vom Rat und den beiden Bürgermeistern die Erlaubnis dazu erhalten. Aber wie üblich will nachher, wenn aus dem Spaß bitterer Ernst zu werden droht, keiner verantwortlich sein. Man hat zwar über das Spektakel schadenfroh gelacht, doch will niemand es zugeben. Ein Ärgernis ist diese Posse allein dem Kammerpräsidenten, dem Grafen von Solms. Ob der Freiherr von Ingelheim der eigentliche Urheber des Spektakels gewesen ist und mit Eisenbarth unter einer Decke gesteckt hat, kann niemand beweisen, obwohl ihn Graf Solms dessen verdächtigt. Sicherlich aber hat Ingelheim sich vom Fenster seiner Wohnung aus köstlich amüsiert, als Harlekin das Gerichtswesen verspottete.

Graf Solms nennt den Namen des „Marktschreiers und Arztes" weder in dem oben zitierten, noch in seinem vom 16. Juli 1704 datierten Schreiben an den Kaiser. In diesem zweiten Schreiben heißt es:

> *Es ist demnach, allergnädigster Herr, leyder! so weit gekommen, daß, wie aus meinem letztmahligen specialen Bericht, vom 10. dieses [Monats], mit mehrerm erhellet, dieses Dero Käyserl. Cammer-Gericht, nicht nur bey Ausländischen und Inheimischen, zum Gespött, ja gar zu einem Gelächter dererjenigen worden, welche die vor der Cammer-Gerichts-Thür letzthin erbaute Seil-Täntzer- und Comödianten-Bühne gesehen, oder davon gehört haben, sondern man muß anjetzo, da sonsten die gewöhnliche Publications-Zeit so viele arme Noth-leydende Partheyen mit Rechts-Hülffe erfreuen sollte, mit betrübten Augen sehen, daß der Cursus Justitiae [Gerichtsgang] gehemmt, und alles still und Leb-loß stehet; da dann die armen nach Recht seufftzende und Hülff-loß gelassene Partheyen viele Thränen an eben diesem Ort zu vergiessen, und lauter Fluch über dieses Gericht und gantz Teutschland zu schreyen, veranlasset werden, welches, in Ansehung des dadurch zuwachsenden unausbleiblichen Unseegens, gewißlich einem jeden wohlgesinnten Patriotten zu Gemüth dringen soll.*

Die Gegenpartei läßt nicht lange auf eine Erwiderung warten und druckt den Bericht des Grafen Solms mit den eigenen Anmerkungen dazu ab:

> *Gegen-Bericht, wegen deß aus St. Johannes Marck-Tag zu Wetzlar, auff dem so genannten Butter-Marckt, von dem Artzen Eysenbarth auffgerichteten Stands.*
>
> *Ad (1) Der Herr Graf von Solms ist den 28. Junii, an welchem Tag der Artzt nicht außgestanden, wieder zu Wetzlar angelanget.*
>
> *Ad (2) Das Theatrum ist nicht an der Cammer, sondern wenigsten 3. Schritt davon auff dem so genannten*

Butter-Marck[t] gestanden, und haben die Bürgermeister darvor das Stand-Geld erhoben.

Ad (3) Der Artzt ist in allem nicht mehr dann 4. Tage außgestanden, zu welcher Zeit weder ein Praesident, weder Assessor zu Rath gegangen, und seynd die zwey erstern, nemlich der 4. und 25. Junii Marcktäge gewesen.

Ad (4) Mag wohl [daß Eisenbarth in einer Posse das Gerichtswesen verspottet hat]; der Freyherr von Ingelheim aber hat so fleißige Achtung nicht darauf gegeben, wie des Herrn Grafen von Solms Referent gethan haben muß, da er auch so gar den Scepter, welchen andere Leute nicht gesehen haben, observirt haben will; übrigens pflegen ja alle Artzten und Marckschreyer dergleichen zu thun um die Leute desto füglicher an sich zu bringen; Ist auch nicht glaublich, daß es justament zu Wetzlar das erstemal seye, daß dieser Artzt dergleichen gespielet, oder exhibirt [vorgestellt] habe; auch nichts neues, daß geist- und weltliche Fürsten und Herren, denen Comoedianten Aertzten, Marckschreyern, & id genus hominibus [solcherlei Leuten], zumahln auf den Marck-Tägen, auch so gar unter Mascheren (da doch dieser Harlequin in einem ehrlichen Kleyd auffgezogen) dergleichen zulassen.

Ad (5) ....

Ad (6) ....

Ad (7) Warum der Stand nicht auf dem an Kirchhof stossenden Marckt, sondern auf dem Butter-Marckt gebauet worden, zeigt sich ab des Artztens Attestato sub Lit. A [das wir nachfolgend ebenfalls widergeben]. Daß aber dergleichen Stände niemalen daselbsten auffgerichtet gewesen, ist der Notorietät [Offenkundigkeit] zuwider, massen [dermaßen] das Gegentheil Stadtkündig [stadtbekannt].

Ad (8) Dem Vernehmen nach, solle dem nicht also seyn [daß die Balken von Eisenbarths Theater in der Mauer des Kammergerichts festgemacht worden sind], sondern hat der Stand auf 4. an den Ecken gestellten Fässern beruhet, sonsten gantz frey, ohne die Cammer zu berühren; so ist auch der nächste Pfloch des Seil-Däntzers wenigsten 20. Schuh von dem Cammer-Thor entfernet, mithin die Fahrt zur Cammer gar nicht versperrt gewesen.

Ad (9) Wegen des Stands bliebe alles von der gantzen Cammer in offenem Gesicht, ausser den 2. untern mit eisernen Crämsen verwahrten Fenstern, welche in kein zum Gerichte gehöriges Zimmer, sondern des Buchführers Sande Buchladen gehen.

Ad (10) Der Herr Graf von Solms hätte sich dieses Asserti [dieser Behauptung] billich entbrechen sollen, gestalten fast die gantze Stadt Wetzlar, und in specie auch der von Pyrck zum zweytenmal, Herr Assessor Krebs, die Frau Gräfin von Berleps und Manderscheid, die Frau von Pyrck, Krebs- und Zernemannische Familie etc. dem Werck aus der Löwen-Apotheck zugesehen, wobei ja der Freyherr von Ingelheim seine è regione habende Fenster [zum Schauplatz liegende Fenster] zu verschließen nicht nöthig gehabt, sondern hat die Frau von Ingelheim, als die Frau Beysitzerin Gräfin von Nytz, die Frau von Brinck, von Lauterbach, und die Früitzische Töchter, sich bey ihr ordentlich ansagen lassen, wol ein und anderen aus Höfflichkeit ihre Kutsche praesentiren, und gleich anderen dem Artzten zusehen können, welches ihr um so weniger zu verdencken gewesen, als sie in ihrem Wohn-Hauß solches gethan, da andere hingegen ex hoc praecise fine [gerade aus ebendemselben Grund] sich in fremden Häusern, und in specie in der Löwen-Apothek eingefunden; Daß aber der Freyherr von Ingelheim denen Actoribus [Komödianten] eine Verehrung gethan [Geld gegeben hat], ist unerfindlich.

Ad (11) Es ist bey diesem Befragen nicht geblieben [der Zeugen], sondern hat den Herren Grafen von Solms die Begierde den Freyherrn von Ingelheim ferner traduciren [überführen] zu können, so weit getrieben, daß er mit

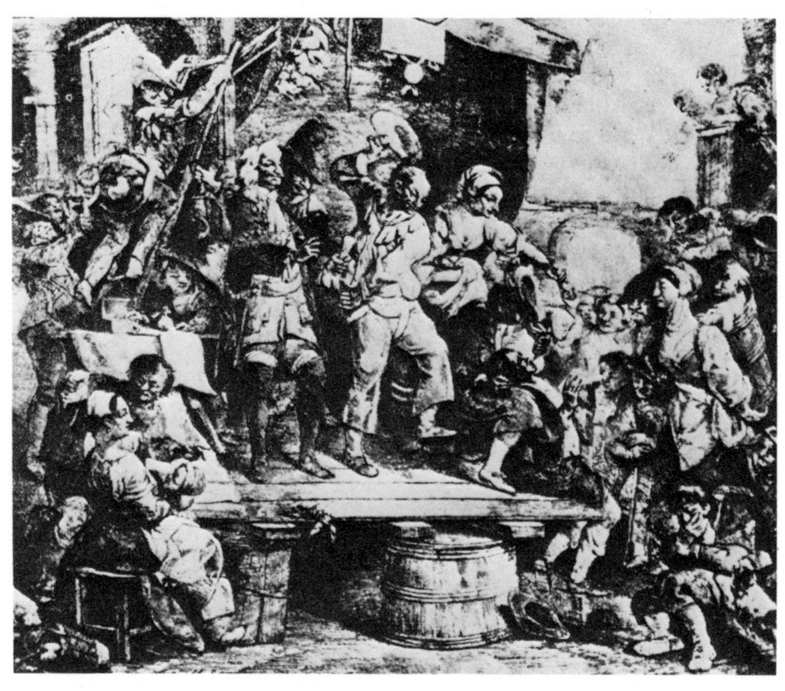

Wanderarzt mit seinen Komödianten auf der Bühne, die auf Fässern erhöht steht. Radierung von Anton Maulpertsch (1724 – 1796). (Photo: Christa Meyer Habrich.)

großer Hitze auf hochwolermeldten Freyherrn von Ingelheim, in specie bey dem Apothecker Marckthaler durch einen Laqueyen, spött- und schimpflich inquiriren [nachforschen] lassen, und durch Bedrohung von ihme dem Apothecker abzuweichen, und bey ihme keine Wahren mehr zu nehmen, gesucht zu wegen zu bringen, daß gedachter Marckthaler wider den Freyherrn von Ingelheim falsches Zeugnüß geben, und sagen möchte: Er der Freyherr von Ingelheim habe das Theatrum quaestionis [das fragliche Theater] auffzubauen befohlen, gestalten mehrbesagter Marckthaler durch sein des Herrn Grafens Laqueyen anfänglich mit solchen Worten tentiret [versucht] worden: Man wisse wol, daß der Herr von Ingelheim solches angestellt. Und als gemeldter Marckthaler ihme darauff geantwortet: Da wüste er nichts von, Gott solte ihn behüten, daß er gegen sein Gewissen solches sagen solte; solle ohngefehr eine halbe Stund hernach ein anderer von des Herrn Graffen Laqueyen kommen seyn, mit der Instruction [Weisung]: Der Apotheker solle über die bißhero abgelangte Wahren seine Rechnung machen, Ihro Excellentz der Herr Graf hätten eine grosse Ungnad auf ihn geworffen, weilen er nichts sagen solte wie die Sach mit dem Theatro in sich, und ohne dem bekannt seye. Weilen nun der Apothecker nach des Herrn Grafen von Solms Intention [Absicht] im Gewissen nicht reden konte, soll sich der Laquey weiters dahin expliciret [ausgedrückt] haben: Der Herr Apothecker solle seine Rechnung einmal einliefern; die dann in einer Stund öffters soll gefordert worden, dabey auch von einem seiner Laqueyen folgende Worte gefallen seyn: Warumb er Apothecker nicht sagen thäte, daß der Herr von Ingelheim solches befohlen habe, so wäre er daraus; wogegen der Apothecker seine Entschuldigung zwar selbst, und durch andere gethan, ohne aber daß es bey dem Herrn Grafen etwas verfangen wollen, sondern habe hochgemeldter Herr Graf von Solms biß auff diese Stund das geringste nicht mehr von ihm abholen lassen, ja es hat dieses dickbesagten Herrn Graffens Beschliesserin, ohne Zweiffel aus dem zu Hauß geführten Discours informiret [Gespräch informiert], ohne Scheu öffentlich sagen dörffen: Der Herr von Ingelheim gebe dem Artzten täglich 1. fl. [Gulden] damit derselbe noch 4. Wochen spielen möge.

Die Schriftsätze, die auch noch gedruckt werden, zeigen die eigentliche Possenhaftigkeit und Schildbürgerei dieses Streites. Da heißt es, Harlekin habe in einem ehrbaren Kleid, nämlich des Richters, auf der Bühne gestanden und von Ingelheim habe dem Spiel weiter keine Beachtung geschenkt. Man streitet sich um unwesentliche Dinge, ob nun die Balken der Bühne in der Mauer des Kammergerichts befestigt waren oder auf vier Fässern geruht haben, ob der Pflock für die Seilbefestigung direkt vor der Eingangstür oder etwas weiter entfernt davon in die Erde gerammt worden war. Zum besonderen Triumph für die Partei Ingelheims aber weist man nach, daß ja auch die Freunde des Grafen sich in der Apotheke des Bürgermeisters Marckthaler verschanzt hatten, um dem seltenen Schauspiel zusehen zu können, ohne sich unter das Volk auf dem Marktplatz mischen zu müssen. Die ganze Scheinheiligkeit der Beteiligten wird hier offensichtlich, und Graf Solms scheut sich nicht, seine „Zeugen" unter Boykottandrohung unter Druck zu setzen.

Eisenbarth aber kann einen überzeugenden Grund vorweisen, warum er ausgerechnet auf dem Buttermarkt vor dem Kammergericht seine Bühne hat aufschlagen lassen: auf dem Kirchplatz stand zur gleichen Zeit ein anderer Wanderarzt, Fiedler, aus. Das erwähnte Zeugnis Eisenbarths lautet:

Ich Johann Andreas Eysenbarth, Käyserlicher- auch verschiedener Chur- und Fürsten hoch privilegirter Medicus und Operator, thue hiemit bekennen und attestiren, daß ohnlängstens meine 2. Diener von Cassel anhero nacher Wetzlar auf Johannis Jahr-Marck alda der Gewohnheit nach meine Profession armer Patienten zu Trost exerciren, abgeschicket, und bey dem Stadt-Magistrat um ein Theatrum aufbauen zu können, ansuchen lassen, welches auch gedachter Magistrat verwilliget, und meine Diener auf dem Marck bey der

Kirch den Platz angewiesen, nachdem aber zuvor schon einer mit Nahmen Fidler sich eine Zeit lang dahier aufgehalten, und sich gegen meine Diener deß Platzes wegen, unter dem Vorwand: Ob hätte er solchen Ort schon bestellet, und daß dieses sein Stand wäre, beschweret; haben meine Diener bey mehrgedachtem Magistrat um einen andern Ort angehalten; welcher dann denselben Befehl ertheilte, an den nehmlichen Ort vor der Cammer zu bauen. Worauf, als ich Dienstags frühe dahier angelanget, mein Stand ohnwissend, was es für ein Ort wäre, betretten, vier Tage lang ausgestanden und meine tägliche Gebühr davor gezahlt, haben Ih. Excell. Herr Cammer-Praesident, Hr. Graf von Solms-Laubach, durch Dero Laqueyen mich befragen lassen, ich solte nur frey heraus sagen: Wer mir diesen Platz angezeigt, ein Theatrum darauf zu bauen? habe ich hochged. Hn. Praesidenten zur Antwort bedeuten lassen, daß solchen Platz aus keinem andern Befehl, als eines Ehrnvesten Raths, meine Diener betretten, und mein Theatrum dahin aufgebauet, mir auch ohnwissend wäre, ob solcher Ort vor der Cammer, oder was es für ein Platz seye; Und weilen dann erst-hochgedachter Hr. Paesident Hr. Graf von Solms dem Burgermeister bedeuten lassen, daß er befehlen möchte, ich solte den Stand wieder abbrechen, oder er wolte solchen abbrechen lassen, habe ich auf gemessenen Befehl von dem Burgermeister sogleich meinen Stand abbrechen lassen. Kan also mit der Wahrheit nicht sagen, daß ich weder Ih. Excell. Hn. Praesidenten Baron von Ingelheim im geringsten um Erlaubnüß des Anstands angegangen, noch dieselbe diesertwegen etwas erlaubt, oder befohlen hätten; was der Wahrheit zu Steuer ich unter eigner Hand und beygedrucktem Pittschafft hiemit attestiren thue.

Wetzlar den 8. Julii 1704.

Joh. Andreas Eysenbarth Med. & Operator von Magdeburg.

Gleich zweimal beteuert Eisenbarth, nicht gewußt zu haben, auf welchem Platz er seine Bühne aufgeschlagen habe, dabei gehörte dieser Platz ja genau zu seinem Plan, um die Patienten durch die Gerichtsposse anzulocken. Vor einem Konkurrenten wie Fiedler mußte er sich ohnehin nicht fürchten. Da dieser aber tatsächlich auf dem ihm zuerst angewiesenen Platz seine Bude aufgeschlagen hatte, kann Eisenbarth sich nun auf diese Weise herausreden, zumal er ja auch dem Magistrat ordnungsgemäß seine Standgebühr entrichtet hatte. Mit dieser Erklärung entschwindet der siegreiche Eisenbarth hoheitsvoll und selbstbewußt aus der Stadt Wetzlar, ein heilloses Chaos hinterlassend, denn der Streit der beiden Präsidenten geht weiter und soll erst im Jahr 1709 entschieden werden.

Schon am 1. August 1704 wird in Regensburg das Protokoll dieses Streites gedruckt. Ein unsinniger Aufwand angesichts der allgemein herrschenden Kriegswirren und ein dickleibiges Zeugnis der in jener Zeit herrschenden Mißstände – für Eisenbarth aber eine grandiose Reklame. Nachfolgend geben wir die letzten Seiten (156 bis 160) aus diesem „Memoriale" mit den 30 Artikeln des Apothekers Marckthaler wieder.

Von Wetzlar aus erreicht Eisenbarth auf seiner Reise über Frankfurt, Mainz und St. Goar Koblenz. Am 9. Januar 1705 tagt der Rat der Stadt. Anwesend sind u. a. der Bürgermeister Rosenbaum und die Herren Stein, Manheim, Weckbecker, Honigschildt und Steffen. Das Ratsprotokoll vom Sonntag, 11. Januar 1705, verzeichnet, daß mehrere von Eisenbarth geheilte Patienten erschienen seien, die ihre glückliche Kur bezeugen wollen.

Da ist Johann Adam Keßell aus Koblenz, Kammerdiener seiner Exzellenz des Herrn Generalmajors von Zandt, den Eisenbarth erfolgreich an einem Wasserbruch operiert hat. Maria Margaretha Crohn und ihr Bruder Leo geben zu Protokoll, der Okulist habe ihre gefährlichen und schmerzhaften Augenflüsse geheilt, für die sie bisher 50 Reichsthaler bei anderen Ärzten erfolglos aufgewendet haben. Ihr Vormund Mertzig gibt an, das Übel bei seinen Schützlingen sei so erheblich und die Augen so geschwollen gewesen, daß man vermutet habe, sie seien aussätzig gewesen. Schließlich beschwört Anthon Härtter aus Cochem, Soldat in der Kompanie des Obristen Lövenicht, Eisenbarth habe ihn von einem

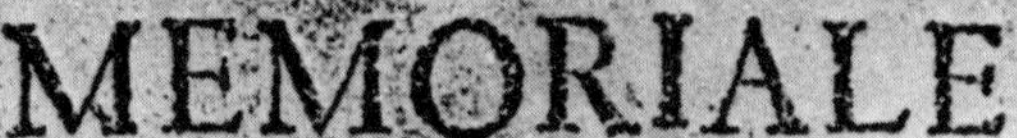

MEMORIALE

An eine Hochlöbliche

Reichs-Versamlung
zu Regenspurg/

Sub dato 16. Julii, 1704.

Von

Des Käyserl. und Reichs Cammer-Gerichts-Præsidenten/ Herrn Graffen
von Solms/

Sambt denen darzu gehörigen

Beylagen.

Dictat. Regenspurg den 1. Aug. 1704.

Gedrucktes Memoriale des Wetzlaer Streites.

Num. 9.

Seynd Notamina über des Herrn Præſidenten Graffen von Solms-Laubach am 31. May 1702. geführte Vota.

NAchdemahlen aber ſelbige vor eingefallenen Ferien wegen enge der Zeit plenè zu adjouſtiren / allerdings ohnmöglich fallen wollen / ohne das die Materie das Collegium betrifft; Als hat man ſelbige bis zu deſſen Retablirung zu verſparen vor rathſamb befunden.

Num. 10.

Articuli Probatoriales.

Vor den Apothecker Marckthaler.

Articulus I.

WAhr / daß im Jahr 1704. Zeug hieſiger Stadt Junger Burgermeiſter geweſen.

Artic. 2.

Wahr / daß in ſelbigem Jahr zu Johannes-Tag im Monath Junio ſich ein Artzt allhier eingefunden / mit Nahmen Eiſenbarth.

Artic. 3.

Wahr / ſelbiger Artzt ſich bey Zeugen als Burgermeiſtern angegeben / umb ein Theatrum auffrichten zu dörffen.

Artic. 4.

Wahr / der ältere / und Er als Jüngere Burgermeiſter Jhm ein ſolches erlaubt.

Artic. 5.

Wahr / daß auff ſelbige Zeit noch ein anderer frembder Artzt allhier geweſen.

Artic. 6.

Wahr / ſelbiger ſein Theatrum auff dem groſſen Marck gegen der Kirch zu gehabt.

Artic. 7.

Wahr / daß derowegen Sie Herrn Burgermeiſtere gemeltem Eyſenbarth ſeinen Theater auffm Butter-Marck auffzuſchlagen erlaubt.

Artic. 8.

Wahr / daß auch Sie / oder der Stadt-Renthmeiſter Jhre gewöhnliche Gebührnuß davon eingenommen.

Artic. 9.

Wahr / daß gemeldter Artzt ſeinen Theater alſo auffgerichtet / daß man dannoch zur Cammer gehen / und auch mit einer Kutſch fahren können.

Artic. 10.

Wahr / daß Er Artzt auff ſelbigem Comœdien geſpielt / wie dergleichen Leuth zu thun pflegen.

Artic. 11.

Wahr / daß Er auch einen Seil-Täntzer bey ſich gehabt.

Artic. 12.

Wahr / daß der Jüngere Herr Præſident Graff von Solms-Laubach zu Jhm geſchickt / und fragen laſſen / wer gemeldtem Artzt / das Theater an ſelbigem Orth auffzuſchlagen erlaubt habe?

Articuli Probatoriales aus dem „Memoriale" 1704.

Artic. 13.

Wahr / daß Er auch zu dem ältern Herrn Burgermeister Siebenburger geschickt / und eben dasselbe fragen lassen.

Artic. 14.

Wahr / daß Er auch ins Rath-Hauß zu versammletem Rath geschickt/ und dieselbe Frag thun lassen.

Artic. 15.

Wahr / daß Er an allen Orthen eine Antwort bekommen / und wie selbige gelautet.

Artic. 16.

Wahr / daß Er an selbigem Tag umb dieser Sach wegen gar offt zu Zeugen geschickt.

Artic. 17.

Wahr / daß Er über seine Ihm gegebene Antwort gar unwillig worden.

Artic. 18.

Wahr / daß Er mit Bedrohung von ihm abzuweichen/ und keine Waaren mehr bey ihme zu langen / eine andere Antwort von ihm verlangt.

Artic. 19.

Wahr / daß Er in specie fragen lassen / ob nicht der ältere Præsident Freyherr von Ingelheimb Theil daran habe / daß der Theater an den Orth kommen.

Artic. 20.

Wahr / der abgeschickte Laquay in specie zu ihm gesagt / man wisse wohl/ daß der Herr von Ingelheim solches angestelt. Und was Er Zeug darauff geantwortet.

Artic. 21.

Wahr / daß über ein weilgen besagter Laquey abermahl zu Zeu-

zu Zeugen kommen / und gesagt / Er solle über die abgelangte Waaren seine Rechnung machen / Ihre Excellenz der Herr Graf hätte eine grosse Ungnad auf ihn geworffen / weilen Er nicht sagen wolte / wie die Sach mit dem Theatro in sich/ und ohn dem bekannt wäre.

Artic. 22.

Wahr / ohnerachtet Zeug in diesem Stück contestiret / Er wüste nichts davon/ daß der Præsident Freyherr von Ingelheim mit selbigem Werck etwas zu thun habe/ und es dahero auch nicht sagen könte.

Artic. 23.

Wahr / daß dannoch der Laquey wieder kommen / und gesagt / er solle seine Rechnung einmahl machen.

Artic. 24.

Wahr / daß sothane Rechnung in einer Stund mehrmahl gefordert worden.

Artic. 25.

Wahr / daß der Laquey letztlich gesagt / warumb er nicht sagen thäte/ daß der Herr von Ingelheimb solches befohlen habe / so wäre er draus.

Artic. 26.

Wahr / daß Zeug seine Entschuldigung bey ermeldtem Herrn Graffen selbst gethan.

Artic. 27.

Wahr / er sie auch durch andere thun lassen.

Artic. 28.

Wahr / aber daß alles nichts verfangen wollen.

Artic. 29.

Articuli Probatoriales aus dem „Memoriale“ 1704.

Artic. 29.

Sondern wahr / daß der Herr Graff seithero selbiger Zeit keine Waaren mehr bey ihme holen lassen.

Artic. 30.

Was Zeugen von dieser Sach weiter wißig seye?

Nomen Testis.

Der hiesige Raths-Verwanther und Apothecker Marckthaler.

Ad omnes & singulos Articulos.

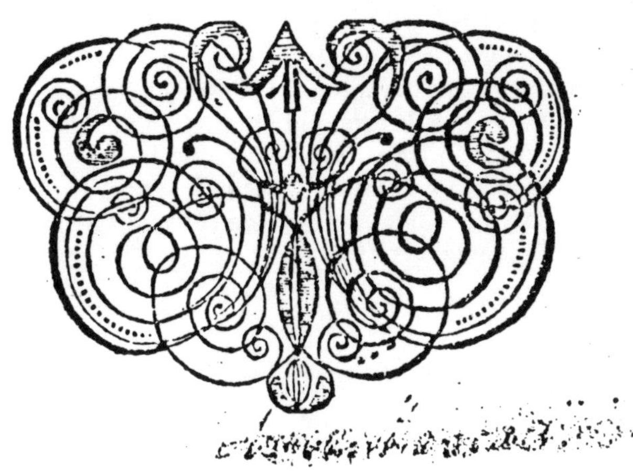

Articuli Probatoriales aus dem „Memoriale" 1704.

großen Blasenstein befreit, so daß er keine Schmerzen mehr habe. Allerdings könne er nun gelegentlich das Wasser nicht mehr halten. Das sei aber seine eigene Schuld, weil er dem Chirurgen vorher nicht die Wahrheit gesagt habe; er habe den Stein schon 14 Jahre lang gehabt, diese Tatsache aber dem Steinschneider verschwiegen. Dieser hätte ihm sicher besser helfen können, wenn er ihm darüber vorher berichtet hätte. Er habe es aus Angst verschwiegen, von Eisenbarth nicht operiert zu werden, da früher konsultierte Ärzte sich wegen des langanhaltenden Übels zu diesem Eingriff nicht hätten entschließen können. Diese und „dergleichen mehr als acht Kuren" werden im Protokoll verzeichnet.

Eisenbarth verfährt wieder nach der alten Taktik und wertet seine Patienten auf, indem er ihre Stellung bei deren Brotherrn bzw. Dienstvorgesetzten unter Namensnennung erwähnt. Er läßt einen Vormund, der ja besonders glaubwürdig ist, auftreten und versteht es sogar, eine nicht ganz geglückte Operation – der Patient kann nachher das Wasser nicht mehr halten – darauf zurückzuführen, daß ihm der Patient nicht die ganze Wahrheit seines Gesundheitszustandes und die Dauer seines Leidens gesagt habe. Kein anderer Chirurg hat helfen wollen und können – außer ihm.

Die Patienten sind dankbar, die Räte voll Bewunderung vor soviel Können. Eisenbarth läßt seine Kutsche anspannen. Der Wagen holpert über die staubigen Straßen über Darmstadt zurück nach Mageburg in sein Hauptquartier. Am 13. Januar 1706 wird in der dortigen Johanniskirche sein jüngster Sohn Adam Gottfried getauft. Paten sind: Johann Josef Winckler, „Inspektor Canonicus und Dom-Diakon"; Adam Gottlieb Heinicke (wohl ein Bruder von Eisenbarths Frau aus Altenburg), „Medicus und Operator"; eines Bürgers und Weinhändlers Ehefrau.

Triumph über die Neider

Der Wetzlaer Schildbürgerstreich ist noch stets in aller Munde, als Eisenbarth im Januar 1707 mit seinen Wagen und den livrierten Dienern in der preußischen Hauptstadt Berlin eintrifft, wo er nun um ein Privileg nachsuchen will. Am 27. Januar 1707 läßt er sich von dem Böttchermeister G. Tietze aus Müncheberg ein Zeugnis ausstellen, in dem dieser dem „Herrn Doctor“ seinen überschwenglichen Dank für die Heilung seiner Krankheit, die aber nicht genannt wird, ausspricht: „Tausend Seuffzer werde ich senden in den Lüfften hinter mich zurück und wo ich mihr werde hinwenden, wird sein mein Geist alle Augenblick.“ Den „Doktor“ nimmt Eisenbarth einmal mehr geschmeichelt an. Schließlich hat er sich selbst nicht so bezeichnet.

Am 28. Januar wendet er sich unter Beifügung dieses Attestes an König Friedrich I. als „Operator und Medicinae Practicus“ mit dem Ersuchen, ihn zu privilegieren und mit dem Titel „Königlicher Landarzt“ zu versehen, wie er ähnliche Prädikate bereits von anderen Fürsten aufzuweisen habe. Er könne auch unzählige Zeugnisse seiner glücklichen Kuren vorweisen, begnüge sich jedoch damit „zur Vermeidung alles eitelen Ruhms“, nur zwei davon beizufügen wie auch die Zeugnisse über seine Prüfungen vor dem Collegium medicum zu Dresden, der medizinischen Fakultät zu Helmstedt und ein Attest des Stadtphysikus von Magdeburg.

Er habe sich durch den Ankauf eines Hauses für 3500 Thaler (nach dem Kaufvertrag waren es allerdings nur 3100 Thaler) in Magdeburg seßhaft gemacht und sei auch ferner geneigt, sein übriges, unter anderen Herrschaften befindliches Vermögen in den preußischen Landen anzulegen. Daran ist dem König natürlich gelegen. Eisenbarth weist ferner darauf hin, daß er wegen seines chirurgischen Könnens und seiner glücklichen Hand viel Neid, Haß und Mißgunst auszustehen habe. Da der König aber für seine Gerechtigkeit bekannt sei und stets Leistung und Verdienst belohne, wolle er nun um den Titel eines preußischen Landarztes mit allen Befugnissen nachsuchen.

Um dieser Bitte Nachdruck zu verleihen, reicht er ein weiteres Zeugnis ein, das der Prediger zu St. Petri in Cölln an der Spree am 16. Februar 1707 ausstellte. Da heißt es, daß der „Landarzt von Magdeburg" Johann Andreas Eisenbarth die glückliche Heilung der Frau Hübner bewirkt habe, die dreißig Jahre lang am Gehör gelitten und seit zehn Jahren ganz taub gewesen. Für diese Wunderkur habe er in der Kirche eine öffentliche Danksagung gehalten.

Am 25. März 1707 wird das Privileg ausgestellt, unterzeichnet von dem König und seinem Staatsminister M. L. von Printzen. Allerdings wird Eisenbarth hierin nicht mit dem Titel eines Landarztes begnadigt. Genau ein Jahr später wird dieses Privileg in vollem Wortlaut erneuert:

> *Wir Friderich / von Gottes Gnaden / König in Preußen / Marggraff zu Brandenburg des Heil. Röm. Reichs. Ertz-Kämmerer und Churfürst / SOUVERAINER Prinz von ORANIEN zu Magdeburg / Cleve / Jülich / Bergen Stettin / Pommern der Cassuben und Wenden auch in Schlesien und zu Crossen Hertzog u. s. w. u. s. w. Thun kund und bekennen hiermit Nachdem Uns Unser Lieber Getreuer Johann Andreas Eisenbarth, Privilegirter Land-Arzt über verschiedene Fürstenthümer, jetzo wohn- und seßhaft in Unserer alten Stadt Magdeburg allerunterthänigst vortragen lassen, was gestaltet Er numehro über drey und zwantzig Jahr sich als Operator und Medicinae Practicus auffgeführet, und in währender solcher zeit unter des Höchsten kräfftigen Beystandt vermittelst seiner wohlerlernten Kunst und erlangten experientz, wie solches dessen in Händen habende, und Uns in Originali producirte gute Privilegia und Attestata von verschiedenen Reichs-Fürsten, Medicinischen Facultäten, Magistraten, Stadt-Physicis und anderen Particularibus genugsahm zeigen, so wohl in Unseren Landen, als fast aller Orten im Röm. Reiche an sehr vielen Menschen, Vornehmen und Gemeinen, so Blind und Gehörloß, auch*

mit großen Blasen-Steinen, Brüchen und andern äußerlichen und innerlichen zufällen beladen gewesen, glückliche Curen gethan und verrichtet: Welches Ihme von Gott verliehene Talentum Er ferner zum Nutz und Dienst der Einwohner Unserer Lande, so dessen benöthiget, anzuwenden gesonnen, mit, allerunterthänigster demüthigster Bitte, Wir wolten geruhen, Ihme mit einem allergnädigsten Privilegio und Patent dahin zu versehen, daß er seine wohlerlernte Profession und erlangte Medicinische Wissenschaften ferner in Unserem Königreich, Provintzien und Landen zu jederzeit, nach erfordern eines jeden zustandes ohngehindert zu exerciren. Seine von Ihme zubereitete Medicinalia und Arcana bei denen sich Ihme anvertrauten Patienten ohne jemandes Contradiction und beeinträchtigung frey und ungehindert auf seine Verantwortung zu appliciren und solche nicht nur insondern auch ausserhalb seines Logiments zu verkauffen berechtigt seyn möchte. Und Wir dann Solchem seinem allerunterthänigsten Suchen und bitten, indem dasselbe zu vieler krancken und presshafften Personen Wohlfarth und Auffkommen gereichig, in Hohen Gnaden deferiret und statt gegeben.

Alß Privilegiren und begnadigen Wir aus der Uns zustehenden Höchsten Souverainen Königlichen und Churfürstlichen Macht und Gewalt von Obrigkeit und Landes-Herrschafft wegen ermelten Johann Andreas Eisenbarten hiermit und in krafft dieses Unseres offenen Brieffes dergestalt und also daß Er so wohl in Unserem Königreich Preußen und Churfürstentum Brandenburg, als allen Uebrigen Unseren Provintzien und Landen in Städten Flecken und Dörffern, wenn es Ihme gefällig, seine wohlerlernte Profession und Medicinische Wissenschaft nach erfordernder Nothdurfft der Patienten exerciren und seine Medicinalia und Arcana ohne dass Ihme von denen Medicis Apothekern, und sonsten jemand, darunter einige hinderung geschehe, bey all denen sich Ihme anvertrauenden Patienten frey und ungehindert innerlich und euserlich auf seine Verantwortung appliciren, auch dieselbige allen und jeden, die sie verlangen, Verkauffen und verschicken möge. Andern Operatoribus oder herum vagirenden Winckel Artzen aber, so von Uns nicht Privilegirt oder Zunfftmässig seyn, dergleichen Medicin zu verkauffen, auch solche Operationes und Curen zu verrichten hiemit verbothen, und bey Fiscalischer Straffe zu zulassen: Jedoch Er gemeldeter Eisenbarth dahingegen schuldig und gehalten seyn solle, Niemanden mit der Belohnung unbillig zu übersetzen, auch denen Armen, die es nicht bezahlen können, seinem eigenen Erbieten nach seine Kunst und Operation umsonst mit zutheilen. Wir gesinnen demnach an Unsere Stadhaltern, gebiethen und befehlen auch allen Unserem Tribunal-Cammer-Gericht und Regierungen, wie auch Unserem Collegio Medico, Facultatibus Medicis und Stadt Physicis, desgleichen Unseren Landes- und Ambts-Haubt-Leuten, Drosten, Land-Räthen, Steuer- und Crayß-Commissarien, Ober- und Unter Beamten, Zoll- und Accise-bedienten, Magistraten und Gerichten, in denen Städten und auf dem Lande, und insgesambt allen und jeden Unseren Bedienten und befehlichs habern, so wohl in Unserm Königreich Preußen und Churfürstenthum Brandenburg als Uebrigen Unsern Provinzien und Landen hiemit allergnädigst und zugleich ernstlich, Impetranten wieder den Inhalt dieses Unseres allergnädigsten Privilegii nicht zu beeinträchtigen, sondern denselben wieder Männiglichen, dabey kräfftigst zu schützen, und die Contravenienten nach beffinden mit gebührender Straffe anzusehen, auch Ihm aller Orten nebst bey sich habenden Leuten Wagen, Pferden und Mobilien frey, sicher, und ungehindert Pass- und Repassiren zu lassen und sonsten allen besonderlichen guten Willen zu erweisen.

Uhrkundlich unter Unserer Eigenhändigen Unterschrifft und anhangendem königlichem grösseren Insigel. So geschehen und gegeben zu Cölln an der Spree den 25ten Martzii 1708.

L. S. *Friderich.*

Danckelmann.

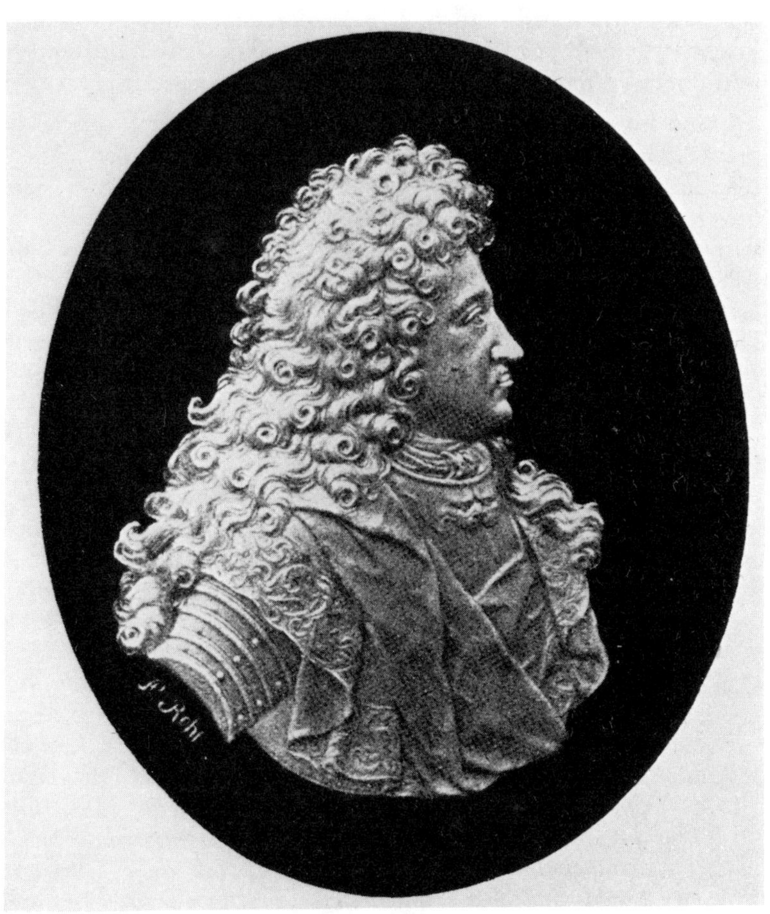

König Friedrich I. von Preußen nach einem Wachsmedaillon.

Dieser Schutzbrief für König Friedrichs „lieben getreuen" Eisenbarth läßt Konkurrenten und Feinde, studierte Ärzte und Apotheker machtlos werden. Die Neider haben das Nachsehen. Eisenbarth darf ungehindert innerlich und äußerlich behandeln und überall seine Arzneimittel verkaufen.

In den folgenden Jahren zieht der Wanderarzt durch die preußischen Lande und behandelt die ihm zuströmenden Patienten „nach seiner Art". 1710 weilt er außer in Berlin auch in Hannover, der Residenz des Churfürsten Georg Ludwig von Braunschweig-Lüneburg. Obwohl Eisenbarth hier nur um ein gewöhnliches Privileg nachsucht, erhält er nun den wirklichen Titel eines Landarztes, d. h. Arzt des Landes und nicht „auf dem Lande". Dieses am 24. September 1710 ausgestellte Privileg läßt Eisenbarth zu seiner Legitimation drucken und verteilen:

> *Von Gottes Gnaden Wir Georg Ludwig / Hertzog zu Braunschweig und Lüneburg / des Heil. Römischen Reichs Ertz-Schatzmeister und Churfürst u. s. w. Thun kund und bekennen hiermit: Demnach Uns der Königl. Preußische Operator und Medicinae Practicus, Johann Andreas Eysenbarth, um ein Privilegium unterthänigst ersuchet, Er auch bey seinem ietzigen Anwesen allhie verschiedene gar gute und rare Proben seiner Wissenschafft und Geschicklichkeit an allerhand Art und sonderlich an Blinden, mit Steinen und Brüchen von ungemeiner Grösse, auch andern Gebrechlich- und Kranckheiten beladenen Personen abgeleget: Als haben Wir oberwehnten seinem Gesuch in Gnaden deferiret, thun das auch hiermit und Krafft dieses, begnadigen ermeldten Johann Andreas Eysenbarthen mit dem Titul und Praedicat Unsers Land-Artztes, und privilegiren Ihn dergestalt und also, daß Er in Unsern gesamten Fürstenthümern und Landen aller Orten seine Medicinische und Chirurgische Wissenschafften, nach erfordernder Nothdurfft der Patienten männigliches ohngehindert, wann und zu welcher Zeit es Ihm gefällig, frey exerciren, und allen und ieden, die seiner Hülffe und Curen sich zu gebrauchen verlangen, dasjenige was Er zu seinen vorneh-*

… Gottes Gnaden Wir Georg Ludwig / Hertzog zu Braunschweig und Lüneburg, des Heil. Römischen Reichs Ertz-Schatzmeister und Churfürst rc.

Thun kund und bekennen hiermit: Demnach Uns der Königl. Preußische Operator und Medicinæ Practicus, Johann Andreas Eysenbarth, um ein Privilegium unterthänigst ersuchet, Er auch bey seinem jetzigen Anwesen allhie verschiedene gar gute und rare Proben seiner Wissenschafft und Geschicklichkeit an allerhand Art und sonderlich an Blinden, mit Steinen und Brüchen von ungemeiner Grösse, auch andern Gebrechlich- und Kranckheiten beladenen Personen abgeleget: Als haben Wir oberwehnten seinem Gesuch in Gnaden deferiret, thun das auch hiermit und Krafft dieses, begnadigen ermeldten Johann Andreas Eysenbarthen mit dem Titul und Prædicat Unsers Land-Artztes, und privilegiren Ihn dergestalt und also, daß Er in Unsern gesamten Fürstenthümern und Landen aller Orten seine Medicinische und Chirurgische Wissenschafften, nach erfordernder Nothdurfft der Patienten männigliches ohngehindert, wann und zu welcher Zeit es Ihm gefällig, frey exerciren, und allen und jeden, die seiner Hülffe und Curen sich zu gebrauchen verlangen, dasjenige was Er zu seinen vornehmenden Curen nöthig erachtet, an Medicamenten verordnen und appliciren, auch zu dessen desto mehrer Beqvemlichkeit in Unsern Landen, wo es Ihm am anständigsten ist, sich häußlich niederlassen und wohnen könne und möge.

Es soll auch keinen Frembden und Umläuffern, die sich für Operatores und Aertzte ausgeben, von Uns aber nicht privilegiret seyn, oder special Concession von Uns aufzuweisen haben, zugelassen sondern ihnen bey willkühriger scharffer Straffe hiermit verboten seyn dergleichen Operationes und Curen, als Unser Land-Artzt Eysenbarth zu verrichten sich getrauet, in Unsern Landen zu unternehmen, hingegen aber soll dieser schuldig und gehalten seyn, niemand wegen Belohnung seiner Curen und Operationen unbillich zu übersetzen, auch an denen Armen die es nicht bezahlen können, seinem eigenen Erbieten nach, seine Kunst und Wissenschafft ohne Entgeld zu deren Genesung mit nicht mindern Fleiß, als wenn er dafür bezahlet würde, üben.

Wir gebieten demnach allen und jeden Unsern Befehlshabern und Magistraten, auch männiglichen Unsern Bedienten, Unterthanen und Angehörigen, von was Stande Wesen und Profession dieselbe seyn, daß Sie Unsern Land-Artzten Eysenbarthen bey Inhalt dieses Privilegii biß an Uns schützen, Ihn dagegen auf keine Weise zu beeinträchtigen noch beeinträchtigen zu lassen, sondern die Contravenienten nach Befinden mit gehöriger Straffe anzusehen auch mehrermeldten Land-Artzten Eysenbarthen nebst bey sich habenden Leuten, Wagen, Pferden und Sachen aller Ende frey, sicher und ohnaufgehalten paß- und repassiren zu lassen, nicht weniger auch Ihm in übrigen allen beförderlichen Willen zu erweisen. Urkundlich unter Unserer eigenhändiger Unterschrifft, und hieran zu hangen befohlenen grössern Insiegel. So geschehen und gegeben in Unserer Residentz-Stadt Hannover den 24. Septembr. Anno 1710.

Georg Ludwig Churfürst.

Eisenbarths Privileg und Ernennung zum Braunschweig-Lüneburgischen Landarzt.

menden Curen nöthig erachtet, an Medicamenten verordnen und appliciren, auch zu dessen desto mehrer Beqvemlichkeit in Unsern Landen, wo es Ihm am anständigsten ist, sich häußlich niederlassen und wohnen könne und möge.

Es soll auch keinen Frembden und Umläuffern, die sich für Operatores und Aertzte ausgeben, von Uns aber nicht privilegiret seyn, oder special Concession von Uns aufzuweisen haben, zugelassen sondern ihnen bey willküriger scharffer Straffe hiermit verboten seyn dergleichen Operationes und Curen, als Unser Land-Artzt Eysenbarth zu verrichten sich getrauet, in Unsern Landen zu unternehmen, hingegen aber soll dieser schuldig und gehalten seyn, niemand wegen Belohnung seiner Curen und Operationen unbillich zu übersetzen, auch an denen Armen die es nicht bezahlen können, seinem eigenen Erbieten nach, seine Kunst und Wissenschafft ohne Entgeld zu deren Genesung mit nicht mindern Fleiß, als wenn er dafür bezahlet würde, üben.

Wir gebieten demnach allen und ieden Unsern Befehlshabern und Magistraten, auch männiglichen Unsern Bedienten, Unterthanen und Angehörigen, von was Stande Wesen und Profession dieselbe seyn daß Sie Unsern Land-Artzten Eysenbarthen bey Inhalt dieses Privilegii biß an Uns schützen, Ihn dagegen auf keine Weise zu beeinträchtigen noch beeinträchtigen zu lassen, sondern die Contravenienten nach Befinden mit gehöriger Straffe anzusehen auch mehrermeldten Land-Artzten Eysenbarthen nebst bey sich habenden Leuten, Wagen, Pferden und Sachen aller Ende frey, sicher und ohnaufgehalten pass- und repassiren zu lassen, nicht weniger auch Ihn in übrigen allen beförderlichen Willen zu erweisen. Urkundlich unter Unserer eigenhändiger Unterschrift, und hieran zu hangen befohlenen grössern Insiegel. So geschehen und gegeben in Unserer Residentz-Stadt Hannover den 24. Septembr. Anno 1710.

L. S. *Georg Ludwig Churfürst.*

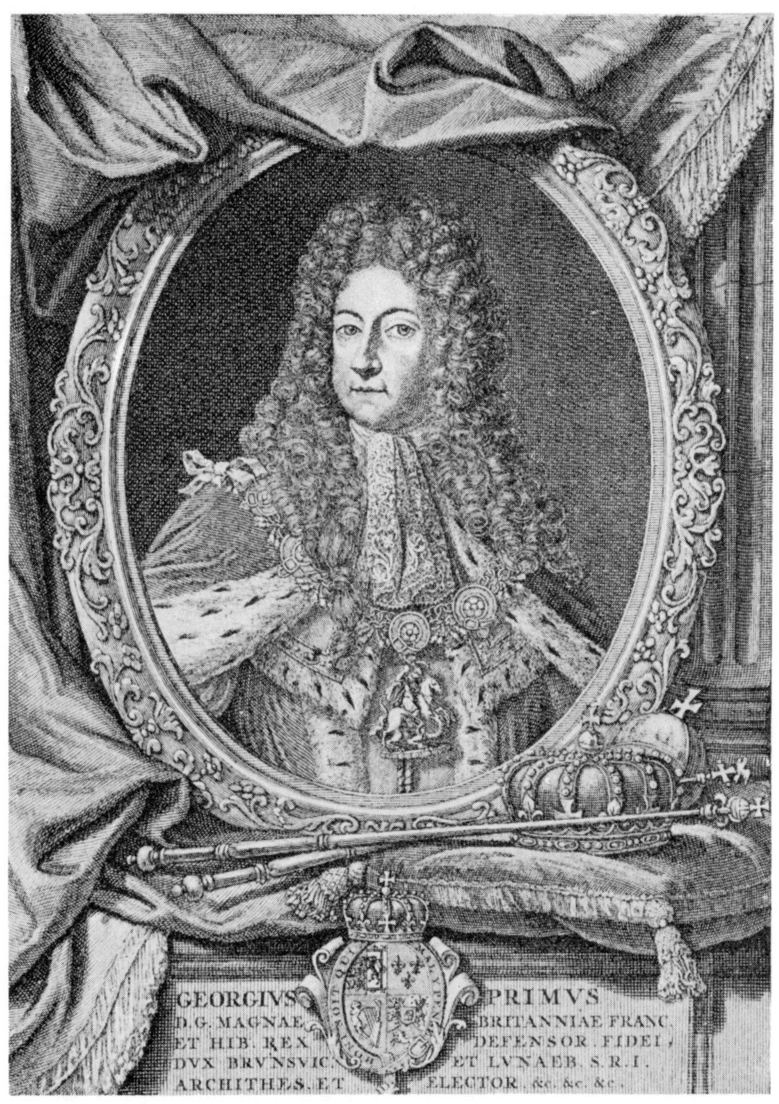
GEORGIVS PRIMVS
D.G. MAGNAE BRITANNIAE FRANC.
ET HIB. REX DEFENSOR FIDEI,
DVX BRVNSVIC. ET LVNAEB. S.R.I.
ARCHITHES. ET ELECTOR. &c. &c. &c.

König Georg I. von England, Kurfürst und Herzog von Braunschweig-Lüneburg. Kupferstich von B. Picart (1716).

Als Georg Ludwig seinem Landarzt nahelegt, sich in seinem Kurfürstentum Hannover niederzulassen, ist Eisenbarth klug genug, dieses Anerbieten nicht sofort auszuschlagen. Obwohl ihm dafür 200 Thaler Jahresgehalt angeboten werden, bleibt er dennoch Magdeburger Bürger, Hausbesitzer und preußischer Untertan. Als aber Kurfürst Georg Ludwig im Jahre 1714 als König Georg I. den englischen Thron besteigt, dehnt der Landarzt sein Braunschweig-Lüneburgisches Privileg entsprechend aus und nennt sich von nun an auch „Königlich Groß-Britannischer Landarzt". Die Standeserhebung des Fürsten macht Eisenbarth gleichzeitig auch zu der seinigen.

Nach den Akten der Hofhaltsquittungen von Hannover, ausgestellt am 8. und 11. Oktober 1710 sowie am 22. und 28. Mai 1711, erhält Eisenbarth insgesamt 50 Reichsthaler für seine Bemühungen am Hof. Er operiert einen „blinden Invaliden" und heilt einen Koch mit seinen Medikamenten, sollte aber „der Schnitt künfftig hin an dem Koch noch nöthig seyn, welches ich doch nicht hoffe, werde mich alle Zeit dazu offeriren". Dem Kurfürsten selbst liefert er einige Arzneien, Mixturen, Balsam und Pflaster.

Von Hannover reist Eisenbarth zurück nach Magdeburg, wo er sich in seinem dortigen Standquartier um die Patienten kümmert und in seinem Laboratorium neue Versuche anstellt. Da aber in Magdeburg konkurrierende Wanderärzte auftreten, beschwert er sich am 1. Oktober 1711 unter Vorlage seiner Privilegien beim Magistrat über die sich „außerhalb der Märkte" aufhaltenden Operatores und Winkelärzte, die besonders während seiner Abwesenheit Curen unternommen und viele arme Leute, bei denen nunmehr keine Hilfe mehr zu erhoffen ist, ins Verderben gestürzt hätten. Daraufhin versichert der Magistrat am 3. Oktober, Eisenbarth schützen zu wollen, und läßt eine öffentliche Bekanntmachung anschlagen, die allen fremden Chirurgen das Kurieren bei angedrohter Strafe untersagt.

Aber schon ein Jahr darauf beschwert sich Eisenbarth wiederum beim Magdeburger Magistrat über den Wundarzt Heinrich Bünde, wobei er durch seinen Sekretär Kühnreich beantragen läßt, Bündes „Bude" abreißen zu lassen, da dieser „über die Zeit" auszustehen sich erdreistet habe. G. A. von Mülverstedt kommentiert diesen Vorfall:

„Herr Heinrich Bünde scheint aber seinem Gegner nicht allsofort und gutwillig das Feld geräumt zu haben. Zwar findet sich keine Remonstration von ihm bei den Acten, wohl aber ein mit dem vollen Preußischen Wappen im Holzschnitt geziertes Exemplar seines Königlich Preußischen Privilegiums ‚d. d. 22. Decbr. 1708 (contrasignirt vom Grafen [Kolb] v. Wartenberg) seine Profession in allen königlichen Landen zu exerciren'. Danach war Bünde Preuß. und anderer Reichsfürsten privilegirter Zahn- und Wundarzt in Halle vom Könige angewiesen, nachdem er beglaubte Attestata, Privilegien und Zeugnisse seiner wohlerlernten Kunst und erlangten Experienz ‚in Brüchen, alten Beinschaden und dergleichen zu heilen, desgleichen Zähne, Augen und Gehör, wie auch morbum gallicum, morbum scorbuticum, Hasen-Schaarten, Gewächse, böse Brüste, alte faule fistulirte Schaden und was diesem allen anhängig sei, sowohl innerlich als äußerlich zu curiren, gute Proben erwiesen', schon in Folge seiner bei der Armee in Brabant und beim Regiment Markgraf Philipp Wilhelms (von Brandenburg) gemachten glücklichen Curen als Wundarzt unterm 13. August 1703 privilegirt worden, im Herzogthum Magdeburg, in Städten und Flecken, in Jahr- und Wochenmärkten öffentlich auszustehen und seine Kunst zu exerciren. Er wird nunmehr auf seinen Antrag nach eingeholtem Gutachten des Collegii Medici mit der Erlaubniß begnadigt, in allen Königlichen Landen in der Weise wie obgedacht seine Kunst als Zahn- und Wundarzt auszuüben öffentlich und im Hause ohne männigliches Hinderniß, seine dazu präparirten Medicamenta appliciren, anwenden und verkaufen zu dürfen."

Bünde hatte also rechtmäßig ein ähnliches Privileg wie Eisenbarth erworben, doch letzterer hat als Bürger von Magdeburg einen besseren Stand und größeren Einfluß als sein Kollege aus Halle.

Nachdem im Mai 1713 Eisenbarths ältester Sohn Johann Michael als Lizentiat der Medizin in der Magdeburger Johanneskirche getraut worden ist, zieht es Eisenbarth nach Thüringen. Im

Februar und März ist er in Jena, im Mai und Juni praktiziert er in Saalfeld, behandelt und heilt dort einige Patienten, worauf ihm Herzog Johann Ernst von Sachsen-Saalfeld ein Privilegium ausstellt. Mitte Juni reist Eisenbarth weiter durch den Thüringer Wald nach Coburg, das seit Herzog Albrechts 1699 erfolgtem Tod Streitobjekt zwischen drei benachbarten Regierungen ist.

Die Regierung in Saalfeld hatte ihm den Besuch der Stadt Coburg unter der Bedingung erlaubt, daß Eisenbarths Musikanten keinen Lärm veranstalten dürften. Dennoch kommt es infolge der Eifersucht der beiden anderen streitenden Regierungen zu mancherlei Störungen. In den Akten heißt es, daß der „bekannte Arzt" auch ein Sachsen-Meiningisches Privileg hat vorweisen können.

Vier Wochen bleibt Eisenbarth in Coburg, operiert die Patienten und verkauft seine Arzneien, behandelt innerlich und äußerlich. Der Neid der angesessenen Ärzte und Apotheker ist grenzenlos. Nach den coburgischen Apothekerordnungen aus den Jahren 1607, 1662 und 1697 war nämlich das Handeln mit Apothekerwaren und Arzneien allein dem Apotheker gestattet. So beschwert sich der Apotheker Herzog am 19. Juli 1713 mit Hinweis auf seine angestammten Rechte über „den sogenannten Arzt" Eisenbarth und dessen dreiste Handlungsweise. Eisenbarth weiß, daß er in diesem Falle machtlos ist, und zieht es vor, die Stadt zu verlassen, zumal ihm ein Patient, der Adjunkt Joachim Hildebrand aus dem nahgelegenen Sonnefeld, nach seiner Behandlung gestorben ist.

Als König Friedrich I. von Preußen in diesem Jahr stirbt, sieht Eisenbarth seine Position gefährdet. Um dieses zu verhindern, wendet er sich in einem Brief am 17. Januar 1714 aus Salzwedel an den neuen König Friedrich Wilhelm I., um von diesem die Erneuerung seines preußischen Privilegiums zu erwirken. Er betont in seinem Schreiben, daß er sich vor zehn Jahren in Preußen niedergelassen habe, sich in Magdeburg ein bürgerliches Wohn- und Brauhaus gekauft und bisher manchen „Stockblinden und mit großen Blasensteinen und Leibesbrüchen beschwerten Unterthan ohne Entgeld curiren gemußt habe". Trotzdem der Kurfürst in Hannover ihm 200 Thaler festes Gehalt angeboten habe, sei er in Preußen geblieben. Obwohl er Bürger von Magdeburg und somit preußischer Untertan sei, müsse er doch an fremden Orten – ob

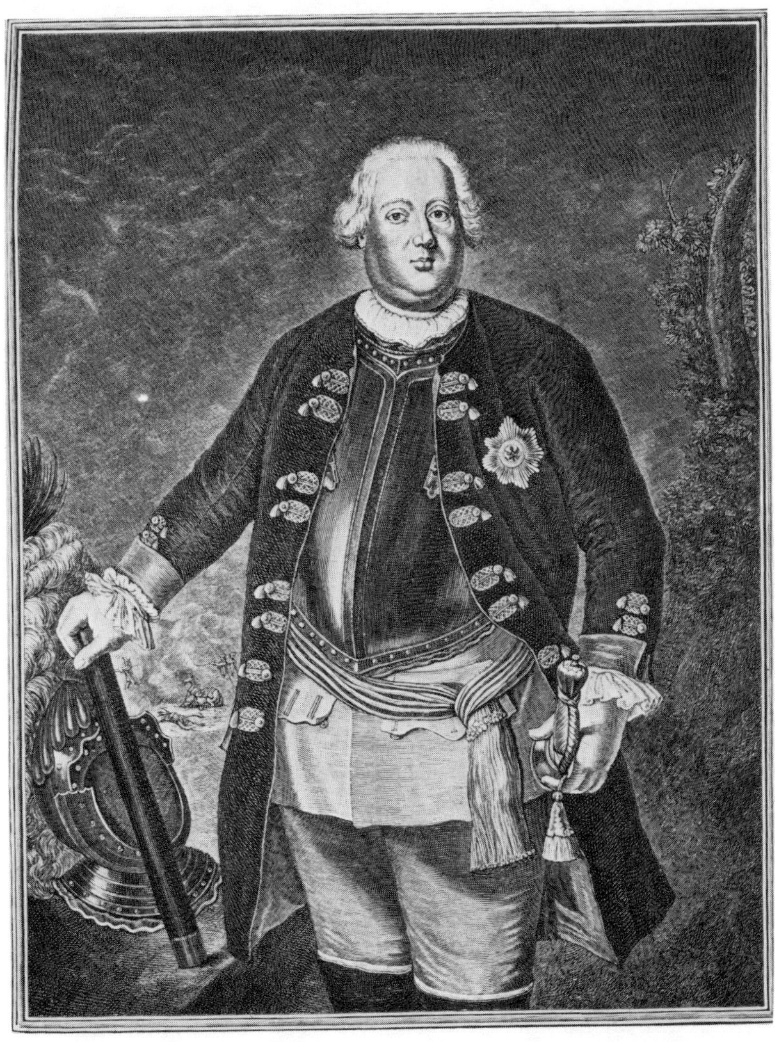

König Friedrich Wilhelm I. von Preußen nach dem Kupferstich von J. G. Wolffgang (1664 – 1748); Originalgemälde von Antoine Pesne (1684 – 1757).

er nun öffentlich ausstehe oder nicht – drei Groschen Steuer pro Tag zahlen. Diese wolle er auch ferner gerne entrichten, wenn nur das Privileg erneuert würde. Da er aber einen großen Haushalt mit viel Volk unterhalten müsse, der Steuerbehörde zu bedeutenden Einnahmen verhelfe, viele Arme umsonst behandele und seine Kunst auch aufrichtig und überall bekannt sei, bitte er nun um Abstellung jenes Übelstandes in der Hoffnung auf Erteilung des Privilegs, damit nicht er: „ein von langer Zeit hero bekandter und approbirter Arzt denen liederlichen Landtleuffern, die viele patienten verderben und betriegen", mit solchen über einen Kamm geschoren würde.

Die Sorge Eisenbarths erweist sich als unbegründet. Am 29. Juni 1714 erneuert König Friedrich Wilhelm I. mit Unterschrift des Ministers von Printzen das alte Privileg, ohne auf die von Eisenbarth erwähnte Steuer einzugehen. Der Wortlaut dieses Schutzbriefes ist dem von 1707 gleich, allerdings um einige Zeilen gekürzt (es fehlt die Passage „Magistraten, Stadt-Physicis" . . . bis „dahin zu versehen, daß er").

Am 10. August treffen wir Eisenbarth bereits in Bremen wieder, wo er vor dem „Collegium Medicum Physicorum" vorspricht, seine Kunst und Geschicklichkeit in jeder Weise zu rühmen weiß und den gelehrten Herren seine Zeugnisse und Privilegien auf den Tisch legt. Das Protokollbuch vermerkt, daß er die Genehmigung zur Ausübung seines Berufes erhalten habe, nachdem er die doppelte Steuer bezahlte, „und ist den 1. September allhier mit seinen Leuten angekommen". Doch bereits am 7. September bitten die Mitglieder des Collegiums in Abwesenheit des Dr. von Cappeln den Heilkünstler wieder zu sich, wobei die weitere Unterredung bei einem Glas Wein geführt wird. Bei dieser Gelegenheit bringt Eisenbarth seine Arzneien gegen Kopf- und Nierenschmerzen mit, die von den Ärzten für gut befunden werden.

Inzwischen haben seine Leute die große Bühne auf dem Marktplatz direkt am Dom errichtet. Zur besseren Befestigung werden die Balken mit der Mauer verbunden, die den Domhof vor der Hauptportalseite umschließt. Diese Tatsache erregt den Unwillen der schwedischen Landesregierung, der die Aufsicht des Domes untersteht. So wird die Bühne kurzerhand von der Mauer abgerückt. Da passiert dem Chirurgen ein weiteres Mißgeschick.

Am 10. September vermerkt das Protokollbuch, daß der dreizehnjährige Peter Albers, Sohn eines Bremer Bürgers und Kaufmanns, den Eisenbarth in Gegenwart eines Mitglieds des Medizinkollegiums an einem Blasenstein operiert hat, 22 Tage nach dem Eingriff verstorben ist. Dennoch wird dem Chirurgen in diesem Falle keine Fahrlässigkeit vorgeworfen. Auch andere Ärzte sind vor solchen Fehlschlägen nicht gefeit. So vermeldet denn auch die letzte Eintragung am 16. Oktober:

> *hat der Landartzt und Operator Eisenbart in meiner gegenwart einen fremden Schiffer von Minden mit nahmen Gustman 74 jahr alt, so 5 jahr blind gewesen, den Staar von beyden augen weggenommen in hiesiger Schmidts [des Schmieds] Johan Harden behausung.*

Im Mai des Jahres 1715 besucht Johann Andreas Eisenbarth die Stadt Aurich in Ostfriesland.

Auf der Höhe des Ruhms

Die folgenden Vorgänge müssen im Hinblick auf die verschärften medizinalpolizeilichen Gesetze gesehen und beurteilt werden, die besonders in Preußen streng beobachtet werden. Im königlichen Edikt vom 28. Januar 1716 heißt es u. a.:

> *Nachdem Sr. Königl. Majestät in Preußen in Erfahrung kommen, daß auf Jahrmärkten sich Marktschreyer, Comödianten, Gaukler, Seiltänzer, Riemenstecher, Glücks-Töpfer, Taschen- Marionetten- oder Puppenspieler und dergleichen loses Gesindel mehr eingefunden, welche nicht nur durch ärgerliche Schau-Spiele, Gaukeleyen, schandbare Worte und Narrenteidingen der Jugend böses Exempel geben, wodurch dieselbe zum Müßiggang und lüderlichen Leben verführt wird, sondern auch sowohl die Zuschauer durch ihren Betrug und Gaukel-Spiel umb ihr Geld gebracht, dessen sie bey diesen mangelhaften Zeiten selbst höchst benötigt seynd, als auch denen vor die Accise [Steuer] und Zoll-Stuben befindlichen Contribuenten [Steuerpflichtige] unterm Gedränge teils selbst, teils durch ihr bey sich habendes spitzbübisches Gesindel das Geld aus denen Taschen gezogen, imgleichen die frembden Markt-Leute in denen Wirtshäusern in diebischer Weise bestohlen etc. Als verordnen höchstgedachte S. K. Majestät hiemit allergnädigst, daß hinführo:*
>
> *1) diejenigen Marktschreyer oder s[o] g[enannte] Quacksalber, welche von Dero collegio medico nicht examinirt und darüber ein glaubwürdiges Attestatum originaliter nicht aufzuweisen haben, auf denen Jahrmärkten gar*

> *nicht admittiret [zugelassen], diejenigen aber, so dergleichen glaubwürdiges Attestatum und Concession zum öffentlichen Verkauf ihrer Medicamenta zu produciren haben, dennoch keinen Jean Potagen oder Pickelhering [spezielle Typen auf der Komödiantenbühne] aufstellen und sich dessen bedienen, sondern ohne dergleichen Narrenteidingen ihre Artzneyen öffentlich verkaufen sollen ...*

Daß Eisenbarth keineswegs unter diese Kategorie von „Marktschreiern oder Quacksalbern" eingeordnet werden kann, beweist die Tatsache seines ungehinderten Umherziehens und seine Ernennung zum preußischen Hofrat.

Im Jahre 1716 besucht Eisenbarth Berlin, Stargard und Stettin. Anfang des Jahres läßt er seine Reisekutsche anspannen, um Münster in Westfalen einen Besuch abzustatten. Kurz nach seiner Abreise trifft ein allerhöchster königlicher Befehl aus Berlin in Magdeburg ein:

> *Seine Königl. Mt. in Preußen etc. Unser allergnädigster Herr befehlen Dero Magdeb. Regierung hiermit in gnaden den dortigen Oculisten Eisenbarth sobald Er wieder daselbst wird angelangt seyn in Dero höchstem Nahmen anzubefehlen sich alsofort nach Stargard zu begeben, Woselbst Er sich beym Obristen Lieutenant Von Grävnitz vom Borckschen Regiment, als welcher einen Schaden ans Auge bekommen, angeben und seinen äußersten Fleiß anwenden soll, solchem wieder zu helffen. Signatum Berlin den 7. Febr. 1716 Fr. Wilhelm.*

Eine höhere Auszeichnung, als diesen königlichen Befehl zu erhalten und diesem Folge zu leisten, kann sich Johann Andreas Eisenbarth wohl kaum gewünscht haben. Von allen Chirurgen Preußens wird ausgerechnet er nach Stargard befohlen, um einem hohen Offizier des „Soldatenkönigs" Friedrich Wilhelm I. zu helfen und eine Augenverletzung, die sich der Oberstleutnant David Georg von Grävenitz (1679–1757) zugezogen hatte, zu behandeln.

Dem König war offensichtlich an der Heilung seines Offiziers sehr gelegen. G. A. von Mülverstedt schreibt über den Patienten:

„Es war der Oberstlieutenant v. G., nämlich kein anderer als der nachmalige Generallieutenant, Chef eines Infanterie-Regiments, Gouverneur von Cüstrin, Ritter des Ordens pour le mérite, Erbherr auf Losenrade und Schönberg (in der Altmark), David George v. Grävenitz, der unterm 8. Juni 1715 zum Commandeur des Borckischen Infanterie-Regiments in Magdeburg, mit dem er damals dem Pommerschen Feldzuge beiwohnte und zu Stargard in Quartier lag, ernannt wurde. Er avancirte ferner 1719 zum Obristen, 1731 zum Chef des Infanterie-Regiments v. Laujardière in Magdeburg, 1736 zum Generalmajor, erhielt 1739 nach dem Tode des Commandanten von Magdeburg, Generallieutenant Christoph Heinrich v. d. Goltz, dessen Posten, den er bis zum Jahre 1741 bekleidete, da er ein neues Regiment als Chef erhielt, nachdem er in demselben Jahre zum Generallieutenant befördert worden war. Wegen abnehmender Kräfte quittirte er sein Regiment schon 1743 und begnügte sich mit der Commandantur von Magdeburg, wozu er 1747 das erledigte Gouvernement von Cüstrin erhielt, woselbst er am 30. März 1757 in einem Alter von 77 1/2 Jahr starb und begraben ward.

Seine ausführliche Lebensbeschreibung in Pauli *Leben großer Helden IX,* S. 151–166 (vgl. König, *Milit. biogr. Lexicon II,* p. 61–63) setzt uns in den Stand, noch kurz über ‚den Schaden, den er ans Auge bekommen', zu berichten. Er hatte nämlich als Capitän und Major den so äußerst blutigen Spanischen Erbfolgekrieg mitgemacht, in dem er sich durch seltene Bravour ausgezeichnet hatte und aus dem er viele Narben als Zeichen seines Muthes mitbrachte. Unter Anderem traf ihn eine Kugel am rechten Auge in den Kopf und mußte am linken Auge wieder ausgeschnitten werden. ‚Allein er ward glücklich wieder hergestellt', sagt sein Biograph."

Ein wichtiger Mann also, den der König Eisenbarths Kunst anvertraut. Und Eisenbarth enttäuscht das in ihn gesetzte Vertrauen nicht.

Am 10. Februar 1716 fordert die Regierung den Stadtrat von Magdeburg auf, Aufenthalt und Reiseziel Eisenbarths ausfindig zu machen und ihm den königlichen Befehl auszuhändigen. Am 13. Februar erkundigt sich der Magistrat bei Eisenbarths Schwiegersohn, dem Advokaten Johann Friedrich Müller, von dem er die Reiseroute des Wanderarztes erfährt und der Regierung darüber berichtet. Ein reitender Eilbote erreicht Eisenbarth, der daraufhin sofort seine Kutsche wenden läßt und sich auf direktem Weg nach Stargard begibt, wo er den Oberstleutnant in die Kur nimmt.

Im Juni 1716 ist Eisenbarth wiederum in Stargard, um von Grävenitz nachzubehandeln und weitere Patienten in seiner Sprechstunde in Oldehoffs Haus zu empfangen. Hier bleibt er bis Anfang November.

Eisenbarth bedient sich nun eines neuen Werbeträgers: der Zeitung, die ja auch heute noch als eines der wirksamsten Medien von der modernen Werbung in Anspruch genommen wird. Die *Stettinische Ordinaire Post-Zeitung* (Nr. 45, Dienstag, 9. Juni 1716) druckt folgende ganzseitige Bekanntmachung ab:

> *Stargard, den 8. Junii. Es ist auf Verlangen vieler Patienten allhier angelanget der im gantzen Römischen Reich wohl bekandte Operator Herr Eisenbarth, in Magdeburg wohnhafft, welcher wegen seiner vortrefflichen medicinischen und Chirurgischen Wissenschafften, von Se. Königl. Maj. in Preussen, und Königl. Maj. von Engelland zu dero wircklichen Land-Artzt allergnädigst angenommen: Dieser Herr Eisenbarth ist wegen seiner an allen Orten glückl[i]ch verrichteten medicinisch- und Chirurgischen Curen in grossem Aestim [Ansehen]; Absonderlich curiret er allerhand langwierige Blindheiten, so von Flüssen und anderen Zufällen herrühren, theils durch Medicamenta, theils durch Instrumenta, übels Gehör, und die sonsten allerhand Mängel am Haupt leiden, er schneidet erschröcklich viele Steine von 6. 8. 12. und mehr Loth schwer, aus menschlicher Blase von Alt und Jungen, auch allerhand Leibes-Brüche, mögen Nahmen haben wie sie wollen, curiret auch viele ohne Schnitt,*

und kan beweisen, daß er die Zeit seiner 30. Jährigen Praxen über die 2000. geschnitten, Krebs und andere übele Schäden zu geschweigen. Er verkauffet einen köstlichen Haupt- und Augen-Spiritum vor dunkelen Augen, schwach Gedächtniß, Schlag-Flüsse 1. Loth vor 12. Groschen, nebst ausführlicher Beschreibung, solcher Spiritus erweiset Wunder-Proben. Es ist auch zu kauff eine köstliche Stein-Tinctur vor grosse Schmertzen im Wasserlassen, rücken und andern Dolores [Schmerzen] im Leib, führet Sand und Gries [ab], dienet vor Glieder-Schmertzen, Contracturen [Lähmungen], 1. Loth 8. Gr. samt andern köstlichen Artzneyen, dieser Medicus hat vor 18. Jahren in Stettin, Stargardt, Kolberg und gantz Preussen etc. viele glückliche Curen verrichtet. Den 6. dieses [Monats] hat er einen Stockblinden Mann, und den 7. noch eine blinde Persohn alhier in Präsenz vornehmer Herren wiederum sehend gemacht. Logiret zu Stargardt in Oldehoffs Hause.

Der Titel eines preußischen Landarztes, so wie er ihn von Hannover tatsächlich und unerwarteterweise erhalten hatte, war Eisenbarth trotz intensiver Bemühungen nicht offiziell verliehen worden, doch seine Befugnisse entsprachen praktisch einer solchen Ernennung. Aber wie immer will Eisenbarth mehr, als er schon hat. So bezeichnet er sich eben auch als preußischer Landarzt. Nach der erfolgreichen Behandlung des Oberstleutnants von Grävenitz macht er sich in dieser Angelegenheit berechtigte Hoffnung.

Mit der Zeitungsanzeige erreicht er viele Leser – nicht nur in Stargard, sondern auch in Stettin, wo er seinen nächsten großen Auftritt vorbereitet. Nach dem noch heute gültigen Prinzip der massiven Werbekampagne läßt Eisenbarth nun seine potentiellen Patienten nicht mehr aus den Fingern. Die gleiche Anzeige erscheint noch einmal am Samstag, dem 13. Juni, in der Nr. 46.

Am 21. und 25. Juli (Nr. 57 und Nr. 58) wird eine weitere Werbebotschaft eingerückt:

Daß der Königl. Preußische Medicus und Operateur Herr Eisenbarth aus Magdeburg, sich noch in Stargardt auf-hält, solches wird denen Patienten hiermit kund ge-

than; Seine berühmte Curen continuiret [setzt er fort] Er, durch Gottes Gnade, noch täglich an allerhand preßhaffte [bresthafte] Personen, als am Gesichte von Flüssen, Pocken, Beschwerden an Augen, worunter Er verschiedene in obgedachter Stadt, auch vor dem Wall- und Pyritzer-Thore, Stock- und Stahr-Blinde Leute glücklich curiret, welches die Patienten selbst bezeugen können; Auch hat er drey Männer an grossen Darm-Brüchen geschnitten, und wiederum durch seine Wissenschafft geholffen; Er hat aber sonderliche Inventiones [Kunstgriffe] mit so geschwind- und leichter Manier, daß es Ihm kein Operateur in Teutschland nach thun wird; So heilet er auch viele ohne Schnitt; Er schneidet grosse Steine aus der Blase, so etwas rares an Ihm ist. Seine Tinctur vor Lenden- und Nieren-Stein, Gichtischen Glieder-Schmertz, kostet 1. Loth 8. Groschen. Imgleichen hilfft Er viel Menschen mit Seinem köstlichen Haupt- und Gedächtniß-Spiritum vor blödes Gesicht, Haupt- Schmertz- und Ohren-Sausen, Er hat jetzo 2. Personen, als an einem Mann und einer ledigen Frauens-Person die vom Schlag gerühret, herrliche Proben erwiesen, davon 1. Loth 12. Gr., wie alles zu gebrauchen, ist in der gedruckten Nachricht zu ersehen. Dieser Herr Eisenbarth wird noch eine Zeitlang zu Stargardt verbleiben, und logiret in Olhoffs-Hause.

Die gedruckte Gebrauchsanweisung für seine Mittel haben wir bereits im Kapitel „Das barocke Public-Relations-Genie“ ausführlich behandelt. Einige Wochen später erscheint wieder eine anders formulierte Anzeige in zwei aufeinanderfolgenden Ausgaben der *Post-Zeitung* (Nr. 68, Sonnabend, den 29. August; Nr. 69, Dienstag, den 1. September), wobei in der letztgenannten Nummer nur die Druckfehler aus der ersten berichtigt worden sind:

Daß sich annoch der Berühmte Medicus und Operateur, Herr Eysenbarth, wegen vieler Patienten in Stargardt befindet, wird nochmahlen notificiret [bekanntgegeben], und verrichtet öffters Operationes am Gesichte, Brüche und Gewächsen. Den 8. Augusti hat er einem gewissen

Mann einen Polyprin [Polypum = Nasenpolypen] oder Gewächs zwey Haasel-Nuß groß, mit einem sonderlichen Instrument ohne Schmertzen aus der Nasen genommen. Den 11. dito wiederum einen Knaben an einem großen Darm-Bruch geschnitten. Den 15. dito einer ehrbaren Frau aus Berlin die lincke Brust wegen fressenden Krebs abgeschnitten, die sich Gott Lob! wohl befindet, und in kurtzem soll gäntzlich gesund werden; Sie logiret am Marckt im Zepter. Den 20. dito einen Musquetier an einen großen Darm-Bruch, welchen er 10. Jahr gehabt, glücklich geschnitten; Auch sind diejenigen, welche er im vorigen Monat Junii und Julii an Brüchen geschnitten, und die vielen Blinden, glücklich curirt. Sein köstlicher Haupt- Augen- und Gedächtniß-Spiritus wird wegen trefflicher Proben so wohl in seinem Hause zu Magdeburg, als auch in Stargardt vielfältig verkaufft, das Loth vor 12. Gr. Logiret noch in Stargardt in Oldehoffs Hause. Auch wird zur freundlichen Nachricht vermeldet, daß obgedachter Herr Doctor Eisenbarth ehistens nach Stettin kommen, und sich eine Zeitlang daselbst aufhalten wird.

Diese Zeitungsanzeige ist in mehrfacher Hinsicht interessant. Hier wird der von Eisenbarth erfundene Polypenhaken erwähnt, der schon auf seinem Leipziger Porträtstich aus dem Jahre 1697 zu sehen ist. Ferner ist die Anzeige, die ja Eisenbarth selbst aufgesetzt hat, das einzige uns erhaltene Zeugnis, wo er sich selbst „Herr Doctor“ nennt, obwohl andere ihn immer wieder mit diesem Titel belegen. Daß er nicht auf dem Marktplatz, sondern in einem festen Haus Sprechstunde abhält, ist sicher nicht auf Eisenbarths eigene Initiative, sondern auf die königlich-preußische Order vom 28. Januar 1716 zurückzuführen, welche solche Volksbelustigungen während der herrschenden Kriegszeiten verboten hatte. Eisenbarth weiß aus Erfahrung, daß er auf dem Marktplatz seine Patienten besser erreicht als in einem Hause. Das ist auch der Grund für seine verstärkte Werbung, speziell durch Zeitungsanzeigen.

Obwohl er sein baldiges Erscheinen in Stettin ansagt, dauert es doch noch zwei Monate, bis Eisenbarth in dieser Stadt erscheint.

Schließlich vermeldet die Dienstag-Ausgabe (Nr. 87) der *Post-Zeitung:*

> *Stettin, den 3. November. Daß der berühmte Operator und Medicus Herr Eysenbarth von Stargard aus alhier angelanget, wird hiermit kund gethan, dessen Renome [Renommee] ist gantz Teutschland nicht unbekandt, er wird diese Woche, geliebts Gott! einige Soldaten an grossen Leibes-Brüchen, auch Stahr-Blinde Leute durch dessen geschickte Operation, samt andern Curen vornehmen. Darbey wird in Specie recomandiret [empfohlen] sein köstlicher Balsamischer Haupt-Spiritus, welcher wegen seiner Kräffte und vielen Proben, weit und ferne verschrieben und gebraucht wird, sonderlich in Blöden-Augen, allerhand Flüssen, Ohren-Sausen, Schwindel, Kopf-Schmertzen, 1. Loth 12. Gr. seine gute Tinctur in Stein-Schmertzen und Glieder-Reissen 1. Loth 8. Gr. Er Logiret Persöhnlich auf dem Raths- Wein-Keller, am Kohl-Marckt.*

Bei seinem Einzug in Stettin läßt Eisenbarth seine gedruckten Flugblätter und Gebrauchsanweisungen für seine Arzneien verteilen. Die Bürger haben schon lange auf seine Ankunft gewartet und sind nun voller Hoffnung, daß der Chirurg sie von ihren Leiden befreie. Der massive Reklamebeschuß bleibt nicht ohne Wirkung. Die Patienten strömen zu ihrem „Wunderdoktor". Und noch einmal läßt Eisenbarth eine Anzeige in die *Post-Zeitung* einrücken (Nr. 92, Sonnabend, den 21. November 1716):

> *Es dienet zur Nachricht, daß der berühmte Medicus, Herr Eysenbarth den 8. Nov. am Roß-Marckt im Mauer-Krug eine Frau, welche 3 Jahr auf beyden Augen Stockblind gewesen, in Gegenwarth vieler Leute den Stahr operiret, daß sie auch sogleich alle Menschen und was ihr vorgehalten worden, erkennen können, und nun völlig ohne Schmertzen Curiret. Wie er denn dergleichen und andere verschiedene Operationes noch ferner wird verrichten. Es thut auch in kurtzen Andencken schweben, daß er zu Stargard sowohl viele Operationes gethan, als auch allerhand krancke Leute mit großen Ruhm wiederum curiret. Er schneidet öffters mit höchster Verwunde-*

> *rung grosse Steine von etliche Loth schwer aus des Menschen Blase; Curiret alle Brüche bey Alt- und Jungen Leuten; Auch den Krebs an Brüsten und Munde; Wie er denn zu Stargard einer Dame von Berlin die eine Brust abgenommen, und selbige in 4. Wochen glücklich geheilet. Den 16. dito hat er aufm Regen-Berg einen Königl. Reuther [Reiter] welcher mit einem grossen Darmbruch behafftet, glücklich geschnitten, der Gott Lob! wohl auf ist, und ohne Schmertzen sich befindet. Sein köstlicher Spiritus, so vor Kopf-Schmertzen, continuirliche Flüsse, Schwindel und den Schlag auch Lähmungen sehr gut und herrlich ist, wird insonderheit recommandiret, zumahl selbiger im Sausen der Ohren und blöden Gesichte sonderbahre Proben thut, dessen sich viel 100. Menschen bedienen, das Loth 12. Gr. Es hat derselbe auch eine köstliche Tinctur wider alle Stein-Schmertzen und Reissen der Glieder, das Loth 8. Gr. Es wird dieser Medicus eine geraume Zeit in Stettin verbleiben, und logiret derselbe am Kohl-Marckt im Raths-Wein-Keller.*

Seine unbestreitbaren Erfolge und seine glückliche Kur an dem Oberstleutnant von Grävenitz vorweisend, begibt sich Eisenbarth Anfang 1717 in die Hauptstadt Berlin, wo er von König Friedrich Wilhelm zum preußischen Hofrat und Hof-Augenarzt ernannt wird. Die *Berliner Zeitung* meldet am 27. Februar 1717:

> *An die Collegia ist kund gemachet, so einer in oder außer denselben ein höher Praedicat verlangete, solches nach einer leidlichen Taxa erhalten sollte, als dasjenige vom Geheimen Raht vor 500 rthlt., vom Hoffraht vor 200, vom Raht vor 100 und vom Secretario vor 50 rthlr. Andere Tituls sollen nach Proportion bezahlet werden. Der berühmte Zahnarzt u. s. w. Eysenbart hat hiervon profitiren wollen und ist Hoffraht worden.*

Nach diesem sicher nicht sehr freundlich gedachten Artikel könnte man annehmen, Eisenbarth – der hier unzutreffenderweise als „Zahnarzt" abqualifiziert wird – habe sich den Titel nur mit Geld erkauft, wie das ja noch heute in manchen Fällen möglich sein soll. Doch hier liegen die Verhältnisse anders. Eisenbarth bezahlt an die Amtskasse für die Ausfertigung der Ernennungsurkunde die damals übliche Summe von 200 Thalern, nicht aber für den Titel, den er sich redlich erworben hat. Die königliche Medizinalregierung ließ sich ja auch jede Ausfertigung einer Approbationsurkunde eines studierten Arztes bezahlen. Heute noch entrichtet der Student eine Prüfungsgebühr und muß nach bestandener Prüfung sein gedrucktes Doktordiplom bezahlen, denn die entstandenen Unkosten müssen ja gedeckt werden.

Der frisch ernannte Hofrat Johann Andreas Eisenbarth hat nun mit 54 Jahren das erreicht, was er sich in seinen kühnsten Träumen wohl nicht vorgestellt hat. Seine Ernennung ist gewichtiger als der von ihm bisher ersehnte Titel eines preußischen Landarztes. Stolz läßt er sich in Berlin von A. B. König in Kupfer stechen und fertigt von der Platte zahlreiche Abzüge seines Porträts zu Werbezwecken an. Johann Andreas Eisenbarth ist auf der Höhe seines Ruhmes angelangt. Der ehrgeizige Chirurg aus dem kleinen Oberviechtach inmitten des Oberpfälzer Waldes ist mit Ehren und Titeln gesegnet. Noch am 26. Juni 1717 berichten die Zeitungen über sein Wirken in der Berliner Öffentlichkeit:

> *Der Hoffraht Eysenbarth thut hier große Curen und hat vor wenig Tagen in Beysein vieler vornehmen Leute einen 15jährigen Knaben einen Stein, eines kleinen Hüner-Eyß groß, glücklich geschnitten und andere große experimenta abgeleget.*

Doch nach der Lebensweisheit, daß die ungeteilte Freude noch keinem Irdischen zuteil geworden ist, trifft ihn 1721 ein harter Schicksalsschlag: In Magdeburg stirbt seine Frau Catharina Elisabeth Eisenbarth, die Tochter seines ehemaligen Kollegen Heinigken aus Altenburg, mit der er 35 Jahre lang verheiratet war und die ihm sieben Kinder geboren hat. Sie wird am 16. März begraben. Im September besucht er Rostock. 1722 kuriert er in Quedlinburg, Ruppin, Stargard und Stettin.

Der alternde Mann fühlt sich einsam und verlassen. Diese Einsamkeit läßt ihn ein Jahr darauf eine große Torheit begehen. Am 28. Mai 1722 heiratet er zum zweiten Mal im mecklenburgischen Arendsee Anna Rosina Albrecht, die Witwe des Zahnarztes und Chirurgen Christoph Hummel. Seine zweite Ehe ist für

Eisenbarth die Hölle, denn Anna Rosina kümmert sich später weder um ihren kranken Mann, noch hält sie es mit der ehelichen Treue genau. Sie hat aus ihrer ersten Ehe einige Kinder, um die sich Eisenbarth aber nicht mehr zu kümmern hat. In diesem Zusammenhang ist von Interesse, daß die Theatergeschichte einen Georg Franz Hummel nennt, der im Mai 1717 in Nördlingen auftauchte und 1723 als „comicum Heidelbergensum" in Nürnberg abgewiesen wird. 1734 ist dieser als Schauspieler bei dem sächsischen Schauspieldirektor und „starken Mann" Johann Carl von Eckenberg nachzuweisen. Kurz darauf soll Hummel vom Theater abgegangen sein, um ein Leben als Eremit zu führen.

Ähnlich wie Eisenbarth ließ auch Christoph Hummel Reklamezettel drucken. Der Text, in diesem Falle in Versen, von einem seiner Flugblätter ist uns überliefert (zuerst abgedruckt in *Recueil von allerhand Collectaneis und Historien ... XXV. Hundert,* 1721, S. 101):

Sieur Hummels Weltberühmten Zahn-Artzt und
Operateurs in Sachsen sein gedruckter Zettel.

Sey hierdurch iedermann bekannt,
Daß in dem lieben Sachsen-Land
Ein Artzt, berühmt durch Wunder-Thaten,
Dem alle Curen wohl gerathen,
Dergleichen noch die gantze Welt
Zu keiner Zeit hat dargestellt,
Der nebst ihm keinen seines gleichen,
Dem alle nicht das Wasser reichen,
So noch vor ihm gewesen sind,
Sich ietzt auf kurtze Zeit befindt.
Er ist deswegen hier erschienen,
Um einem ieglichen zu dienen,
Der seine Hülfe nöhtig hat,
Die reichen Leute dieser Stadt,
Die sollen seine Mühe lohnen,
Derselben wird er nicht verschonen:
Dargegen wenn ein armer Mann,
Ein Bauer, ihn nicht zahlen kan,
Läst er sich stracks sein Hertze rühren,
Daß er ihn wird umsonst curiren.

Die Zähne nimmt er ohne Schmertz
Aus, fornen als wie hinterwärts,
Die kleinsten abgebrochnen Sturtzel
Bricht er heraus mit samt der Wurtzel,
Die hohlen giesset er voll Bley,
Die alten machet er gantz neu
Die stumpfen weiß er scharf zu wetzen,
Und neue Zähne einzusetzen,
Die langen werden abgefeilt,
Die faulen wiederum geheilt,
Kurtz: Dieser Mann kan alle Lücken
Mit sonderbarer Kunst ausflicken.
Ein Pulver hat er, das zerreibt
Den Weinstein, und was hangen bleibt
An denen Zähnen von den Speisen,
Wer dieses braucht, der wird ihn preisen,
Es macht sie weiß wie Helffenbein [Elfenbein],
Wenn sie gleich sehr beschissen seyn.
Ja es befestiget die Laden,
Und dieses alles ohne Schaden,
Denn es vertreibet den Scorbut,
Schaut! was dies edle Pulver thut.
Wollt ihr das Zahn-Fleisch frisch bewahren,
So dürft ihr keine Kosten spahren;
Kauft seine Opiata ein,
Dieselbe wird euch dienlich seyn,
Um alle Schärfe zu zertheilen,
Die alten Fisteln auszuheilen,
Auch aller heßliche Gestanck,
Der sonst aus eurem Munde drang,
Wird hierdurch gäntzlich abgeführet.
Wenn iemand grosse Schmertzen spühret
An Zähnen, dieser brauche nur
Des Mannes seine Zahn-Tinctur,
So kan der Schmertz nicht länger toben,
Das Werck wird seinen Meister loben,
Denn dieses Wassers sondre Kraft
Hat tausenden schon Ruh verschaft.

Hat iemand auch an seinen Füssen
Von Hüner-Augen leyden müssen,
Der stelle sich nur bey ihm ein,
So wird ihm bald geholffen seyn.
Man darf sein Pflaster nur aufbinden,
So wird man alsbald Lindrung finden,
Bis daß in wenig Stunden Frist
Kein Schmertzen mehr zu spühren ist.
Auch kan er innerlich curiren,
Doch wenn man alles solt anführen,
Was dieser Weltberufne Mann
Vor Wunder-Curen hat gethan,
So wäre wegen ihrer Menge
Ein gantzes Buch Pappier zu enge.
Drum schweig man lieber hiervon still,
Wer noch mehr Nachricht haben will,
Mag seine Attestata lesen,
Von Orten, wo er sonst gewesen,
Der wird erstaunens-voll gestehn,
Daß er dergleichen nie gesehn.
Wer ihm nun will geholfen haben,
Derselbe mag sich zu ihm schaben,
Wenn er hier öffentlich verkauft,
Weil er nicht durch die Gassen lauft,
Wie andre schlechte Stümpfer pflegen
Vor alle Thüren auszulegen.
Darneben wird sein Eh-Gemahl
Austheilen Sachen ohne Zahl,
Sie giebt zu erst aus ihrer Taschen
Seif-Kugeln, sich darmit zu waschen.
Auch hat sie vor das Angesicht
Ein solches Wasser zugericht,
Das alle Finnen wird vertreiben,
Wenn man sich täglich wird mit reiben.
Noch hat dieselbe fernerweit
Die feinste Schmincke zubereit,
Und endlich eine gantze Lade
Zusammenziehende Pomade.

Der Schau-Platz ist vor dieses mal
Hier in des Schlosses schönsten Saal,
Am Tage, da dem Fastnachts-Leben
Der letzte Abschied wird gegeben.
Hummel, Weltberühmter Zahn-Artzt und Operateur.

Diese Reime erscheinen uns in ihrer unfreiwilligen Komik als Moritat, wie eine Büttenrede zu Karneval; doch sie verfehlten damals sicher nicht ihre Wirkung auf das Publikum. Dieser vorwiegend als Zahnarzt tätige „Operateur" nennt sich wie Eisenbarth „einmalig" und „weltberühmt", wobei er seine Konkurrenten als „schlechte Stümper" bezeichnet. Er ist zu fein, um wie diese durch die Gassen zu laufen, sondern betreibt seine Praxis im schönsten Saal des Schlosses. Wie Eisenbarth kann auch er zahlreiche Zeugnisse seiner Wunderkuren vorweisen und hat „Tausende" geheilt: „Das Werk wird seinen Meister loben." Ein vornehmer Herr, so will es uns scheinen, spräche er nicht die Sprache der Gasse („beschissen")!

Wie bei Eisenbarth, so müssen auch bei Hummel die Reichen für die Armen zahlen. Sicher hat er die Erlaubnis erhalten, sein Zahnpulver, wie Eisenbarth sein Mittel gegen Scharbock, Fisteln und schlechten Mundgeruch, zu verkaufen. Nicht erlaubt ist ihm jedoch das innerliche Kurieren, das ja nach dem Medizinalgesetz nur den wissenschaftlich ausgebildeten Ärzten vorbehalten war. Während Hummel die Zähne behandelt, verkauft seine Frau Anna Rosina Schönheitswässerchen und Seife. Nach allen diesen auffälligen Übereinstimmungen liegt der Verdacht nahe, daß sich die beiden Familien schon vorher gekannt haben, daß aber zumindest Hummel viel von Eisenbarth gelernt hatte.

1723 treffen wir Eisenbarth in Königsberg, Elbing und Preußisch-Holland, 1724 in Marienburg und Danzig. Dann kommt er zum letzten Mal nach Berlin, wo er im August 1724 bei Herrn Melcher in der Spandauischen Straße seine Praxis abhält. Wieder bedient er sich der Zeitungsanzeige als Werbemittel. Die *Berlinische Privilegirte Zeitung* meldet in ihrer Ausgabe Nr. 93 vom Donnerstag, dem 3. August, unter dem Datum des 1. August 1724:

Es ist zwar seit etlichen Jahren hieselbst beständig spargiret [ausgestreut] worden, als wäre der Königl.

> *Preuß. Rath und Hof-Oculist Eisenbarth aus Magdeburg schon vorlängst gestorben, er ist aber bis dato noch gesund und beym Leben, hat sich auch bey nahe 2 Jahr in Preussen, sonderlich aber zu Königsberg, Elbingen, Marienburg und Dantzig, mit Verrichtung vieler grosser Curen, gleichwie er daselbst vor 27 Jahren gethan, aufgehalten, von dannen er jetzo kömt und weil er in 7 Jahren nicht hier gewesen, ist er nicht nur begierig worden, diese Königl. Residence wiederum zu besuchen, sondern auch seinem zwar nothleidenden und krancken-den Nächsten nach Wissen und Gewissen zu dienen; Wie er den vor 7, 14, 18 und 28 Jahren jedesmahl rühmens-würdige und rare Proben seiner Wissenschaft abgeleget hat, welches vermuthlich by vielen in guten Andencken schweben wird. Er recommendiret sich so wohl, als seinen vortrefflichen Haupt- Augen- und Gedächtnis- oder Spiritum Apoplecticum [Schlagfluß-Spiritus] einem jeden so wol hohes als niedriges Geschlechts, denn solcher nicht nur vor übels Gehör, schwaches Haupt und Gedächtniß, Schwindel und blödes Gesichte, sondern auch vor grosse Kopff-Schmertzen, wider besorgende Schlag-Flüsse und andere dergleichen Zufälle, mit dem größten Nutzen und Erlangung baldiger Hülffe zu gebrauchen ist. Das Loth 12 Gr. wobey eine Beschreibung. Was seine Manual-Operationes [Operationen, die er mit den Händen ausführt] in Blindheiten, Gebrechlichkeiten, dem Blasen-Stein, Gewächsen, Hasenscharten und andern dergleichen Zufällen betrifft, wird allen denjenigen, welchen an ihrer Gesundheit gelegen ist, aufrichtige Hülffe versprochen. Dessen jetziges Logement ist in der Spandauischen Strasse bey Herrn Melchern gegen dem güldenen Ancker über.*

Wie wir erfahren, bestand schon damals die einfachste Art der Konkurrenzausschaltung darin, daß man einen lästigen Gegner einfach für tot erklärte und dieses Gerücht eifrig ausstreuen ließ. Aber noch lebt der wackere Eisenbarth und überzeugt die ihm zuströmenden Patienten davon durch seine leibhaftige Anwesen-

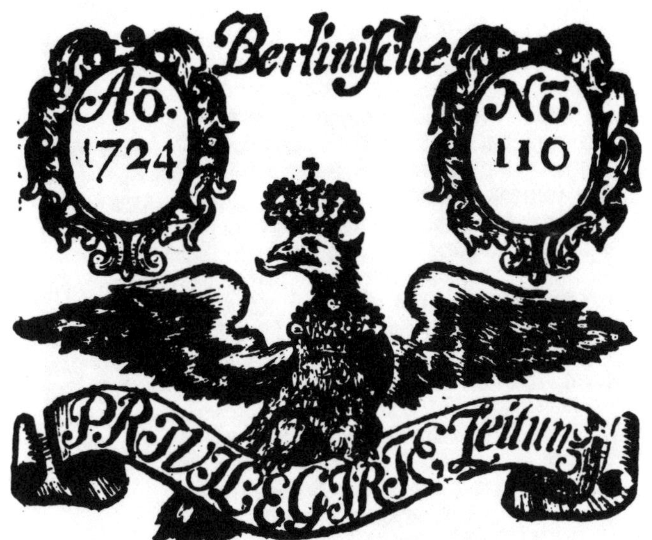

Dinstag, den 26. Septemb.

Paris, den 15. Septemb.

MAn machet Staat, daß des verstorbenen Königs von Spanien vollbürtiger Bruder von der ersten Gemahlin König Philipps, Don Ferdinand, auf dem Throne succediren werde, imfall nicht der Vater selbst die Crone anzunehmen resolviren möchte, dessen itzige Gemahlin, wie verlautet, im 3 oder 4 Monat wieder schwanger seyn soll. Die junge nunmehro schon verwittibte Königin hat auch diese traurige Zeitung von dem Tode ihres Gemahls durch einen Expressen der verwittibt. Hertzogin von Orleans, ihrer Fr. Mutter wissen lassen, und saget man, daß dieselbe imfall sie nicht schwanger ist, nach Spanischem Gebrauch sich in ein Kloster retiriren, und daselbst bis ins 40ste Jahr ihres Alters bleiben werde. Man weiß noch nicht, wann und wie lange unser König für seinen verstorbenen Vetter die Trauer anlegen werde, ob solches zu Fontainebleau, oder nach der Zurückkunfft zu Versailles, auf 3 oder 6 Monate geschehen möchte. Wei[illegible] zu Rheims, ihrer gütigen Art nach, nicht wohl dulden können, daß

„Berlinische Privilegirte Zeitung" No. 110 vom 26. September 1724.

serl. und dem Groß-Britannischen in denen geringsten Tractaten nicht zu stehen, welche dem König von Portugal obligiren könnten, auf ein oder andere Weise gegen Spanien, imfall es zur Ruptur käme, sich in Waffen zu setzen; dagegen Spanien sich verbunden, die Cron-Portugal zu ewigen Zeiten vor Independent und Souverain zu erkennen, und deshalb eine solenne Declarations-Acte emaniren zu lassen, oder in einigen separaten Articuln, wann künfftig darüber ein förmlicher Tractat aufgerichtet würde, solches zu attestiren, doch mit der Condition, daß Portugal unter der Garantie von Franckreich sich ferner nicht heraus liesse, mit dem Kayser und Engelland so wenig als mit andern Puissances zum Nachtheil der Cron-Spanien künfftig ein Bündniß zu schliessen, sondern, damit Portugal bey einem entstehenden Kriege desto bessere Sicherheit vor finden könte, sich in einer exacten Neutralität zu halten; allein dieses alles siehet man als etwas unmögliches an, und stehet man dabey in den Gedancken, daß eine Crone die andere durch allerhand Blendungen zu betriegen suche.

Warschau, den 15. Sept.

Heute 8 Tage hatten bey Jh. Königl. Majest. die Deputirte der Sendomirschen Waywodschafft Audience, welcher auf ihre Desideria Jh. Majest. durch den Litth. Schatz-Meister die Antwort geben lassen.

Berlin, den 24. Sept. 1724.

Daß der Königl. Preuß. Rath Eisenbarth von Magdeburg, annoch zum Trost vieler bedrängten Patienten allhier seyn wird, hierdurch zu wissen gethan, er hat die kurtze Zeit viele Menschen an allerhand theils gefährlichen Kranckheiten rühmlich curiret, in specie hat er den 11. Sept. c. von einen 23 jährigen Menschen mit geschwinder Behändigkeit und in presence vieler Leute, doch ohne grosse Schmertzen, dergleichen Stein (wie beygehende Figur zeiget) aus der Blase geschnitten. Dieser Mensch ist Gottlob frisch und gesund, auch die Blase vollkommen heil, er logiret in der Heil Geist-Strasse, in der Wittwe Neumeisterin Hause, allwo in seinem Quartier das Original kan gesehen werden. Dergleichen wichtige Operationes wird der Rath Eysen-Barth noch mehrere vornehmen. Was an Augen-Curen, Brüchen, Leibs-Gewächsen, Hasenscharten von ihm verrichtet werden, achtet er gering. Hierbey wird dessen unvergleichlicher balsamischer Haube-Augen-und Gedächtniß Spiritus de meliori recommendiret, wovon sehr viele Proben

„Berlinische Privilegirte Zeitung" Nr. 110 vom 26. September 1724 mit der Anzeige Eisenbarths unter dem 24. September.

ben erwiesen an denen so vom Schlag gerühret, Schwindel, Ohren Sausen, Kopffwehe und Augen-Tunckelheiten laboriret. auch ist zu Conservirung darzu nichts bessers zu wünschen, das Loth a 12 gr. ingleichen dessen berühmte Tinctur in Stein- und Glieder-Schmertzen das Loth a 8 gr. wie auch die curieusen und bequeme Bruch-Bänder, wodurch viele Brüche nebst dienl. Medicamentis ohne Schnitt curiret werden, umb billichen Preiß zu haben. So jemand seiner Hülffe benöthiget, kan des Morgends nichtern seinen Urin auffangen und ihm zusenden. Sein Logis ist in der Spandauschen-Strasse bey Herr Melchern.

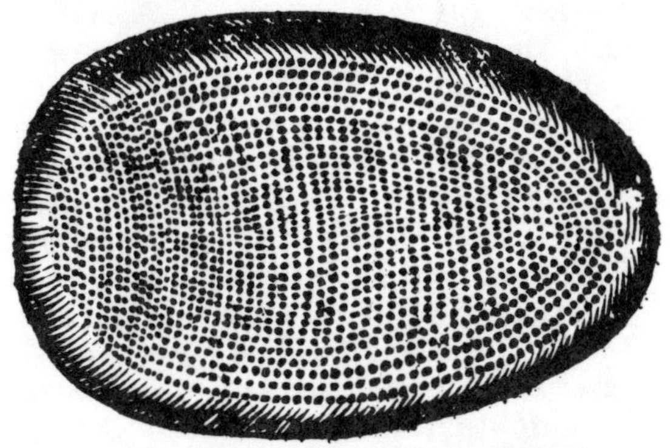

Demnach Se. Königl. Majest. &c. allergnädigst resolviret, dero Saltz-Cocturen im Hertzogthum Magdeburg, nebst dem gantzen considerablen Debit des Saltzes und allem was sonst dazu gehöret, an einen oder mehr general Pächter, welche deshalb zureichende Caution stellen können, auf billigmäßige Conditionen in Pacht völlig zu überlassen. Als wird solches hiemit jedermänniglich bekannt gemachet, und haben diejenigen, so solche Pacht zu übernehmen incliniren, sich bey dem Königl. General-Ober-Finantz-Krieges- und Domainen-Directorio anzugeben, da alsdenn die Conditionen und andere Umstände denenselben eröffnet, und mit ihnen weiter darüber tractiret werden soll.

Nachdem Se. Königl. Majest. in Preussen &c &c allergnädigst bewilliget, daß dem Uhrmacher Nicolaus Pohlman in Berlin frey stehen soll, eine Lotterie von unterschiedlichen pretieusen Uhren und anderen Waaren anzulegen, als wird jedermänniglich benachrichtiget, daß selbige in 1000 Loosen und so viel Gewinsten bestehe, auch die eingesetzte Stücke sehr billig taxiret, und überall dergestalt vortheilhaffte ein-

„Berlinische Privilegirte Zeitung" vom 26. September 1724 mit Eisenbarths Anzeige und der ersten Illustration (ein von Eisenbarth herausoperierter Blasenstein) in der Geschichte dieser Zeitung.

heit. Noch einmal macht er am 24. September 1724 in einer Zeitungsanzeige (Ausgabe vom 26. September) sein Publikum auf seine Anwesenheit aufmerksam. Die bisher sonst nicht illustrierte Zeitung bringt aus diesem Anlaß zum ersten Mal ein Bild, um einen von Eisenbarth herausoperierten Blasenstein zu demonstrieren:

> *Daß der Königl. Preuß. Rath Eisenbarth von Magdeburg, annoch zum Trost vieler bedrängten Patienten allhier seyn wird, hierdurch zu wissen gethan, er hat die kurtze Zeit viele Menschen an allerhand theils gefährlichen Kranckheiten rühmlich curiret, in specie hat er den 11. Sept. c. von einen 23jährigen Menschen mit geschwinder Behändigkeit und in presence [Anwesenheit] vieler Leute, doch ohne grosse Schmertzen, dergleichen Stein (wie beygehende Figur zeiget) aus der Blase geschnitten. Dieser Mensch ist Gottlob frisch und gesund, auch die Blase vollkommen heil, er logiret in der Heil [.] Geist-Straße, in der Wittwe Neumeisterin Hause, allwo in seinem Quartier das Original kan gesehen werden. Dergleichen wichtige Operationes wird der Rath Eysen-Barth noch mehrere vornehmen. Was an Augen-Curen, Brüchen, Leibs-Gewächsen, Hasenscharten von ihm verrichtet werden, achtet er gering. Hierbey wird dessen unvergleichlicher balsamischer Haubt- Augen- und Gedächtniß Spiritus de meliori recommendiret [bestens empfohlen], wovon sehr viele Proben erwiesen an denen so vom Schlag gerühret, Schwindel, Ohren-Sausen, Kopffwehe und Augen-Tunckelheit laboriret, auch ist zu conservirung [Erhaltung] darzu nichts bessers zu wünschen, das Loth a 12 gr. ingleichen dessen berühmte Tinctur in Stein- und Glieder-Schmertzen, das Loth a 8 gr. wie auch die curieusen und bequeme Bruch-Bänder, wodurch viele Brüche nebst dienl. [icher] Medicamentis ohne Schnitt curiret werden, umb billichen Preiß zu haben. So jemand seiner Hülffe benöthiget, kan des Morgends nichtern seinen Urin auffangen und ihm zusenden. Sein Logis ist in der Spandauischen-Strasse bey Herrn Melchern.*

Abstieg und Ende

Eisenbarth besucht 1725 noch einmal Frankfurt am Main. Dem 62jährigen alternden Mann fällt es immer schwerer, seine weiten Wanderfahrten in der Kutsche zu unternehmen. Die Gicht plagt ihn in allen Gliedern. Die Finger, die doch für den Chirurgen bei seinen Operationen so wichtig sind, werden knotig und steif. Um diese Zeit muß er auch seinen ersten Schlaganfall erlitten haben. Nur gut, daß sein jüngster Sohn, der inzwischen 19 Jahre alte Adam Gottfried Eisenbarth, ihn begleitet und dem Vater bei den oft schwierigen Operationen hilft. Adam Gottfried stellt sich geschickt an, doch erreicht er nicht die Kunstfertigkeit des Vaters. Er hat sein Handwerk zwar bei dem alten Eisenbarth gelernt, doch eine außergewöhnliche Begabung ist nun einmal in den seltensten Fällen erblich. Der älteste Sohn, Johann Michael, ist trotz seines Medizinstudiums gänzlich ungeeignet.

Die Geschäfte gehen nicht mehr so wie früher. Zu den nun eintretenden wirtschaftlichen Schwierigkeiten und der Sorge um seine Kinder kommen noch persönliche Enttäuschungen. Seine zweite Frau Anna Rosina betrügt ihn, verläßt ihn mehrmals und kümmert sich nicht um den kranken Johann Andreas. Eisenbarth ist körperlich und seelisch ein gebrochener Mann.

Im Januar 1726 trifft der mit seinen alten Privilegien so reichlich versehene Operateur in Bremen ein, der Stadt, in der er zwölf Jahre zuvor seine Prüfung vor dem Ärztekollegium bei einem Glas Wein mit Bravour bestanden hatte. Nun aber ist alles anders. Er bittet den Bürgermeister von Lien um Erlaubnis, seine Reklamezettel verteilen zu dürfen. Aber da wird Eisenbarth vor das „Collegium Medicum Physicorum“ der Hansestadt geladen. Die Gicht plagt ihn sehr, weshalb er sich „wegen der Unpäßlich-

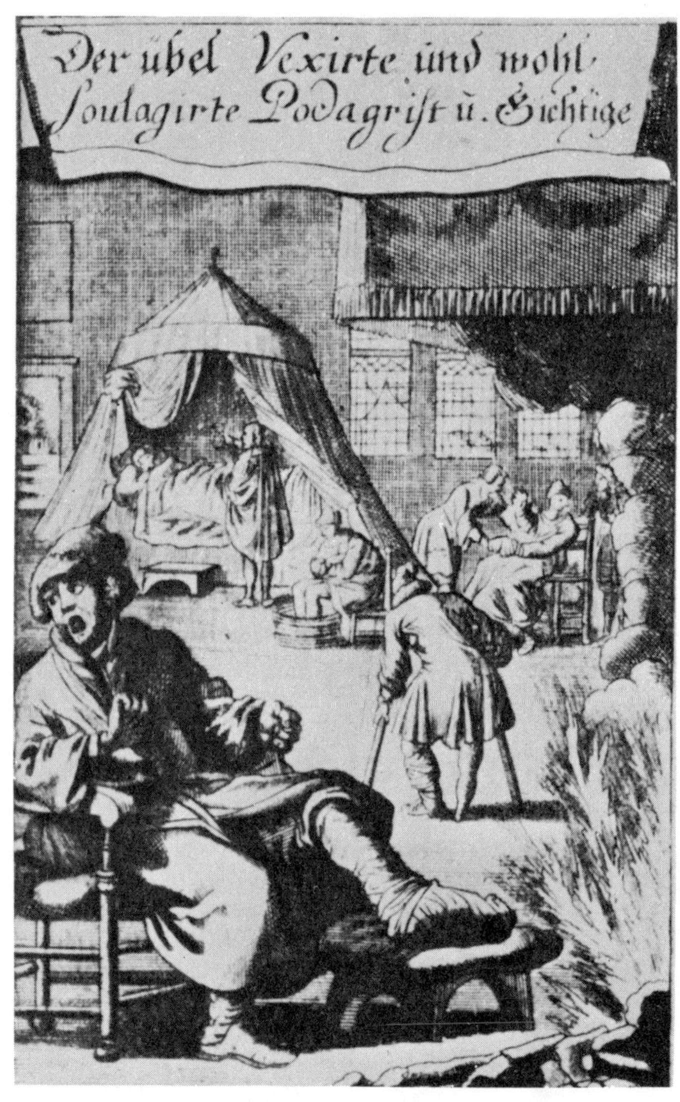

Der Gichtbrüchige, Titelkupfer der deutschen Ausgabe der Podagraschrift von N. Heinsius (1701).

keit am Podagra“ entschuldigen läßt und seinen Sohn zu der Kommission schickt. Das Protokollbuch nennt diesen Sohn nicht beim Namen; es ist möglich, daß es der unfähigere ältere Sohn Michael ist, der vor den hohen Herrn keine Gnade findet. Auf jeden Fall wird ihm bedeutet, „daß sich sein Vater der Apothekerordnung gemäß verhalten müsse“ und von innerlichen Kuren absehen solle. Auch habe er eine Probe seiner zum Verkauf anstehenden Arzneimittel einzureichen.

Der alte Eisenbarth stellt sich störrisch; weder erscheint er vor der Ärztekommission, noch schickt er die geforderte Probe seiner Medikamente zur Überprüfung ein. Stattdessen bietet er an, die doppelte Gebühr für die Genehmigung, ausstehen zu dürfen, zu erlegen. Der Präsident wird von dem Vorfall unterrichtet und läßt Eisenbarth ausrichten, er habe die Stadt zu verlassen. Das Protokoll schließt mit der Bemerkung: „Von seinen Praxi und Curen haben wir inzwischen nichts erfahren, als daß derselbe gar schlecht geweßen.“

Eisenbarth ist am Ende seiner Kraft. Es ist ein denkbar schlechter Abgang für den Mann, der einst mit ungeheurem Prunk und einem großen Gefolge in die Stadt eingezogen war, als begabter Chirurg gefeiert wurde und nun mit Schimpf und Schande aus der Stadt gewiesen wird. Doch die Bremer Besuche bleiben seinen Zeitgenossen noch lange in Erinnerung.

Noch 1752 wird sein Name in einem Bericht über die Aufstellung einer Bude auf dem Markt vor dem Dom erwähnt. Es heißt da u. a.:

> *Daß der Rath auch ausser den Jahrmärkten auf diesem Platz Buden und Markschreierbühnen aufzurichten verstattet habe, ist mir gar wol bekannt, und insonderheit wegen des in dem Protocollo des H. Oberhaupbtmanns gedachten Doctors Eisenbart erinnerlich, daß derselbe an eben dem Orte, wo jetzt die Loterie-Bude stehet, jedoch noch wol um die Hälfte näher nach der Mauer, eine weitläuftige Schaubühne aufrichten und die Unterlagen dazu, ohne Zweifel mehrer Festigkeit halber, auf die damals nur niedrige Maur legen lassen.*

So genau erinnert man sich noch 38 Jahre nach Eisenbarths Gastspiel an ihn!

Im September 1727 befindet sich Johann Andreas Eisenbarth in Göttingen, wo er im Gasthof „Zum schwarzen Bären" wohnt. Offenbar geht es ihm gesundheitlich sehr schlecht. Er beschließt, sein Testament aufzusetzen, und bestellt dazu neben fünf Zeugen den Advokaten Johann Christoph Buße auf sein Zimmer. Da dieses Testament, das Eisenbarth Seite für Seite besiegelt und unterschreibt, den Zustand, die Verfassung und die wirtschaftlichen Verhältnisse Eisenbarths eingehend beleuchtet, geben wir dieses im Original und (unter Einhaltung der Zeilen des Originals) in der Übertragung vollständig wieder.

In dem Nahmen der Heyligen Hochgelobten
Dreyfaltigkeit, Gottes des Vaters,
Sohnes und Heyligen Geistes, uhrkun-
de und bekenne Ich Johann Andreas
Eisenbarth; Nachdem ich von Kindheit
an auß dem Heylsamen Wordte Gottes
/: dafür ich der Göttlichen Allmacht
von Grunde meines Hertzens dancke :/
deßen gelehret und unterrichtet worden,
daß wegen unßerer ersten Eltern kläg-
lichen sündenfalß, wir Menschen auß
dieser Welt dem Zeitlichen Tode un-
terworffen, alßo daß wir nichts gewi-
ßers, der denselben zugewarten, dahi-
ro nach meinem seeligen Absterben
wegen meiner nachgelaßenen Güther

113

Im dem Nahmen der heiligen hochgelobten
Dreyfaltigkeit, Gottes des Vaters
Sohnes und heiligen Geistes, [illegible]
[illegible] Ich Johann Andreas
Eisenbarth. [illegible]

[illegible]

Johann Andreas Eisenbarth

unter meinen Kinderen gerne richtigkeit
haben mögte, alß bin ich entschloßen, meinen
Letzten Willen, bey Gottlob! gutem ver-
stande, sinnen und vernunft ohngezwun-
gen und ohngedrungen, in der Besten
Form Rechtens auffzurichten.
Befehle demnach Anfangs meine durch
das theure blut Jesu Christi erlösete
Seele, in die treue Handt Gottes, und
will daß nach meinem seeligen Ableiben
meine Erben meinen Cörper von meinen
bereitesten vermögen ehrlich zur Erden
bestättigen laßen sollen.
Hiernechst will Ich, daß wen mein altister
Sohn, Johann Michael das Hauß in
Magdeburg, zum güldenen Apffel genandt,
behaubten, und seinen Mitt-Erben da-
von herauß geben kan, Ihm daßelbe
dreyhundert Reichsthaler geringer,

unter meinen Kindern keine Zwistigkeit
haben möchte, auch bin ich entschloßen, meinen
letzten Willen, da ich Gottlob! guten Ver-
standes, sinnen und Vernunft ungezwun-
gen und ungedrungen, in der besten
form Rechtens aufzuschreiben.

Befehle demnach Anfangs meine durch
das theure Blut Jesu Christi erlösete
Seele, in die treue Hände Gottes, und
will daß nach meinem seeligen Ableiben
meine Erben meinen Cörper von meinem
Verlaßenen Vermögen ehrlich zur Erden
bestättigen laßen sollen.

Hiernechst will ich, daß der mein ältester
Sohn, Johann Michael das Hauß in
Magdeburg, zum güldnen Apfel genandt,
behalten, und seinen Miterben davon herauß geben kan, ihm aber derselbe
dreyhundert Reichsthaler geringer,

Johann Andreas Eisenbarth

alß sonst ein frembder davor zugeben gewillet, gelaßen, auch wegen derer zu seinen studys auffgewandten Kosten nichts gerechnet, oder decourtiret [1]) *werden solle. Fals Er aber sothanes Hauß nicht behaubten köndte, so soll Er von denen davor kommenden Gelderen Zweyhundert Reichsthaler vorauß haben, in ansehung meine beiden Töchtere, wovon die Eltiste, alß Maria Magdalena, Hrn. Johan Friedrich Müllern zur Ehe gehabt, und nunmehro verstorben, ingleichen die Jüngste, Susanna Catharina, so an dem Hrn. Capitain Bonnies verehelichet, mir ein weit mehrers gekostet, zu dem ich auch meiner jetztgedachten ältisten Tochter Ihre verstorbene Kindere theils auff meine Kosten begraben laßen. Und da ermeldter Ihr hinterbliebener Ehemann, H. Johan Friedrich Müller, ihren Brautschmuck*

[1]) abgezogen

Johann Andreas Eisenbarth

dissipiret [1]*) und herdurch gebracht, Jedoch noch ein Kind von dieser meiner seeligen Tochter am Leben, nahmentlich Johann Heinrich Müller, so ersuche hiedurch eine Hohe Obrigkeit, vor solchen Knaben die gütigste vorsorge zu tragen, und dahin zusehen, daß wan das Hauß verkaufft wird, des Knabens antheil davon, deßen Vattern H. Johan Friederich Müllern, nicht in die Hände gegeben werde, sondern derselbe davon weiter nichts, alß nur den usum fructum* [2]*) zugemeßen habe. Wie Ich den auch zu einer Hohen Obrigkeit ebenfalß das vertrauen habe und dieselbe dahin bittlich ersuche, vor den Knaben zu sorgen, daß Er zu erlernung einer ehrlichen Profession, alß Chirurgie oder Kauffmannschafft möge angehalten werden.*

Dan hat auch meine Jüngste Tochter, Susanna Catharina, so an den H. Capitain Bonnies verehelicht, schon ein ehrli-

[1]) verschwendet
[2]) die Nutznießung

[illegible]spiret und ja durch gebracht, da doch noch
ein Kind von dieser meiner seeligen Tochter
am Leben, nahmentlich Johann Heinrich Müller
so ersuche hiedurch eine hohe Obrigkeit,
vor solchen Knaben die nöthigste Vorsorge
zu tragen, und dahin zu sehen, daß, wann
das Hauß verkaufft wird, des Knaben
antheil davon, dessen Vatter Joh.
Friderich Müller, nicht in die Hände
gegeben werde, sondern derselbe
Vatter aber nichts, als nur den usum
fructum zu geniessen habe. Mich dün-
ckt auch zu einer hohen Obrigkeit ebenfalls
das Vertrauen habe und dieselbe [illegible]
zu [illegible] vor den Knaben zu
sorgen, daß er zu Erlernung einer
ehrlichen Profession, als Chirurgie oder
Kauffmannschafft möge angehalten
werden.

Dan hat auch meine jüngste Tochter,
Susanna Catharina, von dem Capitain
Bennies [illegible] unehelich erzeugten ein [illegible]

Johann Andreas Eisenbarth

ches und ziemliches von mir bekommen, weshalber den meinem Jüngsten Sohne, Adam Gottfriedt /: welcher sonsten bey der theilung sehr zu kurtz kommen würde :/ von denen Haußkauffs-Gelderen 200 Rthlr. schreibe zweyhundert Reichsthaler vorauß vermache.
Dahergegen soll Sie meine Jüngste Tochter, Susanna Catharina, die güldene Ketten umb den Halß, und umb die Hände, und Ihre kleine Tochter Ließgen, den rubinen Schmuck haben, und Ihnen beiderseits solche specificirte Stücke zum Vorauß vermachet seyn. Daß große Diamantene Creutz, Ringe und übriges Geschmeide aber, nebst Silbergeschirre und anderen vorhandenen Sachen sollen taxiret [1]) werden.
Meine annoch lebende Frau, Anna Rosina gebohrne Albrechten betreffend, obwohl dieselbe, insonderheit bey meiner großen schwachheit, da Ich vom Schlage gerühret, mir wenig

[1]) geschätzt

115

gro und heimlich bey mir bekommen, blieben aber an meinen jüngsten Sohn, Adam
Gottfrieden, welcher hierdurch bey der Theilung
hier zu kurtz kommen würde, dreyhundert
guter Reichsthaler an 200 Rthl. schreibe
zweyhundert Reichsthaler heraus zu ver-
machen.

Dahingegen soll die meine jüngste Tochter,
Susanna Catharina, die güldene Ketten
umb den Halß, und umb die Hände, und
ihre kleine Tochter Lehnzen, den rubinen
Schmuck haben, und ihnen beiden ferner
solche specificirte Stücke zum Voraus
überlassen seyn. Das übrige Diamantene Creutz, Ringe und übriges Geschmeide
aber, nebst Silbergeschirr und anderen vorhandenen Dingen sollen taxiret
werden.

Meine annoch lebende Frau, Anna Rosina gebohrne Albrechten betreffend,
ob wohl dieselbe, insonderheit bey
meiner großen Schwachheit, als ich
vom Schlage gerühret, mir wenig

Johann Andreas Eisenhardt

Gutheit erwiesen, Ja gar eins mahls
ohne einige Uhrsache von mir gegangen,
und Ich Ihr zu Ihrer Wiederüberkunfft
20 Reichsthaler schicken müßen, dannoch
immer gedrohet wieder von mir zugehen,
wan es nicht gleich nach Ihrem Sinn und
Kopffe hat gehen wollen, da Sie doch Jähr-
lich, wen ichs genau rechne, und anschlage,
auff die 80 Reichsthaler Waßer-Geld be-
kommen, und dieselben biß hieher ge-
noßen, obwoll Ihr dieselben nicht ver-
sprochen, so will Ich /: weill Ich ohne dem
mit ihren Kindere nichts zu thun habe,
und es Ihr auch niemahls an etwas ge-
fehlet, dennoch auß Christlicher Liebe
zu Ihrem ferneren Lebens Unterhalt,
eins vor alles Dreyhundert Reichstha-
ler legirt und vermacht haben, gestalt
Ich Ihr den dieselben 300 Reichsthaler
hiedurch legire und vermache.
Und weilen übrigens die Einsetzung
der Erben eines Jeden Testament Grund-
vorschrift, so setze und ernenne Ich mei-

[illegible] erkläret, da [illegible] nicht
ohne einige Ursache von mir gegangen,
und ich [illegible] zu ihren Kindern [illegible]
20 Reichsthaler schicken müssen, da noch
immer [illegible] Kinder bey mir [illegible],
[illegible] es nicht gleich nach Ihrem Sinn und
Kopfe hat gehen wollen, da sie doch [illegible]
[illegible] und [illegible],
auch die 80 Reichsthaler Kostgeld bekommen, und dieselben bis hieher genossen, ob wohl Ihr dieselben nicht ver-
sprochen, so [illegible]
mit ihren Kindern nichts zu thun habe,
und ob Ihr auch [illegible] ge-
[illegible] dennoch aus Christlicher Liebe
zu Ihrem ferneren Lebens Unterhalt,
[illegible] Dreyhundert Reichsthaler legiert und vermacht haben, gestalt
Ich Ihr denn dieselben 300 Reichsthaler
hiedurch legire und vermache.

Und bleiben übrigens die Einsetzung
der Erben und [illegible]
[illegible], so [illegible] und [illegible]

Johann Andreas [illegible]

nes Guths, so nach meinem Abgang über
auß richtung vorgemeldter legatorum und
praelegatorum[1]*) vorhanden seyn wirdt,*
zu meinen ungezweifelten Erben meinen
Aeltisten Sohn, Johan Michael, ferner
meine Jüngste Tochter, Susanna Catharina,
des Herren Capitain Bonnies Ehefrauen,
dan meinen Jüngsten Sohn, Adam Gottfridt,
und meiner verstorbenen ältesten Tochter
hinterlaßenen Sohn, Johann Heinrich Müller,
derogestalt und alßo, daß dieselben nach
obiger maaßgebung, sich darunter schied-
und friedlich vertheilen sollen, ohne men-
nigliches Irrung, eintrag oder wiedersprechen.
Schließlich will Ich, daß [falls] da dießes mein
letzter Wille, nicht alß ein ziemliches Testa-
ment geachtet, dennoch solches alß ein
Codicill, Fideicommiß[2]*) oder anderer letz-*
ter Wille und Vermächtniß gelten solle,
will auch meine liebe hohe Obrigkeit unter-
thänig ersuchet haben, hierüber steiff
und feste zu halten, alles treulich son-
der Gefehrde. Zu Uhrkund habe ich dieses

---

[1]) Vermächtnisse und Vorvermächtnisse

[2]) Der Sinn ist, daß die Urkunde, falls etwa als formelles Testament ungültig, dennoch als gültige letztwillige Verfügung (als formfreies Kodizill usw.) gelten solle.

116

und Guths, so nach meinem ableben über
außrichtung vorgemelter legatorum und
praelegatorum vorhanden seyn wirdt,
zu meinen ungezweifelten Erben meinen
[illegible] Sohn Johann Michael, ferner
meine Jüngste Tochter, Susanna Catharina,
des Herren Capitain Bonnies Ehefrauen
dan meinen Jüngsten Sohn, Adam Gottfried,
und meiner verstorbenen ältesten Tochter
hinterlassenen Sohn, Johann Heinrich Müller,
dergestalt und also, daß dieselben nach
obiger maaßgebung, sich darunter schied-
und freündlich vertheilen sollen, ohne männig-
lichs [illegible] eintrag oder widersprechen

Schließlich will ich, daß, da dieses mein
letzter Wille nicht als ein zierlich Testament gelten, dennoch solcher als ein
Codicill, Fideicommiß oder anderer letzter Wille und Vermächtniß gelten solle,
ich will auch meine liebe Hohe Obrigkeit unter-
thänig ersucht haben, hierüber steiff
und feste zu halten, alles treulich sonder
der Gefährde. Zu Uhrkund habe ich dieses

Johann Andreas Eisenbach

*mein Testament und Letzten Willen nicht allein
auff allen blättern, sondern auch zuletzt
nebst denen hierzu erbethenen Notarien
und Zeugen solches unico contextu* [1]*) und zu
gleich unterschrieben und untersiegelt,
So geschehen Göttingen am 1sten 7br* [2]*) 1727*

L. S. [3]*) Johann Andreas Eisenbarth
L. S. Henrich Ludewig Ernst alß gebeter Zeuge
L. S. Johan Christian Mackenroth als ein gebettne Zeuge
L. S. Henrich Wilhelm Sander als Erbetner Zeuge
L. S. Georg Andreas Bußen als Erbetener Zeyge
L. S. Caspar Friederich Bierman als erbetener Zeuge*

*Und Ich auß Römischer Kayßerlicher Macht
und Hoheit offenbahrer geschworner und*

[1]) einmalige Ausfertigung
[2]) 1. September
[3]) für Loco Sigilli — Platz des Siegels

mein Testament und letzten Willen nicht allein
aufs allein blättern, sondern auch zuletzt
nebst denen hierzu erbethenen Notarien
und Zeugen selbst unico contextu und zu
gleich unterschrieben und untersiegelt,
So geschehen Göttingen am [illegible] 1727

Johann Andreas Eisenbardt

Heinrich Ludewig Ernst als erbetener Zeuge

Johan Christian Mayer als ein gebetener Zeuge

Henrich Wilhelm Sander als erbetener Zeuge

Georg Andreas Büsten als erbetener Zeuge

Caspar Friederich Bürman als erbetener Zeuge

Und Ich aus Römischer Kayserlicher Macht
und Hoheit offenbahrer geschworner und

und immatriculirter [1]) Notarius, uhrkunde
und bekenne hiermitt daß Ich bey dem
von dem Königl. Preußischen Hochbestalten
Herrn Rath, Medico und Hoff-Oculisten,
wie auch Königl. Groß. Britt. und Herzogl.
Braunschwg. Lüneburg privilegirten Landt-Artzt,
H. Johann Andreas Eisenbarth auffgerichteten
und hierinnen beschloßenen Testament und
Letzten Willen selbst persönlich zugegen
gewesen bin, und daß gedachter Testator [2])
H. Johann Andreas Eisenbarth Indem
außdrücklich vermeldet, daß solches sein
endlicher [3]) Wille sey, und daß Er benandte
Zeugen Jeden insonderheit hierzu erbethen,
welche sich auch nacheinander mit eignen
Händen vorgehend, auff eine Zeit und
Stunde continuo Actu [4]) besiegelt
und unterschrieben, auch folgends
Ihrer Siegel und Hand bona fide reco-
gnosciret [5]), gesehen und angehöret.

[1]) eingeschriebener
[2]) Erblasser
[3]) letzter
[4]) im Verlauf dieses urkundlichen Aktes
[5]) guten Glaubens anerkannt

W7

und immatriculirter Notarius, ich Endes
und Zeugen hiermitt daß sich bey deme
von dem Königl. Preußischen Hochbestallten
Herrn Rath, Medico und Hoff [illegible]
allerunterthänigst Großbritt. und Churfl.
Braunschweig Lüneb. privilegirten Landbuchdrucker,
H. Johann Andreas Eisenbarth auffgerichteten
und hier [illegible] verschlossenen Testament und
letzten Willen selbst persönlich Zeugen
zu [illegible] und daß gedachter Testator
H. Johann Andreas Eisenbarth [illegible]
ausdrücklich vermeldet, daß solches seine
endlicher Wille seye, und daß er [illegible]
Zeugen jeden insonderheit hierzu erbethen,
welche sich auch nacheinander mit eignen
Händen [illegible], auch [illegible] und
Stunde continuo Actu besiegelt
und unterschrieben, auch folgendes
[illegible] und [illegible] [illegible]
[illegible] und [illegible]

Habe dahero dießes offene Instrument [1])
darüber auffgerichtet, in gegenwärtige
Form gebracht, sonder gegen mein Proto-
coll gehalten, und darmitt collationiret [2]),
auch endlich mit meiner subscription [3]), *ge-*
wöhnlichen Notariat-Signet und Pitschafft [4])
bekräfftiget, allermaßen ich durch den
Herrn Testatorn, tragenden Notariat-
Ambts halben, mit sondern fleiß re-
quiriret [5]) *und erfo[r]dert worden bin.*
So geschehen Göttingen am 1sten 7bris Anno
1727 in des Herren Testatoris zeitigem [6])
Logement [7]), *Zum Schwartzen Behren genandt.*

L. S. L. S *Johann Christoph Buße*
sacra imperiali autoritate No-
tarius publicus juratus, ac in
summo regio et electorat. Tri-
bunali Cellensi examinatus et im-
matriculatus, ad hunc Actum
legitime requisitus, in fidem
praemissorum mpria [8])

---

[1]) Testament wird in der Amtssprache so genannt
[2]) Abschrift mit Urschrift verglichen
[3]) Unterschrift
[4]) Siegelstempel (Petschaft)
[5]) um Rechtshilfe ersucht
[6]) derzeitigem
[7]) Behausung, Wohnung
[8]) lateinische Beschreibung der rechtmäßigen Amtsvollmacht des Notars; mpria = manupropria = mit eigener Hand unterschrieben

84

Habe daher dieses offene Instrument
darüber auffgerichtet, in gegenwärtiger
form gebracht, sondern gegen mein Proto-
coll gehalten, und damitt collationiret,
mit eigenhändiger meiner subscription, gewöhnlichen Notariat Signet und Pettschafft
bekräfftiget, allermaßen ich dazu selbsten
Herrn Testatorn, tragenden Notariat-
Ambts halben, mit sonders fleiß re-
quiriret und erfordert worden Geschehen Göttingen am 1sten 7br Anno
1727 in des Herrn Testatoris zeitigem in-
Logement, zum schwartzen bären genandt.

Johann: Christoph: Busse
sacra imperiali autoritate Notarius publicus juratus, ac in
summo regio et electorali Tribu-
nali Cellensi examinatus et im-
matriculatus, ad hunc Actum
legitime requisitus, in fidem
praemissorum m[anu] p[ropri]a

Des Königl. Preußischen Rahts Medici, und Hoff-Oculisten, wie auch Königl. Groß-Britt. undt Braunschwg Lüneburg. privilegirten Land Artzts, H. Johann Andreas Eisenbarths coram Notario ac testibus [1] *errichtetes Testament, oder Dispositio inter liberos* [2]*.*

[1]) vor Notar und Zeugen
[2]) Anordnung an seine Kinder, Verteilung der Güter unter den Kindern

Des Königl. Französischen Hoff
Medici, und Hoff Dentisten, Herrn
auf Königl. Groß Britt. und
Churfürstl. Braunschweig Lüneburg. privilegirten
Land[illegible] Capitels, H. Johann [illegible]
[illegible] coram Notario ac
testibus unterschriebenes Testament
oder dispositio inter liberos.

Im Testament begegnet uns plötzlich – so will uns scheinen – ein ganz anderer Eisenbarth. Die lauten marktschreierischen Töne sind der leisen Demut gewichen. Geblieben ist lediglich das unerschütterliche Selbstbewußtsein dieses Mannes, der sich mit Ehrgeiz und Geschick langsam und stetig emporgearbeitet hat und nun sein Ende fühlt. Er ist voll Sorge um seine Familie und verteilt die irdischen Güter so, wie er es für gerecht hält. Selbst seine Frau Anna Rosina, die ihm die letzten Jahre seines Lebens zur Hölle gemacht hat, wird bedacht – selbstverständlich auch die beiden Enkel, die Kinder seiner Töchter. Unversöhnlich allerdings zeigt er sich gegenüber seinem Schwiegersohn, dem Advokaten Johann Friedrich Müller. Ihm, dem Ehemann seiner verstorbenen ältesten Tochter Maria Magdalena (begraben am 17. Juni 1723 in Magdeburg), der ein wohlhabender Mann war und zwischen 1713 und 1726 sechs Häuser durchbrachte, kann er die Habsucht und Geldgier nicht verzeihen, mußte er doch dessen Kinder auf seine Kosten beerdigen.

Rührend ist er um das einzig noch lebende Enkelkind aus dieser Ehe, Johann Heinrich Müller, und dessen Ausbildung besorgt. Sein Erbe soll der Vater nicht auch noch durchbringen, so wie er es mit dem Brautschmuck seiner Mutter getan hat. Der kleine Johann Heinrich soll einen ehrlichen Beruf erlernen, um einmal Chirurg oder Kaufmann zu werden. Mit den Kindern seiner zweiten Frau aus deren Ehe mit seinem Kollegen Hummel hat Eisenbarth dagegen „nichts zu tun“. Immerhin hinterläßt er den Seinen außer dem großen Haus in Magdeburg noch wertvollen Rubin- und Diamantschmuck neben anderem Geschmeide und Silbergeschirr.

Daß aus dem ehemals voranstürmenden jugendlichen Kämpfer ein überlegt handelnder Mann geworden ist, zeigt u. a. folgender Handschriftenvergleich aus den Jahren 1686 und 1727. Ein erfolgreiches, aber auch unruhiges Leben von 41 Jahren liegt zwischen beiden Unterschriften:

(1686) (1727)

Der Frankfurter Graphologe P. H. Richter meint zu dem Handschriftenvergleich:

„Auch wenn man die damalige Schriftform berücksichtigt, zeigen sich übermäßige Bereicherungen in den Majuskeln, starker Spontandruck in den Ab- und einigen Aufstrichen sowie Querbalken. Alles deutet auf einen herrschsüchtigen Menschen mit einem außergewöhnlich starken Geltungsbedürfnis. Der Schreiber hat aber auch starke künstlerische Impulse, die sich im Ausdruck und seinem Geschick äußern. Diese sensiblen Zeichen werden aber unterdrückt durch eine gewisse Klotzigkeit, von Emotionen geleitete Plötzlichkeit und manuelle Geschäftigkeit.

Der Druck deutet auf Beständigkeit und Ausdauer. Das materielle Interesse und eine stark vom Trieb geleitete Anlage mit derben Zügen sind ebenso zu erkennen wie Genußfreudigkeit bis zum Exzeß. Soweit die Unterschrift aus dem Jahre 1686.

Ruhiger, beinahe milder und weniger lebendig ist die Unterschrift von 1727, also 41 Jahre später. Hier ist wohl noch eine große Anfangsbetonung und ein verschnörkelter Endzug im Schluß-H erkennbar, aber die Schrift ist enger zusammengerückt, verbundener und mehr vom Mittelband beherrscht. Man kann daraus schließen, daß die Emotionen weniger erregt und gemäßigt erscheinen, wenn auch gelegentlich immer noch spontane Erregungsanwandlungen enthalten sind.

Neben den Unterlängen sind hier die Oberlängen betont, so daß der Schreiber über sich hinausgewachsen zu sein scheint. Er hat gelernt, seine Begabung zu nutzen, sich selbst zu erkennen und aus den gesammelten Erfahrungen zu lernen. Aber sein Geltungsstreben ist nach wie vor vorhanden. Er ist ein problematischer Mensch geblieben.“

Von Göttingen aus begleitet Adam Gottfried Eisenbarth seinen kranken Vater nach Hannoversch-Münden, wo man im Gasthof „Zum wilden Mann“ in der Langen Straße beim Gastwirt und Bäckermeister Jost Barthold Schepeler in der sogenannten „Kleinen Stube“ Quartier nimmt. Der Medikus empfängt unter Assistenz seines Sohnes immer noch Patienten.

Am 6. November 1727 erleidet Eisenbarth einen weiteren Schlaganfall. Am Krankenbett wacht einzig und allein sein jüngster Sohn. Der hilflose alte Mann weiß, daß sein Ende bevorsteht. Am 11. November stirbt Johann Andreas Eisenbarth in seinem Zimmer beim Gastwirt Schepeler. Er ist 64 Jahre, sieben Monate und 15 Tage alt geworden. Die sterbliche Hülle wird am 13. November im Chor innerhalb der St.-Aegidien-Kirche in Hannoversch-Münden begraben.

Im Sterberegister von St. Blasien findet sich der Eintrag:

> *1727, November, den 13. ein Frembder, Eisenbart, in Stille in St. Egid. Kirchen beygesetzt.*

Die Kirchenrechnung von St. Aegidien verzeichnet:

> *Einnahme vor die mit Consens der Hochw. Patronen in der St. Egidien Kirche angewiesenen Ruhestädte: Am 14. November 1727 Weyland Johann Andreas Eisenbahrts, Medicinae Consiliario und Operateurs, mitten im Chor consentirte Ruhestädte: 30 Thaler.*

Außer dem Sohn folgen nur wenige Menschen dem Sarg des Fremden. Die Nachricht von Eisenbarths Tod trifft erst einige Tage später in Magdeburg ein. Sein letzter Auftritt findet ohne Pomp und Prunk statt, wenn auch die Summe für den Begräbnisplatz inmitten der Kirche die höchste ist, die zu dieser Zeit bezahlt worden ist.

Noch bis in die Mitte des 19. Jahrhunderts besichtigen Göttinger Studenten und Durchreisende Eisenbarths Sterbezimmer im „Wilden Mann". Im Jahre 1895 weicht der alte Gasthof einem Neubau, der dann den Namen „Deutscher Hof" trägt. Außen ist noch heute eine Holzstatuette am Haus angebracht, welche Eisenbarth mit einer Klistierspritze und einer Arzneiflasche zu seinen Füßen darstellt. Auf dem Sockel erkennt man das ältere Eisenbarth-Wappen nach dem Leipziger Stich von 1697. Darunter ist die Inschrift zu lesen: „In diesem Haus wirkte und starb Doktor Eisenbarth – Er war anders als sein Ruf." Eine Tafel im Hause trägt folgende Verse:

> *Hier wohnte Doktor Eisenbarth,*
> *ein Mann berühmt durch seine Art,*
> *der sicher heilte siechen Leib,*
> *bei Knab' und Mägdlein, Mann und Weib,*

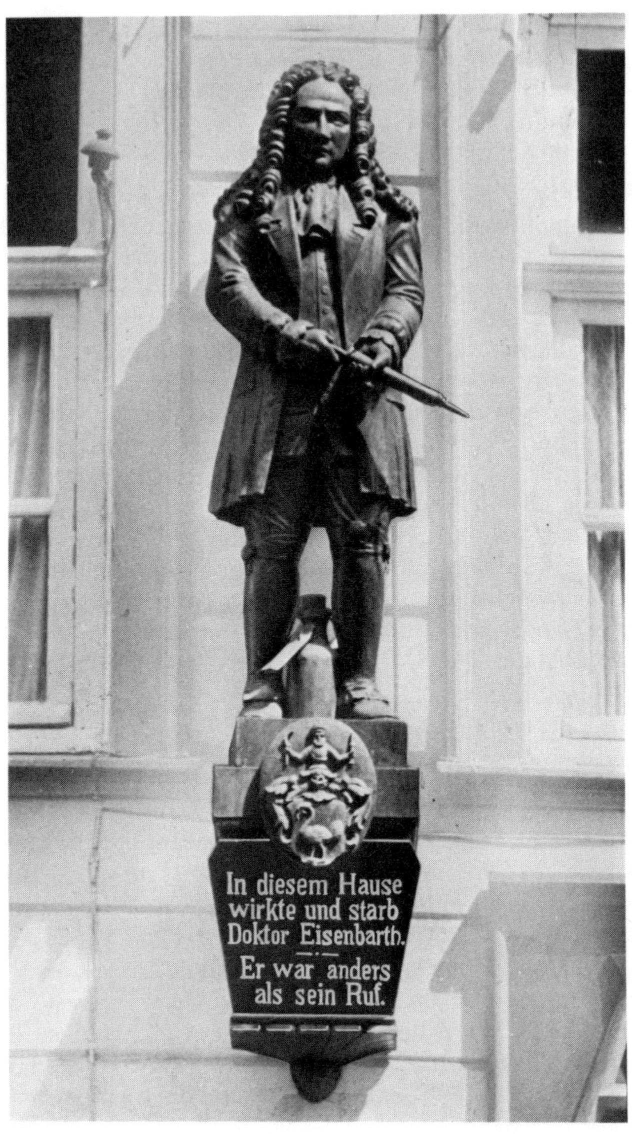

Holzstatue am Sterbehaus des Dr. Eisenbarth in Hann.-Münden.

er selbst hielt's mit dem Göttertrank,
dem deutschen Bier sein Leben lang.
Drum sei mein Rath: „Folg Eisenbarth
und leer' wie er an diesem Born
den Krug voll Nass aus Gerstenkorn."

Der Text mag zwar für den Wirt des Hauses umsatzfördernd und im Sinne Eisenbarths auch werbewirksam sein; doch geht aus den zeitgenössischen Quellen nicht hervor, daß der berühmte Chirurg ein freudiger Zecher gewesen ist. Man schloß das wohl später daraus, daß er in Magdeburg das Wohn- und Brauhaus „Zum goldenen Apfel" erworben hatte. Das Brauhaus aber wurde, wie wir ja wissen, zur Arzneimittelfabrik umfunktioniert. Wenn Eisenbarth das mit dem Haus verbundene Bierbrauereirecht ausgenutzt hätte, so wäre das sicherlich in den noch zahlreich vorhandenen Akten vermerkt gewesen. Der Chirurg brauchte eine ruhige Hand, wollte er erfolgreich sein, nicht aber vom Alkoholgenuß zitternde Hände.

Ließen sich seine Erben den Begräbnisplatz eine größere Summe Geldes kosten, so sparten sie aber andererseits an seinem Grabstein, denn die Mündische Kirchenrechnung aus den Jahren 1727 bis 1728 vermerkt:

Des seel. Herrn Eisenbarts Erben haben für einen auf dem St. Blasii Kirchhofe befindlich gewesenen Leichenstein bezahlet: 4 Reichsthaler.

Ein neuer Stein war offensichtlich zu teuer, so kaufte man eben einen alten benutzten, ließ ihn abschleifen und die ursprüngliche Schrift austilgen, um dann eine neue Inschrift einmeißeln und den Stein auf die Gruft in der Aegidienkirche legen zu können. So geschah denn der Wille der Erben.

Als dann das Grab fast hundert Jahre später neu belegt wurde, schaffte man den Grabstein aus dem Kirchenchor und stellte ihn 1825 neben der Nordpforte von St. Aegidien auf, wo er bald von Moos, Unkraut und Sträuchern überwuchert wurde. Damit schien der letzte sichtbare Beweis von Eisenbarths Leben getilgt worden zu sein und sein Erdenwallen in den Bereich der Legende zu versinken. Im August 1837 aber wurde der Stein durch Zufall von dem kurhessischen Staatsmann Theodor Schwede wiederentdeckt, von Unkraut befreit und blieb damit der Nachwelt erhalten.

Zwei Putten halten das Eisenbarth-Wappen, das mit der Vorlage des Berliner Stichs von 1717 identisch ist. Der Text zeigt zahlreiche Buchstabenzusammenziehungen, Ligaturen, wobei einmal der Artikel „Der“ geschickt zu „Dr“ zusammengezogen worden ist, so daß man die Abkürzung von „Doctor“ lesen könnte, zumal sich hinter dem Dr noch ein Punkt befindet: „DR.“ Ob dieser Punkt erst nachträglich hinzu-„restauriert“ worden ist, können wir heute nicht mit Bestimmtheit sagen. Vielleicht war er schon von Anfang an da. Die vollständige Inschrift lautet:

ALHIR
RUHET
IN GOTT
D[E]R. WEILAND
HOCHEDLE
HOCHERFAHRNE WELTBERÜHM[TE]
KÖNIGL: GROSBRITANISCH[E]R
UND
CHURFÜRSTL. BRAUNSCHW[.] LÜNEB[URG.]
BRIVILEGIRTE LANDARTZT
WIE AUCH
KÖNIGL[.] BREUSSISCHER RAHT
UND
HOFOCULISTE.
VON
MAGDEBORG
GEBOHRN. ANNO 1661
GESTORBEN. 1727 D. 11[.] NOVEMB[.]
AETATIS 66 JAHR.

Wie wir ja nachweisen können, wurde Eisenbarth nicht 1661 geboren, sondern am 27. März 1663. Er war demnach auch nicht 66 Jahre alt, als er starb, sondern erst 64. Daß sein Sohn das genaue Geburtsdatum des Vaters nicht gewußt hat, geht aus der Tatsache hervor, daß er zwar das genaue Sterbedatum einmeißeln läßt, sich aber mit der einfachen Angabe „1661“ für das Geburtsdatum begnügt. Man hat das damals nicht so genau genommen.

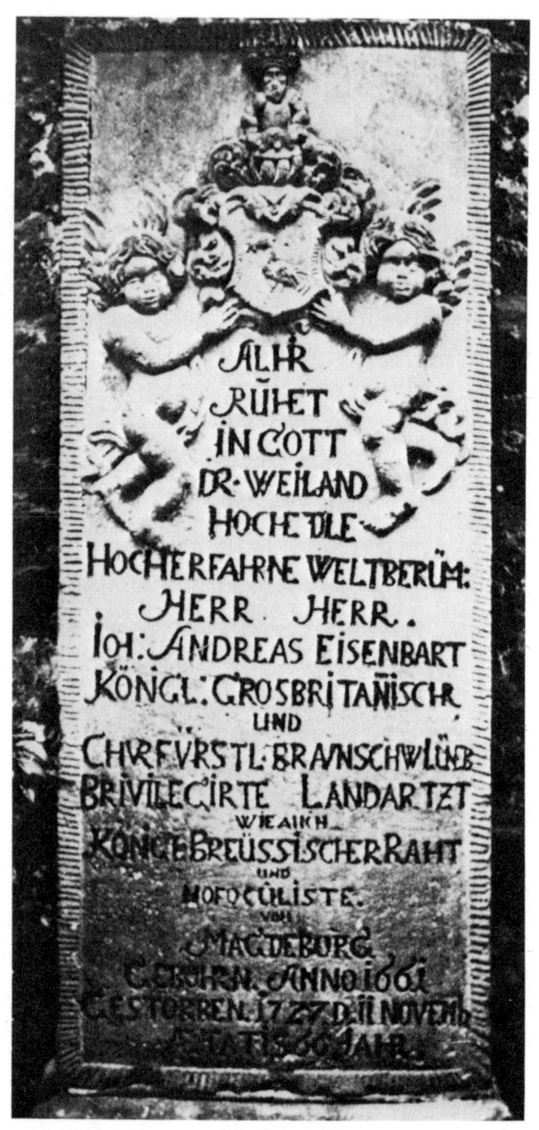
ALHR
RUHET
IN GOTT
DR· WEILAND
HOCHEDLE·
HOCHERFAHRNE WELTBERÜM:
HERR HERR.
IOH: ANDREAS EISENBART
KÖNGL: GROSBRITAÑISCHR
UND
CHVRFVRSTL· BRAVNSCHWLÜNB
BRIVILEGIRTE LANDARTZT
WIE AUCH
KÖNGL BREÜSSISCHER RAHT
UND
HOFOCULISTE.
VON
MAGDEBURG
GEBOHRN ANNO 1661
GESTORBEN 1727 D. 11 NOVEMB

Grabstein des Johann Andreas Eisenbarth in Hannoversch-Münden.

Nachweislich ist Eisenbarth von folgenden Fürsten und Königen privilegiert und mit den angeführten Titeln versehen worden:

1. dem Herzog von Sachsen-Gotha-Altenburg;
2. dem Herzog von Sachsen-Weimar; gleichzeitig für:
3. das Herzogtum Sachsen-Jena;
4. dem Erzbischof von Mainz; mit dem Privileg ist folgender Titel verbunden:
5. Stadtarzt von Erfurt;
6. dem Kurfürsten von Sachsen; dieser ist später identisch mit:
7. dem König von Polen;
8. immer wieder wird ein kaiserliches Privileg erwähnt;
9. dem Kurfürsten Friedrich III. von Brandenburg, wahrscheinlich als dessen „Landarzt";
10. Landarzt für Ober- und Niederschlesien;
11. dem Landgrafen von Hessen-Kassel;
12. dem König von Preußen; von diesem erhält er später den Titel:
13. Königlich Preußischer Rat und Hofokulist;
14. dem Kurfürsten von Braunschweig-Lüneburg; dieses Privileg ist später verknüpft mit dem:
15. Königlich Groß-Britannischen Privileg; außerdem wird er für das Kurfürstentum Hannover als:
16. Landarzt von Braunschweig-Lüneburg privilegiert;
17. dem Herzog von Sachsen-Saalfeld.

Unklar ist bisher, ob Eisenbarth auch das Sachsen-Meiningische und das Sachsen-Zeitzische Privileg besessen hat. Sein Grabstein nennt aber nur die unter 12. bis 16. erwähnten Titel. Sicher hätten nicht alle Titel auf dem Grabstein Platz gehabt, aber warum ließen seine Erben ausgerechnet diese wenigen einmeißeln?

Nach 1710 praktizierte Eisenbarth vornehmlich im Kurfürstentum Braunschweig-Lüneburg – dazu gehörte auch Hannoversch-Münden, wo er starb – und in Preußen, wozu auch Magdeburg gehörte, wo er wohnte. Kurfürst Georg Ludwig, der spätere englische König, hatte ihn mit dem ersehnten Titel eines Landarztes bedacht, die Gnade, die ihm der preußische König nicht gewährt hatte. Dafür hatte König Friedrich aber seinem „lieben getreuen Johann Andreas Eisenbarth" den Titel eines preußischen

Hofrates verliehen. Nach diesem rückschauenden Überblick mag es wohl erklärlich sein, warum auf seinem Grabstein gerade die angegebenen Titel zu lesen sind.

Nach dem Tod seines Vaters bleibt Adam Gottfried Eisenbarth noch längere Zeit in Hannoversch-Münden. Er will versuchen, daß ihm das Privileg des Vaters übertragen wird. Am 1. Dezember 1727 verlangt die königliche Regierung in Hannover einen Bericht von Bürgermeister und Rat der Stadt über Adam Gottfried Eisenbarth. In der am 13. Dezember 1727 in Hannoversch-Münden eintreffenden Anfrage heißt es:

> *Aus dem copeylichen Anschluß vom 27. November [Abschrift des Briefes, den Adam Gottfried mit der Bitte um Privilegerteilung nach Hannover geschickt hatte] ist zu ersehen, welchergestalt Adam Gottfried Eisenbarth angesuchet, bei Seiner Königlichen Majestät Unsern Allergnädigsten Herrn für ihn dahin zu intercediren [vermitteln], daß das Privilegium, welches sein nunmehr verstorbener Vater Johann Andreas Eysenbarth als hiesiger Land-Arzt gehabt, auf ihn extendiret [ausgedehnt] werden möge. Weil er sich nun darauf beziehet, daß er nebst besagtem, seinem Vater, eine geraume Zeit sich alldort aufgehalten und in derselben Zeit während der Krankheit unter seiner Manuduction [Anleitung] in vorgefallenen Curen assistiret, so wollen wir darüber, und ob, auch was er für Curen gethan, einen Bericht erwarten.*

Wie der Bescheid ausgefallen ist und ob Adam Gottfried ein Privileg erhalten hat, wissen wir nicht. Zumindest hält er sich noch einmal im Juni 1728 in Hannoversch-Münden auf.

In Magdeburg beginnen nach der Testamentseröffnung indessen die Erbauseinandersetzungen. Johann Andreas Eisenbarth hatte aber offensichtlich bei der Aufsetzung seines Testamentes die allgemeine finanzielle Lage und die Fähigkeiten seiner Kinder überschätzt. Um die Begräbniskosten zu decken und die laut Testament der Stiefmutter zugedachten 300 Reichsthaler aufbringen zu können, leihen sich die Geschwister von dem Obrist-Leutnant Charles de Monains 500 Reichsthaler. Am 31. Januar 1728 verpflichten sie sich zusammen mit Johann Sebastian Weißheit als

Vormund für Johann Heinrich Müller, ihren Neffen, die geliehene Summe mit sechs Prozent (15 Reichsthaler) innerhalb eines halben Jahres bei Sicherheit ihres Hauses zurückzuzahlen.

Das halbe Jahr verstreicht, ohne daß das Geld aufgetrieben werden kann. So kommt es am 21. Juni 1728 zur Zwangsversteigerung. Das Haus „Zum goldenen Apfel" wird für 3000 Reichsthaler – Eisenbarth hatte es im Jahre 1703 für 3100 Reichsthaler erworben – dem Ackersmann Christian Wedemeyer aus Etgersleben zugeschlagen. Adam Gottfried Eisenbarth, der sich zu dieser Zeit wieder in Hannoversch-Münden aufhält, erteilt eine schriftliche Vollmacht zum „Verkauf" für seinen Bruder, „dem Herrn Licentiaten Johann Michael Eisenbarth in Perleberg".

Der Kaufvertrag wird am 28. Juni aufgesetzt. Darin heißt es, daß das Brau- und Wohnhaus „nebst allem Zubehör, Garten, Brau-Pfanne, Brau-Gefäßen, Brandtweinblase" überschrieben wird. Also waren die Braugeräte noch vorhanden und sind bis zuletzt noch gebraucht worden – eben zur Arzneimittelherstellung. Außer der Kaufsumme bleiben noch 60 Reichsthaler auf dem Hause, welche das Augustinerkloster „als klebendes Kapital" zu fordern hat. Am 30. Juni 1728 wird der Kaufvertrag zwischen den Parteien mit Handschlag vor dem Bürgermeister Johann Andreas Kinderling besiegelt. Adam Gottfried Eisenbarth „aus Hannover" läßt sich durch den Advokaten Valentin Joachim Gerken vertreten. Für Johann Heinrich Müller ist sein Vormund Johann Sebastian Weißheit erschienen.

Von Johann Andreas Eisenbarths irdischen Gütern bleiben ein halbes Jahr nach seinem Tod den Erben nur wenige Erinnerungsstücke. Der alte „Doktor Eisenbarth" aber lebt in der Erinnerung des Volkes weiter bis auf den heutigen Tag – jetzt nicht mehr als legendäre Figur, sondern als ein hervorragender Chirurg und genialer Werbefachmann, als aufrechter Charakter, furchtloser Komödiant und einer der ersten Arzneimittelfabrikanten seiner Zeit.

Eine merkwürdige Auferstehung

„Auf Perceos 20. Semester noch einen geziemenden Schluck!“, so grölt ein Student am Stammtisch der Göttinger Kneipe, hebt den gefüllten Krug zum Mund, leert ihn in einem Zug – und fällt unter den Tisch.

„Hat er tatsächlich schon 19 Semester auf dem Buckel?“ will ein anderer von seinem Nachbarn wissen.

„Mindestens. Wird er auch kein guter Arzt, so ist er doch ein hervorragender Zecher und ein guter Saufkumpan“, scherzt der andere lachend. „Gestern waren wir zum Exbummel in Hannoversch-Münden und haben uns das Zimmer angesehen, wo der sagenhafte Doktor Eisenbarth gestorben sein soll. Perceo hat große Augen gemacht und gemeint, ein solcher Quacksalber würde er allemal werden, doch erst wolle er noch das 30. Semester vollmachen. Tatsächlich aber hat er uns alle voll gemacht und uns in die Gaststube eingeladen . . .“

„Freunde!“ läßt sich nun der mit „Biernamen“ Perceo genannte bemooste Medizinstudent vernehmen, der tatsächlich nicht größer als 1,60 Meter ist und wohl auch deshalb nach dem gleichnamigen Zwerg heißt und gerufen wird. „Wir haben wieder einmal ein erfolgreiches Semester unter den Tisch getrunken. Vivant Professores! Vivant Studiosi! Liebe Konkneipanten! Zu Ehren unseres Präsidiums und Contrapräsidiums habe ich für euch ein neues Lied gedichtet. Es handelt von meinem großen Kollegen, den der Volksmund Eisenbarth genannt hat. Wollt ihr dieses ergreifende Lied von den ruhmreichen Taten des großen Doktors hören?“

„Ja“, grölt der um den Tisch versammelte Haufen und trommelt mit den Fäusten begeistert auf den Tisch. „Perceo soll uns sein Lied vom Doktor Eisenbarth singen! Los, Perceo, fang an!“

„Frau Wirtin, bringe Sie uns vorerst noch eine Runde vom edlen Naß, damit unsere Kehlen nicht austrocknen.“ Perceo winkt der Wirtin, die schwer an den vollen Krügen schleppt. „Und nun spielt uns Boclo auf seiner Laute eine halbe Weise voraus.“

Und so erklingt an diesem Sommerabend des Jahres 1800 zum ersten Male das Lied vom Doktor Eisenbarth, vorgesungen von dem verbummelten Medizinstudenten Perceo, in das bald alle Studenten mit einfallen:

Ich bin der Doctor Eisenbarth,
Kurier die Leut' nach meiner Art,
Kann machen, daß die Blinden gehn
Und daß die Lahmen wieder sehn.

Zu Wimpfen accouchierte ich
Ein Kind zur Welt gar meisterlich.
Dem Kind zerbrach ich sanft das G'nick,
Die Mutter starb zum großen Glück.

In Potsdam trepanierte ich
Den Koch des großen Friederich.
Ich schlug ihm mit dem Beil vorm Kopf,
Gestorben ist der arme Tropf.

Zu Ulm kuriert ich einen Mann,
Daß ihm das Blut am Beine rann,
Er wollte gern gekuhpockt seyn,
Ich impft's ihm mit dem Bratspieß ein.

Des Küsters Sohn in Dideldum
Dem gab ich zehn Pfund Opium.
Drauf schlief er Jahre, Tag und Nacht,
Und ist bis jetzt noch nicht erwacht.

Sodann dem Hauptmann von der Lust
Nahm ich drei Bomben aus der Brust;
Die Schmerzen waren ihm zu groß.
Wohl ihm! Er ist die Juden los.

Es hatt' ein Mann in Langensalz'
Ein'n centerschweren Kropf am Hals,
Den schnürt ich mit dem Hemmseil zu,
Probatum est, er hat jetzt Ruh'.

Der Schulmeister von Itzehöh
Litt dreißig Jahr' an Diarrhoe,
Ich gab ihm Cremor-Tart'ri ein;
Er ging zu seinen Vätern ein.

Es litt ein Mann am schwarzen Staar,
Das Ding, das ward ich gleich gewahr;
Ich stach ihm beide Augen aus
Und so bracht ich den Staar heraus.

Der schönen Mamsell Pimpernell
Zersprang einmal das Trommelfell;
Ich spannt' ihr Pergament vors Ohr,
Drauf hörte sie grad' wie zuvor.

Zu Prag da nahm ich einem Weib
Zehn Fuder Steine aus dem Leib.
Der letzte war ihr Leichenstein.
Die wird wohl jetzt kurieret seyn.

Das ist die Art, wie ich kurier',
Sie ist probat, ich bürg' dafür.
Daß jedes Mittel Wirkung thut,
Schwör ich bei meinem Doctorhut.

Daß dieser Studentenulk die Runde machen würde, daß bald überall dieses Lied gesungen werden sollte und den zweifelhaften Ruhm, den der verbummelte Medizinstudent Perceo dem vermeintlichen Quacksalber Eisenbarth andichtete, in aller Munde sein würde, damit hatte an diesem Abend keiner gerechnet. Auf diese Weise feierte der einstmals berühmte und geschickte Chirurg seine zweifelhafte und merkwürdige Wiederauferstehung – mehr als 70 Jahre nach seinem Tod, der ihn auf seinem ruhelosen Wanderleben in Hannoversch-Münden ereilt hatte.

Nach dem unzweifelhaften Zeugnis des Studenten Boclo sangen die Studenten das Lied in Marburg, dann auch in Tübingen,

Heidelberg und in anderen Universitätsstädten. In vorstehender Form wurde es zuerst 1815 in einem studentischen Kommersbuch gedruckt. Zahlreiche andere Liedersammlungen übernahmen es in vielfach abgewandelter und abgeschwächter Form, vor allem, was die antisemitischen Passagen angeht. Noch heute finden wir zahlreiche Fassungen in den studentischen Kommersbüchern und Liedersammlungen.

Spätere Eisenbarth-Forscher konnten genügend Indizienbeweise sammeln, um das Entstehungsjahr dieses Liedes zu bestimmen. Schon Mitzschke schrieb in seiner Eisenbarth-Studie in der *Allgemeinen Deutschen Biographie* (Bd. 48, Leipzig 1904):

„Einige Anklänge führen auf *Wallensteins Lager;* verräterisch in diesem Punkt erscheint die Erwähnung des stillverborgenen Städtchens Itzehoe, das erst durch Schillers *langen Peter* in weiten Kreisen bekannt wurde, und zwar mit der von Schiller gebrauchten falschen Aussprache Itzehö. Da *Wallensteins Lager* im Oktober 1798 zum ersten Mal über die Bretter ging und da auch Jenners Schutzpockenimpfung *(Er wollte gern gekuhpockt seyn),* die der Eisenbarthpoet erwähnt, kaum vor 1797 in Deutschland eindrang, so kommen wir auf die allerletzten Jahre des 18. Jahrhunderts als frühesten Zeitpunkt der Entstehung des Eisenbarth-Liedes.“

Ferner klingt in der verleumderischen „Dichtung“ des Autors literarische Kenntnis an. Ein marktschreierischer Wanderarzt sagt in einem Fastnachtsspiel des 15. Jahrhunderts: „Er kann mit meisterlichen Sachen die Blinden reden machen.“ Demgegenüber heißt es im Eisenbarth-Lied: „Kann machen, daß die Blinden gehn / Und daß die Lahmen wieder sehn.“ Zum anderen heißt es in einem 1751 entstandenen Gedicht von Christian Friedrich Henrici (1700–1764), der unter dem Namen Picander bekannt wurde:

Cupido schrieb an seine Thüre:
Allhier wohnt Doctor E[isenbarth],
Er sticht den Star, er heilt Geschwüre
Nach einer ganz besondern Art.

Im Eisenbarth-Lied heißt es: „Kurier die Leut' nach meiner Art.“ Mehr allerdings hat der Liedtexter von Eisenbarths Kunst und Leben nicht gewußt, sonst hätte er nicht solche Spottverse über ihn „verbrochen“, denn sowohl die erwähnten Kuren als auch die genannten Orte, in denen Eisenbarth allesamt nicht gewesen ist, sind in den Bereich der Legende zu verweisen und haben nichts mit der Wahrheit gemein. Dennoch läßt sich nicht verschweigen, daß gerade das Eisenbarth-Lied diesen Mann berühmt (und leider auch berüchtigt) gemacht hat, und das nicht nur in Deutschland, sondern in der ganzen Welt. In der Schweiz singt man das Lied „I bin de Tokter Isahuet“, in Frankreich „Je suis le docteur Isembart“. Man singt das Eisenbarth-Lied u. a. in Rußland, Polen und Japan: ein Lied geht um die Welt, und 1970 sang der Schlagersänger David Garrik „Lieber Doktor Eisenbarth“.

Natürlich machte der geniale Werbefachmann und Operateur Johann Andreas Eisenbarth schon zu Lebzeiten Schlagzeilen. Böse Neider nannten ihn wegen seines Geschicks, die Leute anzulocken und sie gleichzeitig durch sein Komödienspiel von den an ihnen vorgenommenen Eingriffen abzulenken, einen Marktschreier. Das aber gehörte zu Eisenbarths Zeiten mit zum Beruf eines Wanderarztes, und Eisenbarth war nicht der einzige Chirurg – wenn auch einer der besten von ihnen –, der sich die Mittel der Werbung zunutze machte und diese geschickt einzusetzen wußte.

So heißt es in der „zwölften Öffnung“ des 1718 in Leipzig bei „Johann Heinichens Wittbe“ erschienenen Buches *Neu-eröffnetes Museum*, das der Stadtarchivar Dr. Erich Mathieu vor kurzer Zeit wiederentdeckte:

> *Weil aber diejenigen, welche ihre Weißheit allenthalben außmessen und an Pranger stellen gar zu leichte in Verdacht der Marckschreyerey verfallen, die auch immer vor iedermann auf ihren Roncinnate versichern: Ich bin der Eyssenbarth, so bleibe ich mit meiner einfachen Wissenschafft zu Hause, und erwarte hinter der Thüre, was er künfftig hin nach seiner 20mahl grössern Wissenschafft zu unsern itzigen Gedancken vor der Theologia Curiosa sagen wird.*

Eisenbarths werbemäßiges Auftreten war also schon zu seinen Lebzeiten in aller Munde und überall bekannt. Manches Werbe- oder Industrieunternehmen könnte sich heute glücklich schätzen, hätte es einen Presse- und Werbechef vom Format eines Eisenbarth. Ein erfolgreicher Mann hat aber auch Neider – das war damals so und ist heute nicht anders. Zu Eisenbarths Zeiten waren es vor allen Dingen seine seßhaften Standeskollegen, aber auch die Apotheker und studierten Ärzte, die den hochprivilegierten Wundarzt, Chirurgen und Arzneiverkäufer Eisenbarth aus Brotneid am liebsten zum Teufel gewünscht hätten; nur war das nicht möglich, nachdem dieser unter dem Schutz des jeweiligen Landesherrn stand und zahlreiche Privilegienbriefe von Fürsten und Königen vorweisen konnte.

Bald beschäftigte sich auch die Literatur mit Eisenbarth, wohl angestiftet durch seine Standesgenossen. So erschien zuerst im Jahre 1694 und dann in einer erweiterten Neuauflage 1719 in Frankfurt und Leipzig anonym ein Buch unter dem Titel *Des getreuen Eckarths Medicinischer Maul-Affe oder der Entlarvte Marckt-Schreyer,* das zwar keinen der Wanderärzte mit Namen nennt, aber unzweideutig lebende Vorbilder zum Gegenstand der Anklage hatte. Der Autor konnte entlarvt werden: Johann Christian Ettner aus Eutritzsch bei Leipzig, der in der Maske des unerschrockenen Meisters Eckart, eines thüringischen Mystikers, Theologen und Dominikanerpaters des 13./14. Jahrhunderts, das Treiben der Wanderärzte verdammte. In diesem Zusammenhang ist interessant, daß ein Auftreten Eisenbarths schon 1686 in Leipzig nachgewiesen werden kann. Zweifellos hat Ettner ihn gesehen. So schreibt der Autor in der Vorrede zu seinem Buch:

> *Habe ich auch einen oder den andern Medicinischen Maul-Affen allzukenntlich vorgestellet, der wisse, daß mein Amt und Gewissen es erfordert, und ist gewiß bey dieser Zeit höchst-nöthig, denen Leuthen zu weisen, was ein von Gott erwehlter Medicus und hergegen ein Pöfels-Doctor, der andern als ein Affe nachahmet und Schaden verursachet, sey.*

Demgegenüber weisen aber die Dankschreiben und Attestate, die Eisenbarth von den Magistraten der verschiedenen Städte in Sachsen – darunter befindet sich auch das von Leipzig vom 17. Juni 1692 über zwölf glückliche Kuren – erhalten hatte, den Wanderarzt als überaus geschickten und kenntnisreichen Chirurgen, Augen-, Bruch- und Steinschneider aus. Ettners „Amt und

Gewissen" wird in diesem Fall wohl durch Eisenbarths Gegner beeinflußt, wenn nicht gar „geschmiert" worden sein. Hinter dem Titelblatt von Ettners polemischer Schrift befindet sich ein Kupferstich mit einem „erklärenden" Gedicht, das durchaus auf Eisenbarth gemünzt sein kann:

Hier steht der Wundermann, Apollo unser'r Zeiten,
Bey dem Hygaea muß noch in die Schule geh'n.
Der kan Machaons-Ruhm durch seine Kunst ausbreiten,
Vor ihm muß Lachesis in vollen Früchten steh'n.
Sein Lob ist ungemein durch Ost, Süd, West und Norden,
Und seiner Curen Glantz erfüllt die gantze Welt.
Wie aber ist er denn so bald zum Affen worden?
Schaut wie er sich anjetzt verzagt und albern stellt!
Nachdem ihm Eckarth hat die Larve abgezogen
Und sein gefälschtes Haar vom Haupte abgebracht,
Zeigt er hier jedermann, daß alles sey erlogen,
Was dieser Lügen-Artzt den'n Leuthen weiß gemacht.

Was hier mit Hilfe antiker Mythologie beschworen wird, ist zweifellos ein Zerrbild zur Verunglimpfung des begabten Chirurgen, der umherzog, um seine Patienten zu behandeln, und der die meisten auch erfolgreich geheilt hat. So müssen der griechische Gott Apollon, der durch seine Pfeile den Menschen Krankheiten schickt, der Heilgott Machaon, die Göttin der Gesundheit Hygieia und die Schicksalsgöttin Lachesis zu einem bösen Spiel herhalten.

Demgegenüber gibt ein Gedicht von Johann Christoph Gottsched (1700–1766), das im April 1727, etwa ein halbes Jahr vor Eisenbarths Tod in Hannoversch-Münden, entstanden ist, die Richtlinien dieses Wanderarztes in geeigneter Form wieder. Der „Literaturpapst seines Jahrhunderts", neben Goethe, läßt Eisenbarth zu seinem Sohn, wohl zu dem 1686 geborenen ältesten Johann Michael Eisenbarth, sagen:

Mein Kind! gehorche mir, so hat vor wenig Wochen
Herr Eisenbarth, ein Arzt, zu seinem Sohn gesprochen.
Willst du einmal so reich, berühmt und glücklich seyn,
Als ich, dein Vater, bin, so bilde dir nicht ein,
Du werdest mit Geduld, Gelehrsamkeit und Wachen
Die leeren Kisten voll, dich selbst zum Wunder machen.

O nein, der Irrthum trügt! Verwirf die Blödigkeit:
Wer gar zu furchtsam ist, verdirbt zu dieser Zeit.
Du mußt von Stadt zu Stadt auf alle Messen reisen,
Auf hohen Bühnen stehn und deine Curen preisen
Und schreyen: Eilt herzu! Hier steht der Wundermann,
Dem keiner in der Welt das Wasser reichen kann!
Dann wird der Pöbel sich an deinen Pillen dringen,
Die Kranken werden dir mehr Gold und Silber bringen,
Als du dir wünschen wirst. Das Beyspiel nimm von mir;
Denn so hab ich's gemacht: ein gleiches rath' ich dir.
Die Tauben pflegen uns nicht selbst ins Maul zu fliegen,
Und wer nicht wacker pra[h]lt, der bleibt im Staube liegen.
So klingt, gelehrter Freund, der Väter Unterricht ...

Allerdings irrt Gottsched, wenn er Eisenbarth sagen läßt, daß man „mit Wachen" kein Geld verdienen könne. Nahezu alle Zeugnisse, die Eisenbarth ausgestellt wurden, rühmen seine vorbildliche Krankenpflege, seine Nachbehandlungen und seine nächtlichen Krankenbesuche, „so man noch nicht hier gesehen". Er machte sich nicht, wie so viele seiner „Kollegen" und mit vollem Recht so bezeichnete Winkelärzte, nach vollzogener Operation aus dem Staube und überließ seine Patienten nicht ihrem Schicksal, sondern kümmerte sich um sie bis zu deren Genesung. Daß gelegentlich auch einige von ihnen starben, ist bei dem damaligen allgemein herrschenden Zustand der Hygiene, als Antisepsis und Sterilität noch unbekannte Fremdwörter waren, kein Wunder. Solche Fehlschläge mußten auch berühmteste „wissenschaftlich gebildete Ärzte" seiner Zeit hinnehmen, wie es auch noch heute unvermeidlich ist, daß bisweilen Patienten unter dem Chirurgenmesser oder nach vollzogener Operation sterben.

Um so bedeutender ist es, daß Eisenbarth so viele glückliche Kuren verzeichnen konnte, wie die zeitgenössischen Akten beweisen. Dazu kommt noch, daß er die Armen freiwillig unentgeltlich behandelte, wie seine Privilegien lobend erwähnen. Daß seine Ratschläge dem ältesten Sohne gelten, geht aus der Anrede „gelehrter Freund" hervor, denn Johann Michael studierte Medizin und war als Licentiat tätig. Dafür aber war er weniger begabt als sein unstudierter jüngerer Bruder, der 1706 geborene Adam Gottfried

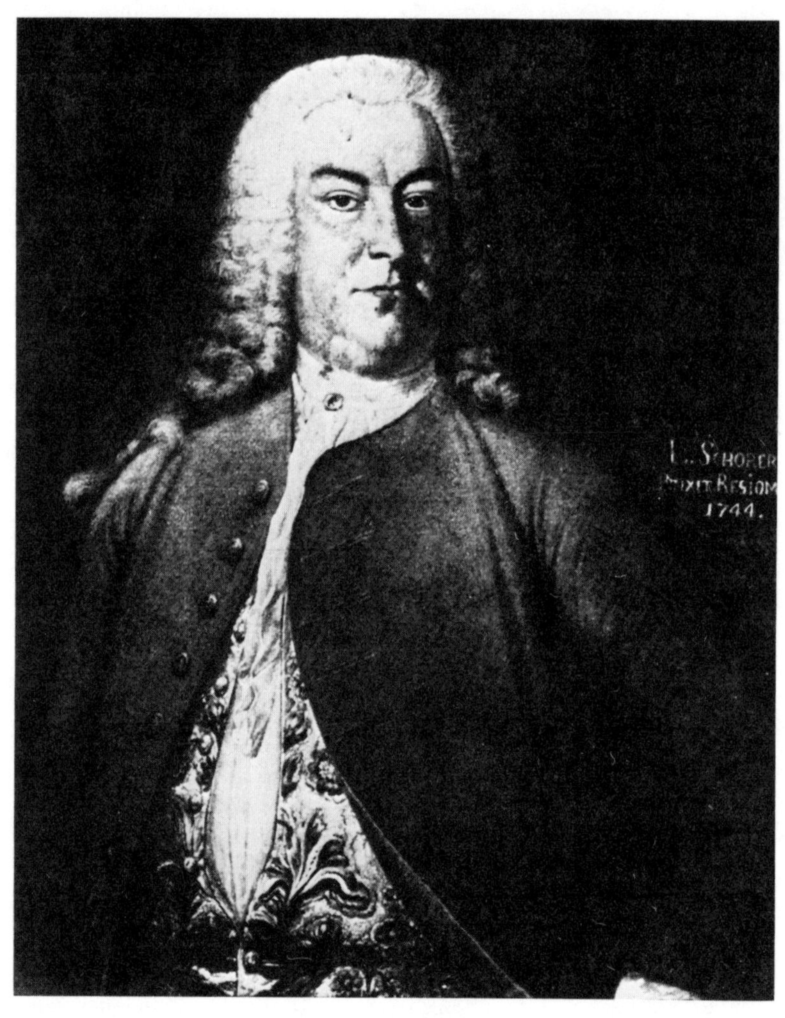

Johann Christoph Gottsched (1700 – 1766), Gemälde von L. Schorer 1744.

Eisenbarth, der seinen Vater auf dessen Wanderfahrten begleitete und ihm auch in seiner letzten Stunde beistand. Um diese Tatsache muß Gottsched gewußt haben.

Die wirtschaftliche Lage der Wanderärzte war meist bedauerlich. So gibt z. B. Walter Diener in seiner *Hunsrücker Volkskunde* (Bonn und Leipzig 1925, S. 92) folgenden Auszug aus dem katholischen Sterbebuch der Stadt Simmern wieder: Am 13. Februar 1757 starb „auf der Straße bei Holzbach plötzlich und unversehen Jacob Clise, *Chirurg und Bettler,* aus Châlons in der Champagne".

Eisenbarth teilte ein solches Schicksal nicht, da er intelligent genug war und sein handwerkliches, aber auch sein werbliches Geschäft verstanden hat. Ist dem Arzt heute die öffentliche Werbung untersagt, so konnte der Wanderarzt zur Eisenbarth-Zeit nur auf diese Weise überleben. Wenn er auch auf Jahrmärkten mit seiner Bude ausstand und sich der Komödianten bediente, so war er noch lange kein Kurpfuscher, Afterarzt oder Quacksalber. So können nur diejenigen Personen bezeichnet werden, die ohne ärztliche Vorbildung auf unverantwortliche Weise Kranke gewerbsmäßig behandeln. Eisenbarth und seine Standesgenossen aber hatten eine gründliche chirurgische Ausbildung hinter sich, wie sie zu jener Zeit von der Obrigkeit verlangt worden ist. Eisenbarths Prüfungen vor medizinischen Gremien weisen ihn außerdem als einen kenntnisreichen und erfahrenen Chirurgen aus, der nicht nur über außergewöhnliche anatomische Kenntnisse verfügte, sondern auch auf treffliche Weise seine Arzneien herzustellen wußte.

Die Person Eisenbarths kann nicht losgelöst von seiner Zeit und den damaligen Zuständen der medizinischen Versorgung und der Chirurgie gesehen werden. Es wäre ungerecht, ihn und seine Leistungen an dem heutigen Wissensstand zu messen. Über die merkwürdig verschwommene Definition und Abgrenzung von „Arzt und Kurpfuscher" gibt die gleichnamige Arbeit von Karl Auras (Oberlahnstein 1937) Auskunft. Doch diese Dissertation ist eher eine Definitionssammlung als eine „geschichtliche Studie", die sich mit dem Gegenstand in keiner Weise kritisch auseinandersetzt. Insofern zeigt Gottscheds Gedicht durchaus eine reale Tendenz, wenn Eisenbarth seinem Sohn – überspitzt formuliert – zur Marktschreierei rät.

Demgegenüber läßt sich Gottfried Benjamin Hancke in einem 1731 veröffentlichten Lied zu folgenden Versen hinreißen:

Kaum hat ein Eisenbart, der alle Kranken heilt,
durch offnen Drommel-Schlag die Zettul ausgetheilt,
So kommen alsobald die Kranken angezogen,
Und doch ist seine Kunst erstunken und erlogen.

In Christoph Friedrich Wedekinds (Koromandel) Crambambuli-Lied heißt es 1747:

Schlüg' Eisenbart, der Krankheitsstürmer
Noch jetzo seine Bühne auf,
Du wärst sein mächtigster Beschirmer,
Halb Teutschland brächtest du in Lauf.
Ich wett', er rief cum emphasi:
Ihr Leute kauft Crambambuli!

Wedekind stammte aus Danzig, wo Eisenbarth nachweislich aufgetreten ist, wie er selbst u. a. in seiner Berliner Zeitungsanzeige aus dem Jahre 1724 angegeben hatte.

Ob Ettner oder der Theologieprofessor Dr. Christian August Heumann, viele dieser Namen sind schon lange verklungen und in Vergessenheit geraten – nicht so Eisenbarth, der im Bewußtsein des Volkes so lebendig geblieben ist wie eh und je. Dichter und Komponisten, Liedermacher und Filmregisseure haben sich in den letzten 250 Jahren bis zum heutigen Tag seiner Person angenommen und so die Legende vom Doktor Eisenbarth ins Volk getragen. Daß aber Eisenbarth – durchaus im Sinne der Gedenktafel an seinem Sterbehaus – tatsächlich „anders war als sein Ruf", das sollte durch dieses Buch zur Genüge bewiesen sein.

H. Ellisen veröffentlichte 1883 *Das neue Lied vom Dr. Eisenbart.* In Dresden erschien seit 1863 ein humoristischer *Doctor-Eisenbart-Kalender* und 1872 bis 1873 eine humoristische Zeitschrift gleichen Namens.

Unser Jahrhundert hat nicht nur einen Eisenbarth-Marsch hervorgebracht; aus der Fülle der literarischen und musikalischen Eisenbarth-Bibliographie seien nur folgende Titel genannt: die Romane *Doktor Eisenbart* von Agnis Harden (um 1900) und Josef Winckler (1929); Nico Dostals Operette *Doktor Eisenbarth;*

Des
verwegenen Chirurgus weltberühmbt
Johann Andreas
Doctor Eisenbart

Zahnbrechers, Bänkelsängers, Okulisten, Steinschneiders Tugenden und Laster auf Reisen und Jahrmärkten, mancherley bewährteste Artztneyen in Not und Tod sambt vielen

Orakeln, Mirakeln, Spektakeln,

insonderheit auch philosophische, politische, moralische, mythische Tractata und sehr bedeutsame Mitteilungen zahlloser erschröcklicher und lustiger Begebenheiten getreulich dargestellt und vorgestellt vom rechtschaffenen, rite approbierten Collegen

JOSEF WINCKLER

weiland Zahnarzt zu Mörs am Rhein, Anfertiger höchst kunstvoller Gebisse, gantz wie aus Natur, aus Kautschuk, Gold, Aluminium, Dr. med. dent. der Universität Köln, Polyhistor und großer Dichter, seßhaft und wohlberechtigt, rechtmäßig geboren, gültig getauft vom nachmaligen Bischof Dr. Brinkmann zu Rheine in Westfalen

Verlegt bei der Deutschen Verlags-Anstalt Stuttgart
Berlin und Leipzig MDCCCCXXIX

Titelseite des mehrfach wiederaufgelegten Eisenbarth-Romans von Josef Winckler (Berlin und Leipzig 1929).

die Komödie des Direktors der Münchner Kammerspiele, Otto Falckenberg, *Doktor Eisenbart;* die 1938 erschienene Eulenspiegelkomödie *Dr. Eisenbarth* von Friedrich Wilhelm Meyer-Brink mit der Musik von Robert von Kessler; das 1927 erschienene Schattenspiel *Dr. Eisenbart* von H. E. Bethke; das gleichnamige Heimatspiel von Ernst Freyer-Ilfeld (1928), die jüngst in der DDR entstandene Schuloper *Der Arzt auf dem Marktplatz;* die Gaunerkomödie *Eisenbart und Eulenspiegel* nach Jeremias Gotthelf und Helmut Gebhardt und seinen Schülern (Kassel 1975); schließlich das seit 1955 alljährlich in Eisenbarths Sterbeort Hannoversch-Münden gespielte Stück *Das große Spiel um Doktor Eisenbarth* von Richard Alfred Henning (1911–1975), das immer wieder begeisterte Zuschauermassen in die Weserstadt lockt und bisher mehr als 250 Aufführungen erlebt hat. Die UFA plante einen Eisenbarth-Film, doch schien es den Machthabern des Dritten Reiches im fortgeschrittenen Kriegsstadium nicht mehr opportun, den Filmstreifen weiterzudrehen.

Zur Legende gehören auch die zahlreichen Phantasiedarstellungen Eisenbarths, so der damals bekannte Neuruppinger Bilderbogen (Nr. 9618) von Gustav Kühn und der 1856 zuerst erschienene Münchner Bilderbogen (Nr. 186) von Braun & Schneider mit den Illustrationen von M. Heil. Dazu gehören auch die Darstellungen auf den Notgeldscheinen von Magdeburg (1921) und Hannoversch-Münden, die Holzstatuette an seinem Sterbehaus und zahlreiche andere Darstellungen.

Ganz anders dagegen die beiden Eisenbarth-Postkarten, die heute in Oberviechtach (Druck und Verlag Ig. Forstner) verkauft werden. Sie zeigen das Bild Eisenbarths nach einem Ölgemälde von Lorenz Lehner, das starke Ähnlichkeit mit dem zeitgenössischen Kupferstich von A. B. König aus dem Jahre 1717 aufweist. Der rührige *Internationale Dr.-Eisenbarth-Arbeitskreis* in Oberviechtach unter Stadtarchivar und Koordinator Dr. Erich Mathieu hat dem großen Sohn der kleinen Stadt bleibende Denkmale gesetzt: einen Eisenbarth-Gedenkstein und einen Eisenbarth-Brunnen, entworfen und ausgeführt von Mitgliedern des Arbeitskreises. Hier ist auch der Sitz des Eisenbarth-Museums und des Eisenbarth-Archivs, wo die Filmnegative aus den verstreuten Archiven und die umfangreiche Literatur über Eisenbarth gesammelt werden. Familien mit dem Namen Eisenbarth (über 1000 Personen sollen es sein) aus der ganzen Welt treffen sich in regelmäßigen Abständen, betreut von dem Genealogen Dr. Edel aus Aalen.

Hotels und Gastwirtschaften tragen den Namen Eisenbarth. Es gibt Eisenbarth-Kapellen, -Liedersänger und -Kostümgruppen, Eisenbarth-Wurst und einen Dr.-Eisenbarth-Diabetikerwein (Weingut von Dr. med. Bruno Hoedler), einen Eisenbarth-Volksmarsch, Dr.-Eisenbarth-Pokale im sportlichen Wettbewerb, Eisenbarth-Medaillen und -Münzen sowie Schlüsseltaschen, Anhänger, Kopftücher, Briefbeschwerer und Porzellan mit dem Konterfei des großen Stadtsohnes. Schallplatten verbreiten das Eisenbarth-Lied, und immer wieder soll sein Name in Kreuzworträtseln erraten werden. Pünktlich zum 11. November 1977, dem 250. Todestag von Johann Andreas Eisenbarth, hat die Deutsche Bundespost eine Eisenbarth-Gedenkmarke an ihren Schaltern bereitliegen.

Der 250. Todestag dieses begabten Augen- und Wundarztes, Stein- und Bruchschneiders, des barocken Werbegenies und erfolgreichen Arzneimittelherstellers, war Anlaß genug, seinen historisch erwiesenen Lebensspuren zu folgen und eine erste zusammenfassende, von Legenden befreite Biographie vorzustellen.

Bisher sind, wie Stadtarchivar Dr. Erich Mathieu aus Oberviechtach mitteilte, über 1000 Einzelveröffentlichungen zum Thema Eisenbarth erschienen. Allerdings ist dabei zu berücksichtigen, daß die größte Zahl dieser Publikationen keine neuen Tatsachen über Eisenbarths Leben und Wirken ans Tageslicht befördern, sondern entweder kurze zusammenfassende Berichte über Eisenbarth selbst oder Zeitungsartikel über den „Eisenbarth-Arbeitskreis International“, heutige Eisenbarth-Veranstaltungen (wie das von Zeit zu Zeit stattfindende Eisenbarth-Familientreffen, Eisenbarth-Volksläufe etc.) und Eisenbarth-Festspiele sind. So bleiben eigentlich nur wenige Originalbeiträge über Eisenbarth selbst übrig. Eine eigentliche, zusammenfassende größere Biographie über diesen berühmten Wanderarzt fehlte bis heute.

Die erste umfangreichere und wissenschaftlich fundierte Arbeit stammt aus dem Jahre 1900 von Dr. Arthur Kopp, dem Königlichen Bibliothekar aus Berlin (*Eisenbart im Leben und im Liede,* 66 Seiten). Zahlreiche Veröffentlichungen unserer Zeit be-

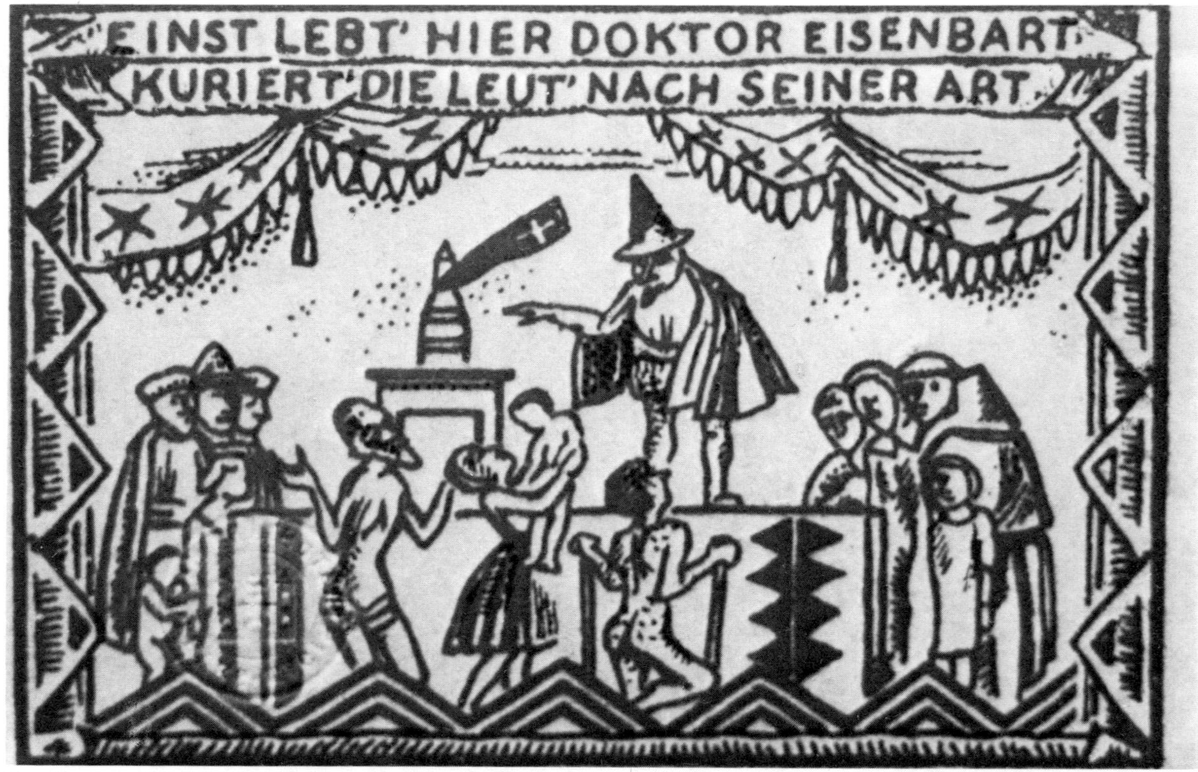

Rückseite des Magdeburger Notgeldscheines (Wert: 50 Pfennig) aus dem Jahre 1921. Die Marktszene zeigt Eisenbarth auf der Bühne, die von Neugierigen und Kranken umstanden ist. Die Vorderseite zeigt „OTTO I. ERBAUT MAGDEBURG“.

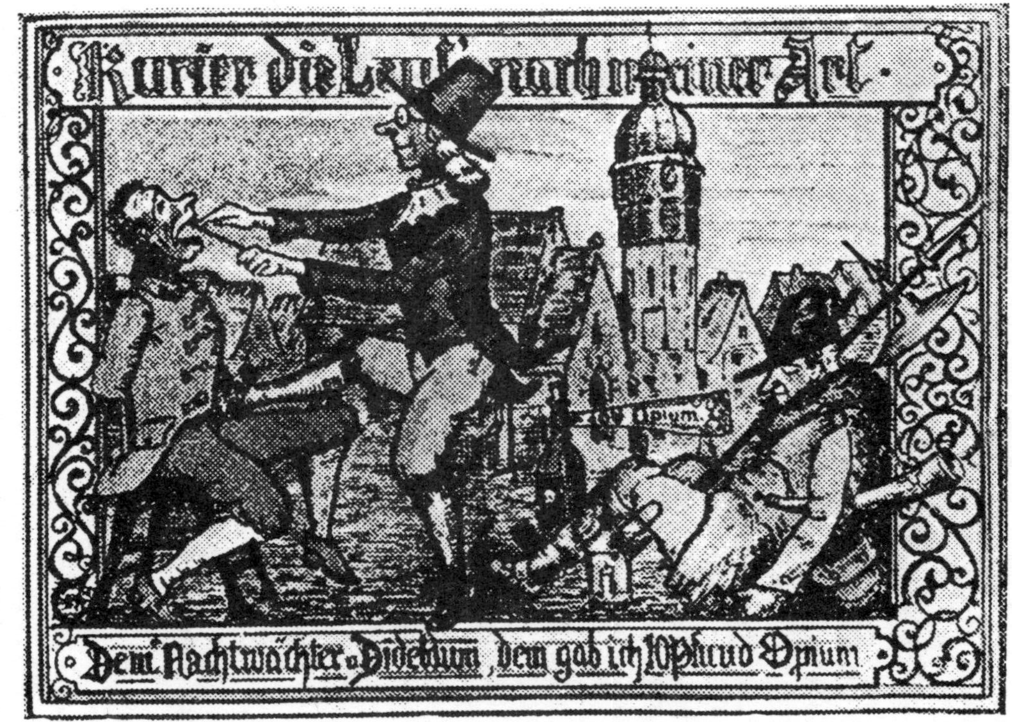

Rückseite eines Notgeldscheines der Stadt Hannoversch-Münden, eine Phantasiedarstellung des zahnausreißenden Eisenbarth auf dem Marktplatz.

trachten Eisenbarth nur unter ganz bestimmten Gesichtspunkten, so z. B. die medizinhistorischen Arbeiten von Dr. Ute Selbmann, welche allein die Dresdner Archivalien vorstellt (Dresden 1967), die Arbeit von Dr. Heinz Zimmermann über *Arzneimittelwerbung in Deutschland vom Beginn des 16. bis Ende des 18. Jahrhunderts*, die sich u. a. auch mit Eisenbarth beschäftigt (Würzburg 1974), oder die kleine biographische Studie von Dr. Christa Meyer-Habrich (16 Seiten, Gießen 1975). In vielen anderen wissenschaftlichen Arbeiten wird Eisenbarth nur kurz gestreift.

Verdienstvolle neue Erkenntnisse über Eisenbarths Leben und Wirken verdanken wir vor allem Studienrat Dr. Karl Brethauer aus Hannoversch-Münden, den genealogischen Forschern Josef Wopper aus Weiden († 1973) und Wilhelm Reulein aus Dinkelsbühl sowie dem „Eisenbarth-Arbeitskreis International" unter Federführung des Juristen Dr. Erich Mathieu in Oberviechtach. Die zahlreichen Veröffentlichungen dieser Eisenbarth-Forscher beziehen sich allerdings meist nur auf einzelne Archivfunde aus neuerer Zeit, oder sie geben einen kurzen allgemeinen Überblick. Da diese Beiträge vor allem in kleineren Tageszeitungen, Fachzeitschriften oder heimatkundlichen Jahrbüchern erschienen sind – wobei der Umfang dieser Arbeiten aus redaktionellen Gründen sehr beschränkt bleiben mußte –, da überdies solches Schrifttum (wie auch die wissenschaftlichen Dissertationen) für den interessierten Leser nur sehr schwer oder überhaupt nicht zu beschaffen ist, so ist diese Biographie, die zum Anlaß von Eisenbarths 250. Todestag erscheint, das erste Buch, das Eisenbarth in seinem gesamten Wirken in dieser Ausführlichkeit darstellt.

Der Autor dieser Biographie war bei seiner Arbeit auf das Material angewiesen, das ihm die Archive zur Verfügung gestellt haben. Das war weitaus weniger, als tatsächlich bis heute bekannt ist, da z. B. Dr. Brethauer und Dr. Mathieu selbst weitere Veröffentlichungen über neue, erst vor kurzer Zeit entdeckte Archivalien planen und dieses Material verständlicherweise nicht aus der Hand geben wollen. Nach Auskunft von Dr. Mathieu sind bisher insgesamt 29 unmittelbare Eisenbarth-Archivalien und 4 weitere zur Erhellung seiner Person (also insgesamt 33), 5 Originalflugblätter und 2 weitere im Wortlaut (also insgesamt 7), 3 zeitgenössische Bildnisse Eisenbarths und die Zeitungsanzeigen in der *Stettinischen Ordinairen Post-Zeitung* (1716) sowie in der *Berlinischen Privilegirten Zeitung* (1724) bekannt.

Die Archivalien, zu denen der Autor Zugang hatte und die ihm freundlicherweise von den Archiven zur Verfügung gestellt worden sind, können aus dem Quellenverzeichnis ersehen werden. Zu danken ist Dr. Mathieu vom Stadtarchiv in Oberviechtach, Dr. Müller vom Staatsarchiv Bremen und Dr. Vogel vom Geheimen Staatsarchiv Berlin. Die benutzte Literatur ist im Literaturverzeichnis angegeben.

Nicht alle kleineren veröffentlichten Arbeiten konnten berücksichtigt werden. Auch sind sicher in Zukunft noch weitere interessante Quellen über Eisenbarth zu erwarten, die das Mosaik seines Lebens und Wirkens ergänzen und vervollständigen. Dem Autor erschien das ihm zugängliche Material ausreichend, um Eisenbarth in allen seinen Lebensbereichen behandeln und dem Leser vorstellen zu können; dem Verlag erschien das Gedenkjahr 1977 ein willkommener Anlaß, einen Großen der Vergangenheit ins richtige Licht der Geschichte zu rücken und zu würdigen, wie er es verdient.

Eisenbarth-Gedenkbriefmarke der Deutschen Bundespost zum 250. Todestag des großen Chirurgen.

Chronologie

1581 Maria Pfisterer geboren (wahrscheinlich in Seidelsdorf).

1588 Wilhelm Eisenbarth geboren (wahrscheinlich in Unterkochen).

1612 Wilhelm Eisenbarth kommt von Unterkochen nach Dinkelsbühl, wo er als Hospitalknecht tätig wird.

1613 Am 27. Mai heiraten Wilhelm Eisenbarth von Unterkochen und Maria Pfisterer von Seidelsdorf.

1626 Wilhelm Eisenbarth wird gegen Erlegung von 42 Gulden Bürger von Dinkelsbühl, nachdem er schon 14 Jahre als Hospitalknecht Dienste getan hat.

1627 Am 16. Februar wird Matthias Eisenbarth als achtes Kind von Wilhelm Eisenbarth und seiner Ehefrau Maria Pfisterer in Dinkelsbühl getauft.

1634 Von 1634 bis 1650 wird das Haus von Wilhelm Eisenbarth, das im Rothenburger Viertel liegt, in den Steuerlisten von Dinkelsbühl erwähnt.

1646 Am 2. Juli stirbt Wilhelm Eisenbarth im Alter von 58 Jahren in Dinkelsbühl; am 7. Juli stirbt Wilhelm Eisenbarths Ehefrau Maria Pfisterer im Alter von 65 Jahren.

1656 Am 17. Januar heiraten in Würzburg Matthias Eisenbarth, Okulist, Bruch- und Steinschneider aus Dinkelsbühl, Sohn des „Chirurgus" Wilhelm Eisenbarth, und Maria Magdalena Schaub, Tochter des Jacob Schaub.

1659 Am 14. März wird in Goldkronach Georg Rudolf Eisenbarth als Sohn des Okulisten, Bruch- und Steinschneiders sowie Schutzverwandten zu Würzburg Matthias Eisenbarth getauft.

1663 Am 27. März wird in Oberviechtach im Oberpfälzer Wald Johann Andreas Eisenbarth als Sohn von Matthias Eisenbarth und dessen Ehefrau Maria Magdalena Schaub getauft (wahrscheinlich auch am gleichen Tag geboren).

1673 Matthäus Eisenbarth stirbt in Oberviechtach; Johann Andreas Eisenbarth kommt, erst zehnjährig, zu seinem Schwager, dem Bamberger Okulisten, Stein- und Bruchschneider Alexander Biller, in die Lehre.

1675 Alexander Biller schließt mit dem Weidener Badersohn August Hofmann, der später Stadtchirurg von Weiden wird, einen achtjährigen Lehrvertrag ab.

1678 Johann Andreas Eisenbarth wird in ein Kloster geschickt, das er aber nach einem halben Jahr wieder verläßt, um zu seinem Lehrmeister Biller nach Bamberg zurückzukehren.

1684 Johann Andreas Eisenbarth legt im Beisein seines Lehrmeisters in Laufen bei Salzburg seine Gesellenprüfung ab (Staroperation an einem 50jährigen Mann).

1685 Johann Andreas Eisenbarth macht sich selbständig, verläßt seinen Schwager und Lehrherrn Alexander Biller in Bamberg und reist in die sächsische Residenzstadt Altenburg, wo er dem dortigen Okulisten, Stein- und Bruchschneider Johann Heinigken bei der Arbeit hilft. Bis 1702 bleibt Altenburg sein Stammquartier.

1686 Eisenbarth trennt sich von Heinigken und wohnt in einem Haus am Marktplatz. Er tritt vom katholischen zum evangelisch-lutherischen Glauben über. Eisenbarths Privileggesuch an Herzog Friedrich von Sachsen-Gotha-Altenburg vom 27. Juni; Attestat vom Rat der Stadt Altenburg über 31 glückliche Kuren vom 28. Juli; Prüfungsbericht der Doktoren Gabriel Clauder und Johann Ußleben vom 29. Juli; Erteilung des Privilegs durch Herzog Friedrich für Sachsen-Gotha-Altenburg am 26. August. Johann Andreas Eisenbarth heiratet am 16. September die Kollegentochter

Catharina Elisabetha Heinigken in der Brüderkirche von Altenburg. Eisenbarth besucht Gera, Haßelbach, Brötingen, Ronneburg, Schmölln, Saara und Leipzig. Im Dezember leidet er an einem gefährlichen Fieber.

1688 Von Ende 1685 bis zum Frühjahr 1688 heilt Eisenbarth etwa 200 Personen im Herzogtum Sachsen-Gotha-Altenburg, dabei besucht er auch Zwickau (erwähnt im Altenburger Flugblatt). Im März trifft er mit seiner „großen Familie“ in Weimar ein und bittet am 25. April Herzog Wilhelm Ernst von Sachsen-Weimar, der auch Vormund über Sachsen-Jena ist, um ein Privileg, das ihm am 10. Mai ausgestellt und dann gedruckt wird. Diese Drucksache wird am 3. Juli 1688 von der Kanzlei in Weimar an die Bürgermeister und Schultheißen der Städte und Ortschaften im Herzogtum verschickt. Zwischen dem 28. August 1688 und dem 25. Februar 1689 praktiziert er in Berka/Ilm, Buttstedt, Ilmenau, Neumark, Rastenberg, Sulza, Tannroda, Weimar und in 20 Dorfschaften. Eisenbarth kann im Weimarischen rund 100 erfolgreiche Kuren verzeichnen. Am 29. September 1688 wird Johann Michael Eisenbarth in Altenburg getauft.

1689 Eisenbarth besucht Erfurt, erhält am 8. Februar von Erzbischof Anselm Franz das Mainzer Privileg und wird am 2. März Bürger von Erfurt; später bezeichnet er sich als Stadtarzt von Erfurt.

1690 Erfurt.

1691 Am 7. Januar wird Maria Magdalena Eisenbarth in Altenburg getauft. Eisenbarth erhält über sein erfolgreiches Wirken Zeugnisse von folgenden Städten: am 27. Februar 1691 vom Rat der Stadt Rochlitz in Meißen über 12 glückliche Kuren; am 9. Juni vom Rat der Stadt Döbeln, wo er sich 12 Wochen lang aufgehalten hat, über 14 glückliche Kuren; am 12. September vom Rat der Stadt Grimma über 3 glückliche Kuren; am 18. September vom Rat zu Borna bei Leipzig über 7 glückliche Kuren; Ende Dezember hält sich Eisenbarth in Groß Reudenitz bei Leipzig auf (erwähnt im Leipziger Attestat vom 17. Juni 1692).

1692 Eisenbarth läßt von J. E. Balduin in Erfurt ein Flugblatt zu Werbezwecken anfertigen; der Holzschnitt zeigt das älteste bisher bekannte Bildnis des Wanderarztes. Zeugnis der Stadt Leipzig vom 17. Juni über 12 glückliche Kuren; am 29. Dezember bittet Eisenbarth Kurfürst Johann Georg IV. von Sachsen um die Erteilung eines Privilegs in Dresden, wo er vom Rat der Stadt am 8. November ein Zeugnis über 7 glückliche Kuren erhalten hat.

1693 Kurfürst Johann Georg IV. gibt am 5. Januar Anweisung, Eisenbarths Gesuch zu überprüfen und ihn selbst zu examinieren; Eisenbarth bittet am 25. Januar die Untersuchungskommission, ihn möglichst bald zu prüfen, da ihn ausländische Verpflichtungen abberufen; Prüfungsbericht vom 27. Januar des kurfürstlichen Leibarztes Dr. Heinrich Erndel und des Stadt-Physikus Dr. Martin Schurig mit positivem Ergebnis. Eisenbarth stellt dem Rechtspraktikanten Georg Küchler eine Vollmacht zum Empfang des kursächsischen Privilegs aus, da er aus Dresden abreisen muß. Bericht des Dresdner Oberamtmanns Johann Sigismund Leister vom 8. Februar über die erfolgreiche Prüfung Eisenbarths, der nach Polen abgereist ist und das kursächsische Patent wahrscheinlich erst nach 1694 erhält.

1697 Eisenbarth stellt auf der Leipziger Kantatemesse aus und richtet am 10. Mai ein Gesuch an den Stadtrat um Verlängerung, da die Geschäfte schlecht gegangen seien. Er läßt von M. Bernigeroth einen Porträt-Kupferstich von sich anfertigen. Von Mai 1697 bis Mai 1698 besucht er auch folgende Städte: Kolberg, Stargard, Stettin, Preußisch Holland, Danzig, Freiberg/Sachsen, Bautzen, Görlitz, Zittau, Lauban, Kamenz, Löbau, Frankfurt/Oder, Breslau. Kurfürst Friedrich III. von Brandenburg erteilt ihm ein Privileg. In Breslau wird er Landarzt für Ober- und Niederschlesien. Als Kurfürst August der Starke von Sachsen am 15. September König von Polen wird, nennt sich Eisenbarth auch „Königlich Polnischer Operateur“. Am 4. Dezember 1697 wird der Sohn Johann Andreas Eisenbarth in Altenburg getauft.

1698 Am 10. März wird der jüngste Sohn, Johann Andreas Eisenbarth, in Wittenberg begraben. Eisenbarth besucht Kemberg, Spandau und Leipzig. In Spandau druckt er ein neues Flugblatt, das er verteilen läßt. Hierin erwähnt er ein kaiserliches Privileg.

1699 Eisenbarth besucht Zeitz, wo ihn der spätere Theologieprofessor Dr. Christian August Heumann sieht und von dieser Begegnung noch 1742 berichtet. Vor der medizinischen Fakultät in Helmstedt legt Eisenbarth eine gute Prüfung ab; ferner besucht er noch Zwickau und steht im Dezember auf dem Weihnachtsmarkt in Freiberg/Sachsen aus.

1700 Am 4. April 1700 wird Ferdinand Christoph Eisenbarth in Altenburg getauft. Noch im April besucht Eisenbarth Frankfurt/Main und reist weiter nach Niedersachsen und Hamburg (?).

1701 Frankfurt am Main. In dieser Zeit kommt es zum Zusammentreffen mit dem damaligen Gymnasiasten Laurenz Heister, der sich danach entschließt, die Chirurgie wissenschaftlich zu betreiben, und später Medizinprofessor in Helmstedt wird. Eisenbarth besucht Gotha, Erfurt und Weimar.

1702 Im Januar besucht Eisenbarth Nürnberg, wo er auch ein sechsseitiges Flugblatt drucken und verteilen läßt. Von Nürnberg reist er weiter nach Würzburg und Bamberg. Am 16. August wird Christian Friedrich Eisenbarth in Altenburg getauft.

1703 Am 26. November unterzeichnen die Gebrüder Hoffmeister und Eisenbarth den Kaufvertrag des Wohn- und Brauhauses „Zum goldenen Apfel“ in Magdeburg für eine Kaufsumme von 3100 Thaler. Am 1. Dezember erwirbt Eisenbarth das Bürgerrecht von Magdeburg, wo er von nun an bis zu seinem Tode 1727 seinen ständigen Wohnsitz hat. Der Erwerb des Hauses ist die Grundlage für seine Arzneimittelfabrikation großen Stils.

1704 Am 3. Mai ist der Verkauf des Hauses perfekt. Eisenbarth übersiedelt nun endgültig von Altenburg nach Magdeburg.

Er besucht Berlin, Kassel (wo er im Juni von Landgraf Karl von Hessen-Kassel ein Privileg erhält). Am 24. Juni schlägt Eisenbarth seine Bühne auf dem Buttermarkt vor dem Reichskammergericht in Wetzlar anläßlich des Johannis-Jahrmarktes auf, nachdem er zuvor zwei Diener von Kassel nach Wetzlar geschickt hatte. Da seine Komödianten ein Stegreifspiel aufführen, in dem das Gerichtswesen verspottet wird, kommt es zu einem großen Skandal, in den auch die beiden verfeindeten Präsidenten des Gerichts, Graf Friedrich Ernst von Solms-Laubach und Freiherr Franz Adolf Dietrich von Ingelheim, verwickelt werden. Ganz Deutschland lacht über Eisenbarths Schelmenstreich. Die Parteien streiten sich bis 1709 weiter. Eisenbarth besucht Mainz, Frankfurt/Main, St. Goar und Koblenz.

1705 Zeugnis des Rates der Stadt Koblenz vom 11. Januar über 8 glückliche Kuren. Darmstadt.

1706 Am 13. Januar wird Eisenbarths jüngster Sohn Adam Gottfried in der Johanniskirche zu Magdeburg getauft. Bisher konnte der Geburts- und Taufakt der jüngsten Tochter, Susanna Catharina, nicht aufgefunden werden.

1707 Dankschreiben des Böttchermeisters G. Tietze aus Müncheberg vom 27. Januar über seine glückliche Heilung. Am 28. Januar bittet Eisenbarth König Friedrich I. von Preußen in Berlin, ihn als seinen Landarzt zu privilegieren. Am 16. Februar wird in der Petrikirche zu Cölln an der Spree für Eisenbarths Heilung einer seit 10 Jahren völlig tauben Frau ein Dankgottesdienst zelebriert. Ausfertigung des Königlich Preußischen Privilegs am 25. März.

1708 Erneuerung des preußischen Privilegs am 25. März. Eisenbarth wird Schützenkönig von Magdeburg.

1709 Eisenbarth als Schützenkönig von Magdeburg.

1710 Eisenbarth besucht Berlin (Braunschweig und Hamburg?) und Hannover, wo ihm Kurfürst Georg Ludwig von Braunschweig-Lüneburg am 24. September ein Privileg ausstellt und ihn zum Landarzt des Kurfürstentums ernennt.

1711 Eisenbarth bleibt bis Mai in Hannover. Ihm werden 200 Thaler Jahresgehalt angeboten, wenn er sich im dortigen Kurfürstentum niederlasse; doch Eisenbarth schlägt das Angebot aus. Über Thüringen reist er nach Magdeburg zurück. Dort beschwert er sich am 1. Oktober beim Magistrat über das unbefugte Ausstehen fremder Chirurgen.

1712 Auf die Beschwerde von Eisenbarths Sekretär Kühnreich läßt der Magdeburger Magistrat die Bude des privilegierten Zahn- und Wundarztes Heinrich Bünde einreißen, da dieser über die gestattete Zeit aussteht.

1713 Im Februar und März besucht Eisenbarth Jena. Am 20. Mai wird Eisenbarths Sohn, der Lizentiat der Medizin Johann Michael Eisenbarth, in der Johanniskirche in Magdeburg getraut. Im Mai und Juni befindet sich Johann Andreas Eisenbarth in Saalfeld, wo er von Herzog Johann Ernst von Sachsen-Saalfeld ein Privilegium erhält. Mitte Juni reist Eisenbarth durch den Thüringer Wald nach Coburg, wo er sich vier Wochen aufhält und sein Sachsen-Meiningisches Privileg erwähnt wird. Es kommt zur Auseinandersetzung mit dem Coburger Apotheker Herzog.

1714 Nach der Erhebung von Kurfürst Johann Georg von Hannover zum König Georg I. von England bezeichnet sich Eisenbarth auch als Königlich Groß-Britannischer Landarzt. Da König Friedrich I. von Preußen im Februar 1713 verstorben war, bittet Eisenbarth am 17. Januar 1714 aus Salzwedel König Friedrich Wilhelm I. von Preußen um Erneuerung seines Privilegs, das ihm am 29. Juni ausgefertigt wird. Eisenbarth besucht den Bremer Freimarkt, wo er vom 10. August bis zum 16. Oktober nachzuweisen ist und eine erfolgreiche Prüfung vor dem Medizinerkollegium ablegt.

1715 Im Mai besucht Eisenbarth Aurich in Ostfriesland.

1716 Im Februar wird Eisenbarth, der sich auf dem Wege nach Münster in Westfalen befindet, auf Befehl des preußischen Königs nach Stargard in Pommern berufen, wo er den Oberstleutnant von Grävenitz an einer Augenverletzung behandelt. Ferner besucht Eisenbarth Berlin. Im Juni ist er abermals in Stargard, wo er in Oldehoffs Hause bis Anfang November Sprechstunde abhält. Am 4. November trifft er in Stettin ein, läßt dort seine Flugblätter verteilen und steigt im Ratsweinkeller ab, um bis Ende des Jahres in der Stadt zu bleiben. In Zeitungsanzeigen rühmt er sich, bisher etwa 350 Blasensteine bis zum Gewicht von 14 Loth geschnitten und 2000 Bruchschnittoperationen durchgeführt zu haben.

1717 Im Februar wird Eisenbarth in Berlin zum Preußischen Hofrat und Hof-Okulisten ernannt (wohl wegen der erfolgreichen Kur an dem Oberstleutnant von Grävenitz in Stargard). A. B. König fertigt einen Porträt-Kupferstich von Eisenbarth an.

1721 Am 16. März wird Catharina Elisabeth Eisenbarth, geb. Heinigken, Eisenbarths erste Frau, mit der er sieben Kinder hatte, in Magdeburg begraben. Eisenbarth besucht Rostock.

1722 Eisenbarth reist nach Quedlinburg, kehrt nach Magdeburg zurück und heiratet am 28. Mai in zweiter Ehe die Kollegenwitwe Anna Rosina Albrecht, Witwe von Christoph Hummel, in Arendsee in Mecklenburg. Er besucht Ruppin, Stargard und Stettin.

1723 Eisenbarth stattet Königsberg, Elbing, Marienburg, Danzig, Preußisch-Holland einen Besuch ab. Am 17. Juni wird die Tochter Maria Magdalena Müller, geb. Eisenbarth, in Magdeburg begraben.

1724 In seinen Berliner Zeitungsanzeigen vom 1. August und 24. September erwähnt Eisenbarth, er habe sich in den letzten zwei Jahren in Preußen, und zwar in Königsberg, Elbing, Marienburg und Danzig aufgehalten; in Berlin logiert er bei Herrn Melcher in der Spandauischen Straße.

1725 Eisenbarth besucht noch einmal Frankfurt am Main; in diesem Jahr erleidet er seinen ersten Schlaganfall.

1726 Von Januar bis Ostern befindet sich der nunmehr auch gichtkranke Eisenbarth in Bremen, erhält jedoch keine Genehmigung zu praktizieren und wird mit seinem Sohn der Stadt verwiesen.

1727 Am 1. September macht Eisenbarth im „Schwarzen Bären“ zu Göttingen sein Testament. Mit seinem jüngsten Sohn Adam Gottfried, der ihn als Gehilfe begleitet, reist Johann Andreas Eisenbarth weiter nach Hannoversch-Münden, wo er auch noch praktiziert. Er wohnt beim Bäckermeister Schepeler im Gasthof „Zum wilden Mann“. Am 6. November erleidet er wieder einen Schlaganfall. Der Tod ereilt ihn am 11. November. Die armselige Beerdigung findet am 13. November in der Aegidienkirche „mitten im Chor“ in Hannoversch-Münden statt. Adam Gottfried Eisenbarth ersucht in einer Eingabe vom 27. November an die königliche Regierung in Hannover, daß ihm das väterliche Privilegium übertragen werde.

1728 Am 31. Januar unterschreiben die Erben Eisenbarths dem Obristleutnant Charles de Monains einen Schuldschein über 500 Thaler, um die Begräbniskosten für den Vater decken und um ihre Stiefmutter auszahlen zu können. Am 21. Juni kommt es zur Zwangsversteigerung ihres Wohn- und Brauhauses „Zum goldenen Apfel“ in Magdeburg für 3000 Thaler; am 30. Juni geht das Haus in den Besitz des Ackermanns Christian Wedemeyer aus Etgersleben über.

1800 Um diese Zeit entsteht das Lied vom Doktor Eisenbarth.

1825 Eisenbarths Grabstein wird aus der Aegidienkirche in Hannoversch-Münden entfernt und an der Nordpforte aufgestellt.

1837 Theodor Schwede entdeckt durch Zufall den von Moos, Unkraut und Sträuchern überwucherten Grabstein auf dem Aegidienkirchhof in Hannoversch-Münden wieder.

Quellenverzeichnis

Vom Stadtarchiv Oberviechtach als Photokopie oder Film zur Verfügung gestellt:

— Altenburger Flugblatt,
— Erfurter Flugblatt 1692,
— Nürnberger Flugblatt 1702,
— Leipziger Kupferstich 1697,
— Berliner Kupferstich 1717,
— Magdeburger Notgeldschein 1921,
— Gedrucktes Memoriale des Wetzlaer Streites 1704,
— Rekonstruktionszeichnungen von Eisenbarths Magdeburger Haus von Werner Priegnitz,
— Magdeburger Akten, betr. Eisenbarths Haus und Testament,
— Hofhaltsquittungen 1710—1711 und Privileg 1710 aus dem Niedersächsischen Staatsarchiv Hannover,
— Auszüge aus den Altenburger Tauf- und Heiratsbüchern 1686—1702,
— Altenburger Akten 1686—1688,
— Dresdner Akten 1686—1693,
— Koblenzer Ratsprotokoll 1705,
— Berlinische Privilegirte Zeitung Nr. 93 vom 3. August 1724 und Nr. 110 vom 26. September 1724.

Nach Mitteilungen von Dr. Arthur Kopp:

— Stettinische Ordinaire Post-Zeitung
  Nr. 45 vom 9. Juni 1716,
  Nr. 46 vom 13. Juni 1716,
  Nr. 57 vom 21. Juli 1716,
  Nr. 58 vom 25. Juli 1716,
  Nr. 68 vom 29. August 1716,
  Nr. 69 vom 1. September 1716,
  Nr. 87 vom 3. November 1716,
  Nr. 92 vom 21. November 1716.
— Akten des Wetzlaer Streites.
— Stettiner Flugblätter 1716.

Archivalien aus dem Staatsarchiv Bremen:

- — Protokollbuch des Collegium Medicum Physicorum 1724 und 1726, 2-ad S. 7 a, Nr. 2, S. 106 und S. 149.
- — Verwaltung des Platzes vor dem Dom, Akte 6, 21-IV b 10, und Akte 6, 21-IV b 9.

Geheimes Staatsarchiv Berlin:

- — Spandauer Flugblatt 1698.

Bildquellen:

- — Bildarchiv Preußischer Kulturbesitz, Berlin.
- — Deutsches Medizinhistorisches Museum, Ingolstadt, Leitung: Prof. Dr. Dr. h. c. Heinz Goerke.
- — Bildsammlung Hanns Kurth, Düsseldorf.
- — Bildsammlung Dr. med. Erich Pies, Heiligenhaus.

Literaturverzeichnis

Arlt, Klaus: *Die Entwicklung vom Handwerk zur wissenschaftlichen Chirurgie,* VEB Verlag Volk und Gesundheit, Berlin 1957.

Artelt, Walter: *Medizinische Wissenschaft und ärztliche Praxis im alten Berlin,* Verlag Urban & Schwarzenberg, Berlin 1948.

Auras, Karl: *Arzt und Kurpfuscher,* med. Diss. Düsseldorf 1937.

Bartisch, Georg: *Augendienst,* Dresden 1583.

Brethauer, Karl: *Johann Andreas Eisenbart,* in: Niedersachsen, Jg. 1956, S. 37—39.

Brethauer, Karl: *Eisenbart,* in: Neue Deutsche Biographie, Bd. 4, Berlin 1959, S. 411.

Brethauer, Karl: *Er war anders als sein Ruf,* in: Materia Medica Nordmark, XV/17, Dezember 1963 (11 Seiten).

Brethauer, Karl: *Beiträge zur Biographie Johann Andreas Eisenbarts,* in: Berliner Medizin, 15/1964 (5 Seiten).

Brethauer, Karl: *Das Testament des Doktor Eisenbart,* in: Göttinger Jahrbuch 1965, S. 139—149.

Brethauer, Karl: *Der Chirurg Eisenbart im Urteil eines Zeitgenossen,* in: Materia Medica Nordmark, XVIII/12, Dezember 1966 (12 Seiten).

Brunn, Walter von: *Von den Gilden der Barbiere und Chirurgen in den Hansestädten,* Johann Ambrosius Barth Verlag, Leipzig 1921.

Brunn, Walter von: *Eine Wundarzt-Bücherei zu Anfang des 18. Jahrhunderts,* in: Archiv für Geschichte der Medizin, Bd. XVII, H. 4, Leipzig 1925.

Brunn, Walter von: *Geschichte der Chirurgie,* Universitäts Verlag, Bonn 1948.

Buchner, Eberhard: *Ärzte und Kurpfuscher,* Verlag Albert Langen, München 1922.

Diener, Walter: *Hunsrücker Volkskunde,* Kurt Schroeder Verlag, Bonn und Leipzig 1925.

Diepgen, Paul: *Deutsche Volksmedizin,* Ferdinand Enke Verlag, Stuttgart 1935.

Dietz, Johann: *Meister Johann Dietz des Großen Kurfürsten Feldscher — Mein Lebenslauf,*
hrsg. von Friedhelm Kemp, Kösel Verlag, München 1966.

Ettner, Johann Christ.: *Des getreuen Eckarths Medicinischer Maul-Affe oder der Entlarvte Marckt-Schreyer,*
Frankfurt und Leipzig 1694 (1719).

Fischer, Alfons: *Geschichte des deutschen Gesundheitswesen,*
2 Bände, F. A. Herbig Verlag, Berlin 1933.

Gahl, Gerlinde: *Die Arztpraxis von gestern und heute,*
in: Schwarzhaupt-Journal Nr. 24/1976.

Girstenbrey, Wilhelm: *Medizinische Geräte,*
Antiquitäten-Ratgeber, Folge 6, Keyserische Verlagsbuchhandlung, München o. J.

Heister, Laurenz: *Medicinische Chirurgische und Anatomische Wahrnehmungen,* verlegt bei Johann Christian Kerve, Rostock 1753.

Koehler, Albert: *Kriegschirurgen und Feldärzte des 17. und 18. Jahrhunderts,*
Verlag von August Hirschwald, Berlin 1899.

Kopp, Arthur: *Eisenbart im Leben und im Liede,*
Emil Felber Verlag, Berlin 1900.

Korff, Rüdiger: *Das Berufsethos in der Chirurgie Lorenz Heisters (1683—1758),*
med. Diss. Zürich 1975.

Koser, R.: *Doktor Eisenbart in Wetzlar,*
in: Die Gartenlaube 1875 (S. 65—68).

Kostenzer, Otto: *Dem Himmel sei gedankt,*
Rosenheimer Verlagshaus, Rosenheim 1974.

Kurth, Hanns: *Rezepte berühmter Ärzte aus 5000 Jahren,*
Ariston Verlag, Genf 1974.

Kurth, Hanns / Stückelberger, Hans Martin: *Welt- und Kulturgeschichte — 10.000 Daten nach Kalendertagen geordnet,*
A. Henn Verlag, Kastellaun 1974.

Lonicerus, Adam: *Kreuterbuch,*
verlegt bei Matthäus Wagner, Ulm 1679, Reprint im Verlag von Konrad Kölbl, München 1962.

Matthieu, Erich: *Johann Andreas Eisenbarth,*
in: Oberpfälzer Heimat, Bd. 9, 1964.

Matthieu, Erich: *Zwei Fragen um „Doktor Eisenbarth" beantwortet,*
in: Aus Zeit und Leben, Nr. 7-9, 1967.

Matthieu, Erich: *Doktor Eisenbarth in Koblenz (1705),*
in: Aus Zeit und Leben, Nr. 11-12, 1968.

Matthieu, Erich: *Doktor Eisenbarth,*
in: Nostradamus Kalender 1973.

Matthieu, Erich: *Tätigkeitsberichte des Doktor-Eisenbarth-Arbeitskreises International,*
Nr. 5 1970/71; Nr. 6 1971/72 und Nr. 10 1975/76.

Meyer-Habrich, Christa: *Ich bin der Doktor Eisenbart,*
in: Damals, H. 10, Gießen 1975.

Mitzschke, Paul: *Eisenbart,*
in: Allgemeine Deutsche Biographie, Bd. 48, Leipzig 1904 (S. 301—317).

Müller-Dietz, H.: *„Doktor Eisenbarth" in Spandau,*
in: Berliner Medizin 13/1962 (S. 116—118).

Mülverstedt, G. A. von: *Doctor Eisenbarth,*
in: Geschichtsblätter für Stadt und Land Magdeburg, Verlag der Schäferschen Buchhandlung, 5. Jg., Magdeburg 1870.

Paracelsus, Ph. Th.: *Große Wundartzney,*
1. Teil, 2. Auflage, Frankfurt 1566.

Peters, Hermann: *Der Arzt und die Heilkunst in der deutschen Vergangenheit,*
Eugen Diederichs Verlag, Leipzig 1900.

Pies, Eike: *Ich bin der Doktor Eisenbarth — Ärztekomödianten auf der Bühne des 17. und 18. Jahrhunderts,*
in: Westdeutsche Rundschau, Wuppertal, vom 16. Juli 1970.

Pies, Eike: *Einem hocherfreuten Publikum,*
Claasen Verlag, Düsseldorf-Hamburg 1973.

Pies, Eike: *Prinzipale — Zur Genealogie des deutschsprachigen Berufstheaters vom 17. bis 19. Jahrhundert,*
A. Henn Verlag, Kastellaun 1973.

Pollak, Kurt: *Die Jünger des Hippokrates,*
Econ Verlag, Düsseldorf-Wien 1963.

Reulein, Wilhelm: *Johann Andreas Eisenbart,*
in: Alt Dinkelsbühl, 42. Jg., Nr. 1-2, 1962 (S. 4—11).

Scheible, J.: *Das Kloster,*
2. Band, 5-8. Zelle, Stuttgart 1846.

Schipperges, Heinrich: *5000 Jahre Chirurgie,*
Franckh'sche Verlagshandlung, Stuttgart 1967.

Selbmann, Ute: *Die Dresdner Eisenbarth-Archivalien,*
med. Diss., Dresden 1967.

Siebmacher, J.: *Großes Wappenbuch,*
V. Bd., 5 Abt., Nürnberg 1895, Reprint im Verlag Bauer & Raspe, Neustadt/Aisch 1972.

Spitzner, W. (Hrsg.): *Ärzte und Apothekerwappen,*
Ettlingen.

Stürzbecher, Manfred: *Beiträge zur Berliner Medizingeschichte,*
Verlag Walter de Gruyter & Co., Berlin 1966.

Stürzbecher, Manfred: *Über die Stellung und Bedeutung der Wundärzte in Greifswald im 17. und 18. Jahrhundert,*
Böhlau Verlag, Köln-Wien 1969.

Thompson, John F.: *Neuentdeckte Wunderkräfte der Amulette,*
Scholz Druckerei und Verlag, Dortmund 1976.

Velten, Carl: *Das Gesundheitswesen im alten Kreuznach,*
Bad Kreuznach 1964.

Wehrli, G. A.: *Die Bader, Barbiere und Wundärzte im alten Zürich,*
in: Mitteilungen der Antiquarischen Gesellschaft in Zürich, Bd. XXX, H. 3, Zürich 1927.

Wehrli, G. A.: *Die Wundärzte und Bader Zürichs als zünftige Organisation,* in: Mitteilungen der Antiquarischen Gesellschaft in Zürich, Bd. XXX, H. 8, Zürich 1931.

Winckler, Josef: *Doctor Eisenbart,*
Deutsche Verlags Anstalt, Stuttgart-Berlin-Leipzig 1929.

Zedler, Johann Heinrich: *Großes vollständiges Universal-Lexicon Aller Wissenschaften und Künste,*
7. Bd. Leipzig und Halle 1734, 21. Bd. 1739, 25. Bd. 1740, 43. Bd. 1745, Reprint der Akademischen Verlags-Anstalt, Graz.

Zimmermann, Heinz: *Arzneimittelwerbung in Deutschland vom Beginn des 16. bis Ende des 18. Jahrhunderts,*
Jal Verlag, Würzburg 1974.

Zusätzliche Quellen: *Erneuerte und verbesserte Medicinal- und Apotheker-Ordnung,*
gedruckt bei Johann Andreas Müller, Weimar 1673.
Königlich Preußisches und Churfürstl. Brandenburgisches allgemeines und neugeschärftes Medicinal Edict,
Berlin 1725.